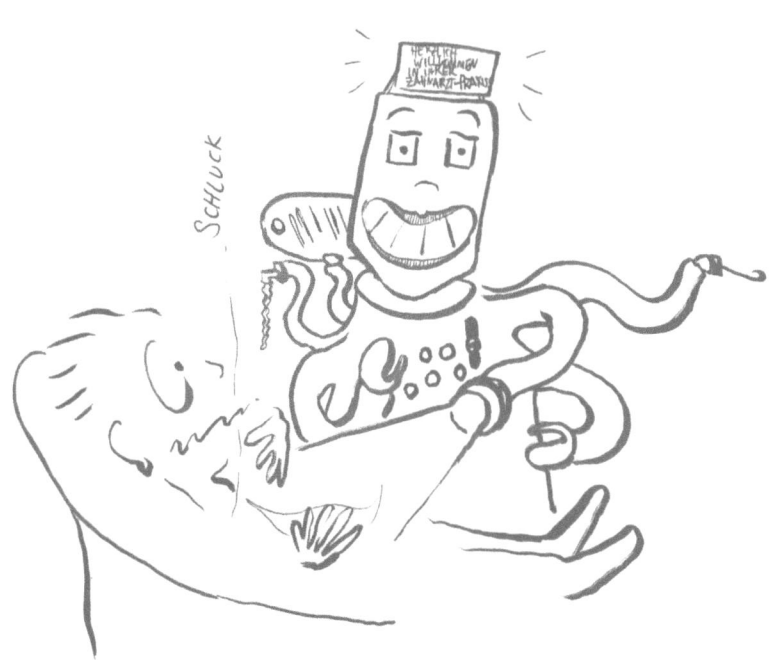

Ein Zahn stirbt selten allein!

Michael Riedel und Ulrich Pfeiffer

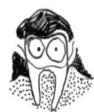

Erstauflage

© 2023 Michael Riedel, Ulrich Pfeiffer

Illustrationen, Umschlag, Layout und Satz: Hannes Pfeiffer

ISBN (Softcover): 978-3-347-95684-1
ISBN (e-book): 978-3-347-95685-8

Druck und Distribution im Auftrag von tredition GmbH,
An der Strusbek 10, 22926 Ahrensburg, Germany

Inhaltsverzeichnis

Inhaltsverzeichnis

Inhaltsverzeichnis

Ein paar Worte vorweg
von Ulrich Pfeiffer...

Ein Buch über Zähne? – Wer will denn sowas lesen, dachte auch ich mir, als dieses Thema an mich herangetragen wurde. Mein Leben lang habe ich es gehasst, zum Zahnarzt zu gehen. Ich mochte den Geruch in den Praxen nicht, nicht das surrende Geräusch der Bohrer und erst recht nicht die Spritzen und die Schmerzen, die spätestens dann einsetzten, wenn die Betäubung nachließ. Wie beneidete ich als kleiner Junge meinen älteren Bruder, der nie ein Loch in seinen Zähnen hatte! Und das, obwohl er das Gleiche aß wie ich und garantiert nicht besser als ich seine Zähne putzte.

Ist das nicht ungerecht? Aber in meiner Altersgruppe ging es damals Vielen wie mir. Das beim Zahnarzt gebohrt wurde, war normal. Nicht selbstverständlich war es, eine Spritze zu bekommen. Ich erinnere mich noch heute an einen Zahnarztbesuch, als ich etwa acht Jahre alt war. Der Doktor meinte vor der Behandlung zu mir, das Bohren würde schon nicht weh tun und ich sei doch schon ein großer Junge! Nun, es tat höllisch weh und der Schmerz hielt noch den ganzen Tag an. Das war 1968 und von dem Moment an waren Zahnärzte meine persönlichen Feinde. Und die Geschichte ging weiter. Mit zehn Jahren bin ich, nachdem mir der Zahnarzt mitteilte, er müsse mir drei Milchzähne ziehen, direkt vom Zahnarztstuhl geflohen.

Die Ironie des Schicksals ist, dass bereits seit vielen Jahrzehnten einer meiner besten Freunde Zahnarzt ist. Michael Riedel kenne ich bereits seit Beginn meiner Schulzeit. Oft hat er sich von mir schon vor einer Behandlung die Warnung anhören müssen, dass ich sofort zubeißen würde, wenn er mir Schmerzen verursacht – freilich, man könnte es als Drohung verstehen. Aber mittlerweile habe ich gelernt und bin zum Glück reicher an positiver Erfahrung auf dem Zahnarztstuhl. Ich habe erfahren, dass die Zahnmedizin von vor 50 Jahren fast nichts mehr zu tun hat mit den heutigen Methoden. (Methoden, die hier und da natürlich immer noch hinter den Möglichkeiten zurück bleiben.)

Ein weiterer Lernprozess war es, zu erkennen, wie wichtig die Gesundheit dieser kleinen Kauer im Mund für meinen ganzen Körpers ist. Denn unsere Zähne, wenn es ihnen schlecht geht, können bei anderen Organen in unserem Körper schwerwiegende Probleme verursachen. An die dahinter liegenden Zusammenhänge würden die wenigsten Menschen denken – mich eingeschlossen. Wenn ich nicht von meinem alten Schulfreund eines besseren belehrt worden wäre, wer weiß, wie es um mich stünde? Die aus dieser Freundschaft – man könnte sagen, der Symbiose zwischen einem Zahnarzt und einem (ehemaligen) Zahnarzt-Hasser – erwachsenen Einsichten sind Grund dieses Buches! Hätten Sie vermutet, dass Herzinfarkte sogar sehr häufig durch kranke Zähne verursacht werden?

Es liegt ja auf der Hand: Ich bin selbst kein Mediziner und fand es deshalb umso spannender, dieses Buch über Zähne zu schreiben. Die nötige Distanz und Skepsis zum Thema, um aus der Laien-Perspektive genau nachzufragen, sind mir damit gegeben. So glaube ich nichts, nur weil ein Arzt es mir weismachen will. Dieses Buch beleuchtet das Thema Zähne von allen Seiten und auch mit Blick auf so mancherlei entlegene Regionen und Warnsignale unseres Körpers. Da finden alternative Heilmethoden Platz, der Einfluss von Ernährung bis hin zur Osteopathie. In kurzen Einzelkapiteln – die Sie übrigens gar nicht chronologisch lesen müssen – werden viele Einzelthemen angesprochen. Zur ergänzenden Unterhaltung gibt es im Buch verteilt kleine „überflüssige" Informationen, erkennbar an der gepunkteten Umrandung. Die Erläuterung zu Fachbegriffen finden Sie im Anhang des Buches (Begriffserklärungen).

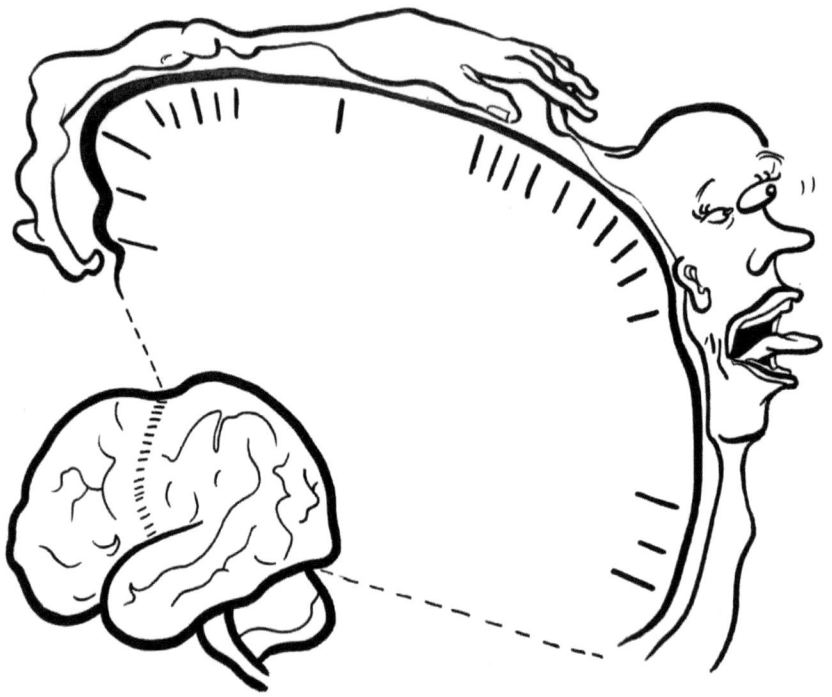

Dieses Buch entstand als ein Gemeinschaftsprojekt mit dem Münchner Zahnarzt Michael Riedel. Ohne ihn wäre dieses Buch nicht möglich gewesen, mit ihm besprach und überprüfte ich die medizinischen Aspekte für die von mir geschriebenen Kapitel. (In den grauen Kästen in diesem Buch stehen übrigens vertiefende Infos, die Michael Riedel ergänzen oder besonders hervorheben wollte – ihr erkennt sie außerdem an seinem Piktogramm!) Sein außerordentliches medizinisches Wissen, die nie nachlassende

Neugier bezüglich aktuellster Forschung und jahrzehntelange Erfahrung im zahnärztlichen Alltag sind die wesentliche Basis von sämtlichen Inhalten dieses Buches. Er musste oft bohrende Fragen von mir aushalten, wenn mir etwas einfach nicht einleuchtete. Denn ich wollte es immer genau wissen. Um es für uns Laien „schmackhaft" zu machen – das war das Ziel!

Das Autoren-Team

„DER IST JA GAR KEIN DOKTOR!"

Dieses Buch ist vielleicht etwas ungewöhnlich, da es als gemeinsames Projekt von einem Zahnarzt und einem Nichtmediziner entstanden ist. Und dennoch geht es: um Zahnmedizin. Dabei lieferte Michael Riedel als Zahnarzt als Basis das Wissen und ich brachte es in eine literarische, gut verständliche Form, damit möglichst viele Menschen Lust haben, sich mit ihren Zähnen und den hier angesprochenen Zusammenhängen zu beschäftigen. Ich war, vielleicht wie Sie als Leser dieses Buches, der tendenziell Unwissende bei dem ganzen Thema. Gut zuhören musste ich, nachfragen, um dann das (meinerseits) neu erworbene Wissen in gut verdauliche Textportionen packen zu können. Aber ich erlebte es sogar als Vorteil, dass ich, obgleich mit grundlegenden Naturwissenschaften vertraut, von einer „akademisch-medizinischen Bildung" unbelastet war. So kann ich näher bei all denen sein, die sonst mit Zahnmedizin wenig am Hut haben. Und vermutlich hatte ich ähnliches Wissen, gleiche Ängste und Vorurteile wie Sie, was das Thema Zähne und Gebiss betrifft.

Diese Sorgen sind für einen Zahnarzt wie Michael Riedel, wie ich in den vielen, diesem Buch zugrundeliegenden Gesprächen feststellen durfte, häufig gar nicht nachvollziehbar. Denn Vieles ist da einfach selbstverständlich; wobei er sicher zuweilen das Vorwissen der meisten Menschen über ihren eigenen Körper zu hoch ansetzte. An dieser Stelle setze ich, der „Unwissende" an, und stellte ihm die Fragen, die wir Laien gerne beantwortet hätten, ohne in unverständlicher Fachsprache zu ertrinken.

WER SICH SELBST LOBT...

Ich kenne Michael Riedel schon lange. Auch als Zahnarzt. Und was mich immer wieder verblüfft, ist sein ungeheures medizinisches Wissen, was sich eben nicht nur auf Zahnmedizin bezieht. Wenn ich zu ihm mit einem Zahnproblem komme, dann ist bei seinen Überlegungen immer der ganze Körper des Patienten, der Mensch als Ganzes, relevant. Wie aus seinem Lebenslauf ersichtlich, hat er, für mich mittlerweile völlig nachvollziehbar, die unterschiedlichsten Fortbildungen auf der ganzen Welt gemacht. Nach Möglichkeit war er immer dabei, wenn es eine, seiner Meinung nach wichtige Entwicklung gab, die ihn als Zahnarzt tangierte. Das konnten Aspekte aus der Osteopathie, der Psychologie, aber auch alternative Heilmethoden zum Beispiel aus der chinesischen Medizin sein. Seine Intention war es stets, seine Patienten umfassend zu heilen, statt nur ihre Zähne zu „reparieren". Wie kommt es, dass so ein Ansatz auch heute noch den meisten Zahnärzten fremd ist?

Aus Gesprächen mit einigen Patienten von Michael Riedel weiß ich, dass sie teilweise eine lange Odyssee von einem Zahnarzt zum nächsten hatten, bevor sie bei ihm gelandet sind. Michael Riedel hat nicht die Veranlagung, mit seinem medizinischen Ansatz „hausieren" zu gehen. Seine Art, Patienten ganzheitlich zu sehen und zu behandeln ist nach persönlichem Anspruch selbstredend. Vielmehr kann er nicht ganz verstehen, warum die meisten Kollegen nicht einen ähnlichen Anspruch haben. Aber

Michael Riedel macht sein Ding und redet nicht groß darüber. Außer, wenn man ihn danach fragt – das tat ich.

In diesem Buch soll gezeigt werden, was im Rahmen einer guten und ganzheitlichen Zahnbehandlung möglich ist, welch große Bedeutung Zähne für unsere Gesamtgesundheit haben und auch, was wir beim Zahnarzt nicht hinnehmen sollten. Immerhin, auf dem Behandlungsstuhl benehmen wir uns oft, den Körper ängstlich versteift und verkrampft, wie brave Schafe, die zur Schlachtbank geführt werden. Aber kann das sinnvoll sein? Wehren wir uns doch lieber mit etwas Rundumwissen – um auch die richtigen Fragen an unseren Zahnarzt richten zu können, und uns auf der Schlachtbank ähem dem Zahnarztstuhl nicht alles gefallen zu lassen.

Ist ein kleines Beispiel aus nächster Verwandtschaft gefällig – von einem treu, seinem bisherigen Zahnarzt ergebenen Patienten? Nennen wir ihn schlicht Herr Pinguin. Durch einen Zufall landete Herr Pinguin in der Zahnarztpraxis Riedel und erfuhr bei der ganz normalen Gebissuntersuchung, dass er um ein Haar in Kürze zwei seiner Zähne verlieren würde, wenn man nicht umgehend handle. Schuld daran war eine weit fortgeschrittene Parodontitis (was das ist, wird später noch erklärt). Kann ja vorkommen, wird manch einer jetzt sagen. In diesem Fall war es aber ein höchst anständiger Patient, der alle sechs Monate zur Prophylaxe-Untersuchung bei dem Zahnarzt seines Vertrauens gegangen war. Damit die Frage: Darf so etwas vorkommen?

Hinter diesem Buch steht der Gedanke: Lasst uns lieber wappnen,damit wir für Warnzeichen und Zusammenhänge unseres Gebisses nicht blind bleiben. Dabei soll es auch in unbequemer Weise zum Nachdenken anregen.

EIN INTERVIEW MIT DEM ZAHNARZT MICHAEL RIEDEL

Ulrich Pfeiffer: *Wir kennen uns bereits seit unserer gemeinsamen Schulzeit. In meiner Erinnerung warst Du in allen Schulfächern gut. Das Ungewöhnliche war immer, dass Du Lehrer mit Deinen Fragen aus dem Konzept bringen konntest, dass sie also in ihrem eigenen Fachgebiet auf Deine Fragen keine Antwort wussten. Manche gestanden dann sogar ein, dass das wirklich eine gute Frage sei, sie aber auch nicht wüssten, ob sich darum schon mal jemand Gedanken gemacht hätte. Wie kam es, dass Du dann ausgerechnet Zahnarzt geworden bist?*

Michael Riedel: Tja, geplant hatte ich das nicht. Schon meine Oma hatte meistens ein Lexikon in Griffweite, da ich ihr immer mit „Warum-Fragen" kam. Die Naturwissenschaften fand ich bereits als Kind spannend. Da ich aber gerne mit Menschen zusammen bin, kam ein Forschungslabor für mich nicht in Frage. Also war irgendwas Medizinisches naheliegend. Ich informierte mich unter anderem bei einem Zahntechniker über dessen Tätigkeit für einen der führenden Zahnärzte Deutschlands. Das war hochinteressant und so kam ich dann zur Zahnmedizin.

Ulrich Pfeiffer: *Würdest Du heute noch genauso wählen?*

Michael Riedel: Auf jeden Fall, für mich war das die richtige Entscheidung. Wobei ich damals nicht im Entferntesten ahnte, was in diesem medizinischen Spezialgebiet alles möglich wird.

Zahnarzt war für mich früher bohren, Schmerzen, Löcher stopfen. Das wäre wirklich das Allerletzte gewesen, was ich gemacht hätte.

Wenn es nur ums „Löcher stopfen" gegangen wäre, hätte ich sicher bald das Interesse an der Zahnmedizin verloren. Aber ich hatte damals das Glück, dass meine Uni in Tübingen eine der ersten Universitäten in Europa war, wo man sich intensiver mit Implantologie und Parodontologie beschäftigte. Zudem hatte ich Gelegenheit, direkt an einem entsprechenden Forschungsprojekt bereits als Student mitzuarbeiten. Das war für mich damals sehr spannend Anfang der 1980er-Jahre.

Soweit ich weiß, hattest Du im Studium einen Professor, der weit über das Thema Zähne hinausdachte und den gesamten Körper berücksichtigte. Also die Zahnmedizin als Ganzes wörtlich nahm und auch die allgemeine Medizin mit einbezog.

Ja, eine Vorstufe dazu hieß Gnathologie, wobei das Thema in Deutschland noch relativ unbekannt war, hier wurde zu sehr zahnbezogen gedacht. Es wurde Einiges herumexperimentiert, da entsprechende wissenschaftliche Grundlagen fehlten.

Was für Dich, so wie ich Dich kenne, nicht akzeptabel war. Soweit ich mich erinnere, zog es Dich dann immer wieder in die USA?

Richtig. Die waren bei diesem Thema zu der Zeit schon ein bisschen weiter. Da gab es Mediziner wie Ian Stuart und insbesondere Robert Lee. Lee kann man als einen der Väter der Gnathologie sehen, da gab es viel für mich zu lernen, was weit über ein reguläres Studium hinausging.

Wie hast Du die ganzen Fortbildungen, Curricula und Studien neben Deiner normalen Zahnarztpraxis geschafft?

Ja, das war und ist nicht immer leicht. Aber ich kann nicht anders. Vielleicht bin ich etwas eigen, aber ich will meinen Patienten immer die individuell beste Lösung für ihr zahnmedizinisches Problem bieten. Und die Forschung und Entwicklung steht nie still. Die Gnathologie der 60er und 70er Jahre des letzten Jahrhunderts hat mit der heutigen Funktionsdiagnostik eigentlich nur noch die zugrundeliegende Idee gemeinsam.

Wird das von Zahnärzten allgemein so gesehen?

Es wäre zu wünschen, leider sieht die Realität häufig so aus, dass viele Kollegen in den ersten Jahren nach dem Studium noch Fortbildungen besuchen, dies aber mit zunehmendem Alter nachlässt. Das wird mir immer wieder bewusst, wenn ich selber solche Weiterbildungsmaßnahmen nutze oder als Dozent tätig bin.

Ist denn in den letzten, sagen wir, 20 Jahren wirklich so viel in der Zahn-
medizin passiert? Sind wir denn heutzutage wirklich zahnmedizinisch
schlechter versorgt?

Nein, das kann man so natürlich nicht sagen. Ein guter Zahnarzt
wird nicht infolge neuer Forschungen und Entwicklungen plötzlich ein schlechter Zahnarzt. Aber manch Einer sollte sich fragen,
ob er seine Patienten nicht noch besser versorgen könnte. Es gibt
kontinuierlich neue Entwicklungen, Viele davon enden natürlich
auch in einer Sackgasse. Trotzdem lässt sich sagen, dass Manches,
was vor einigen Jahren noch als die optimale zahnmedizinische
Versorgung galt, sich später als falsch oder sogar schädlich her-
ausgestellt hat.

Hast Du dafür ein Beispiel?

Die Auswirkungen von Stress auf unser Gebiss und unseren Kiefer
waren vor 20 Jahren noch nicht so klar wie heutzutage. Man sah
die Abnutzungen an Zähnen, die Rückbildung des Zahnfleisches
und betrieb vorwiegend Symptombehandlung. Auch mit Zahn-
schienen wurde bereits gearbeitet: Vergleicht man das aber mit
den heutigen Möglichkeiten, so wäre das von der Wissensbasis
her, als würden wir die Pferdekutsche mit dem Auto vergleichen.

Das klingt provokativ...

Es ist so. Wir waren einfach noch nicht so weit, den Körper wirklich als Ganzes zu betrachten. Wir wussten letztendlich nichts
Genaueres von den Folgen einer gestörten Kaumuskulatur zum
Beispiel für unsere Hüfte oder unser Knie. Ärzte, die da Zusammenhänge erkennen wollten, wurden eher als Spinner abgetan.
Heute weiß man, dass sie zum Teil völlig richtig mit derartigen
kausalen Vermutungen lagen.

Da öffnet sich ja jetzt ein weites medizinisches Feld. Das kannst Du als
Zahnarzt doch gar nicht alles abdecken, oder?

Nein, das ist natürlich nicht möglich. Ich habe ein Netzwerk von
Ärzten aus unterschiedlichsten Fachrichtungen wie zum Bei-

spiel HNO, Orthopädie, Osteopathie, Neurologie, Psychologie, mit denen ich in ständigem Austausch stehe und an die ich auch gegebenenfalls Patienten überweise. Diese Zusammenarbeit zum Wohl des Patienten finde ich sehr wichtig. Das eigene Fachgebiet darf nie als Grenze betrachtet werden. Wir Mediziner sollten uns immer wieder bewusst machen, dass keiner alles kann und es doch im Kern immer darum gehen sollte, einen Patienten von seinen wie auch immer gearteten Beschwerden zu heilen.

Der Arzt, der sich immer seinem sogenannten „Hippokratischen Eid" verpflichtet fühlt?

Riedel: So wäre es zu wünschen. Vielleicht bin ich da zu idealistisch. Auch der Aderlass hat sich unter studierten Ärzten lange als die beste Lösung gehalten. Es wurde nach bestem Wissen und Gewissen gehandelt. Aber die Realität ist natürlich – auch ein Arzt muss Geld verdienen, eine Praxis unterhalten; und das mit all den heute herrschenden bürokratischen und hygienischen Vorgaben, das ist eine große unternehmerische Herausforderung.

Also doch kein Porsche in der Garage?

Ja, dieses Urteil, wir Zahnärzte wären alle Großverdiener, hält sich hartnäckig. Wir haben in den letzten Jahren diverse Vorgaben für die Praxis erhalten, die letztendlich nicht immer kostendeckend zu erfüllen sind. Da steht ein Zahnarzt oft vor einem Dilemma, wenn er das Beste für seinen Patienten will, dies aber von der gesetzlichen Krankenkasse nicht bezahlt wird, da es mehr als nur eine Zahnreparatur ist. Wir dürfen zwar symptomatische Folgen behandeln, langfristige, ganzheitliche Heilungen durch Beseitigung der Ursachen sind dabei häufig aber nicht vorgesehen.

Also ich wünsche mir schon die bestmögliche Behandlung von einem Arzt.

Natürlich rede ich mit meinen Patienten darüber, ich zeige ihnen die verschiedenen Behandlungsoptionen, die mir zu einer Diagnose sinnvoll erscheinen. Jeder Patient ist anders, bei mir kann es keine pauschale Allgemeinlösung geben, ich stopfe nicht einfach nur ein Loch im Zahn. Eventuell gar in dem Bewusstsein, dass dann ein Patient spätestens in drei Jahren mit dem gleichen Problem wieder bei mir in der Praxis steht. Wer so handelt, erzeugt wissentlich Sollbruchstellen.

Wir Patienten können ja eigentlich nie wirklich beurteilen, wie gut unser zahnmedizinisches Problem gelöst wird. Ich habe früher auch schon bei einem wiederkehrenden Zahndefekt zu hören bekommen, dass mein Körper sich ja ständig verändern würde und dass dies jetzt eine neue Ursache hätte, man sich damit eben abfinden müsste.

In diesem erlernten Bewusstsein bekomme ich auch immer wieder Patienten. Die haben sich tatsächlich damit abgefunden, dass zum Beispiel der Kiefer immer wieder schmerzt oder in gewissen Abständen ein Zahn sich unangenehm meldet. Da ist einfach nicht nach der wirklichen Ursache gesucht worden. Zuweilen ist das tatsächlich nicht leicht. Wir Zahnärzte sollten uns der Tatsache bewusst sein, dass nicht die Kieferorthopädie, die Implantologie, die Prothetik, die Parodontologie, Wurzelbehandlungen oder gar Zahnfüllungen der zahnmedizinische Mittelpunkt sind, sondern lediglich Maßnahmen zur Symptombehandlung. Der Kern von allem ist die Funktion von den Zähnen im Ober- und Unterkiefer, also vom Gebiss und der gesamten Kaumuskulatur. Und dieser Bereich ist eng vernetzt mit dem Rest unseres Körpers.

So gesehen kann ich gut verstehen, dass eine Diagnose etwas länger dauert. Ich fühle mich etwas an die Fernsehserie „Dr. House" erinnert. Da wird analysiert, probiert, verworfen, bis die Lösung da ist. Völlig offen ist aber stets, welche Therapie zu dem gewünschten Ergebnis führt. Das passiert im Allgemeinen unter Beteiligung mehrerer Spezialisten... ich möchte nicht wissen, was das in Realität kosten würde.

Das wäre unmöglich billig. Allerdings sollten wir uns im Klaren darüber sein, dass eine jahrelange Odyssee zu Ärzten zwecks fortlaufender Symptombeseitigung langfristig gesehen auch nicht preiswert ist. Ich nutze da ein Bild, um diesen Sachverhalt meinen Patienten zu verdeutlichen. Stell Dir vor, Du bist eine Badewanne.

Durch einen Wasserhahn fließt Wasser in die Wanne, welches durch den Abfluss abfließen kann. Wenn wir gesund sind, ist das im Gleichgewicht. Soviel Wasser wie in die Wanne fließt, kann auch abfließen. Ein Ungleichgewicht entsteht, wenn zu viel Wasser aus dem Hahn kommt und die Wanne überläuft. Das Problem (Symptom) muss beseitigt werden, der Wasserhahn wird repariert. Das ist die klassische Form der Behandlung. Wenn nach einiger Zeit der gleiche Defekt wieder auftaucht, liegt die Ursache aber vermutlich woanders. Und es gibt eben nicht nur einen Wasserhahn, es gibt mehrere davon, die alle die Wanne überlaufen lassen (um bei dem Bild zu bleiben). Wir müssen den oder auch die schadhaften Hähne finden, um die Ursache zu beseitigen.

Also, wenn ich Dich richtig verstehe, dann stehen in Deinem Beispiel die Wasserhähne für verschiedene mögliche Ursachen, die zu einem bestimmten körperlichen Krankheitssymptom führen.

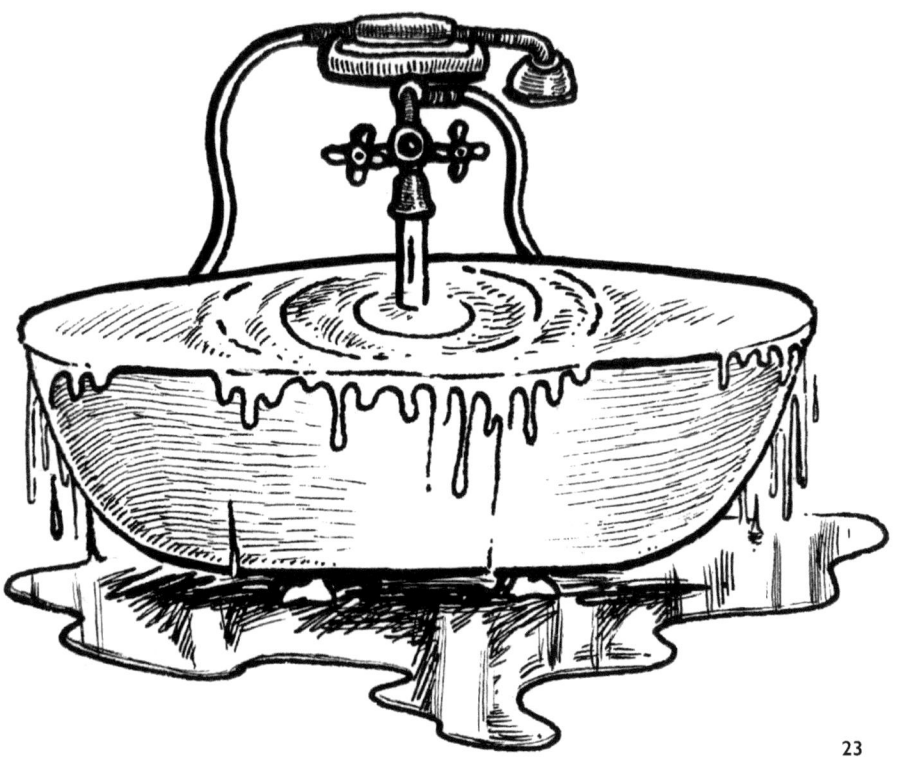

Genau. Ich schaue mir den Patienten als Ganzes an, befrage ihn zu weiteren Beschwerden und reduziere ihn nicht auf einen eventuell schmerzenden Zahn. Körper- und Kopfhaltung, Kiefermuskulatur, Zahnhalteapparat, Gebiss, Psyche – wir Menschen sind komplexe Wesen! Vielleicht besteht auch ein Bandscheibenproblem, eventuell sind die Beine verschieden lang, oder der Patient hat häufig Kopfschmerzen. Es gibt sehr viel, was dann gemeinsam mit dem Patienten zu ergründen ist. Wo immer im Körper sich „etwas verstellt", muss an einer anderen Stelle ein Ausgleich dafür erzeugt werden. Es besteht aber nicht immer ein kausaler Zusammenhang. Da braucht es eben auch manchmal erfahrene medizinische Fachleute unterschiedlicher Fachrichtungen, um eine Krankheitsursache aufzuspüren. Unser Gebiss kann uns im Prinzip 120 Jahre ohne Einschränkungen erhalten bleiben. Darin, dazu einen Teil beizutragen, sehe ich meine ärztliche Aufgabe.

Da haben wir jetzt einige Themenfelder angeschnitten. Dieses Buch soll dazu dienen, sie weiter zu vertiefen und für mehr Klarheit rund um zahnmedizinische Zusammenhänge zu sorgen. Legen wir los!

Zahnärztlicher Alltag

WENN ICH EINS HASSE, SIND DAS ZAHNÄRZTE!

Mediziner sind Götter in weiß... kennen sie diesen Ausspruch über Ärzte? Anscheinend müssen Zahnärzte dabei die „hässlichen Entlein" in ihrem Berufsstand sein. Denn sie werden nicht bewundert, sondern sind für viele Menschen ein notwendiges (aber eben auch nützliches) Übel. Zahnärzte fürchtet man, insbesondere ihre spitzen, kratzenden Instrumente und die surrenden Bohrer. An der Angst der Patienten sind die Zahnärzte selber nicht ganz unschuldig, könnte man sagen. Erst mit der Zeit hat der Berufs-stand begriffen, dass eine klinisch steril und kalt anmutende Praxis nicht gerade einladend ist. Dann dieser besondere Geruch; obgleich unser Verstand weiß, dass dieser zur gängigen Desin-fektion der Behandlungsplätze gehört. Aber auch der empathi-sche Umgang mit Menschen ist nicht in allen Praxen gegeben. Oft wird einem auf dem Behandlungsstuhl das Gefühl vermittelt, dass man nur ein Objekt mit einem Mund ist. Der Arzt interessiert sich mit grausamer Einsilbigkeit nur für dessen Mangelware. Den Mund kann man dabei auch nicht weit genug aufmachen. Erklärt wird einem nur das Nötigste und das mit dem herablassenden Blick, der so viel sagt wie: Für die Zusammenhänge sind Sie eh zu blöd. Also klammert sich der Patient lieber ängstlich am Behand-lungsstuhl fest, in der Hoffnung, es möge alles bald vorbei sein. *Was bleibt ihm andres übrig?*

Zugegeben, der Zahnarzt ist mit diesem Grad an Abneigung nicht allein. In ähnlicher Form sind ihr auch andere Berufsgruppen ausgesetzt. Im Laufe der Jahre ist es bei den Zahnärzten immerhin besser geworden. Dafür wurde Einiges am „Patienten-Erlebnis" gefeilt. In den letzten Jahrzehnten entstehen immer mehr Praxen, die viel Wert auf einladende Räumlichkeiten legen. Zahnärzte und Mitarbeiter sind geschult im zwischenmenschlichen Umgang, insbesondere in der begleitenden Führung von „Angstpatienten". Diese werden im wahrsten Sinne des Wortes an die Hand genom-men und auf individuelle Befindlichkeiten sorgsam abgefragt. Ein „moderner" Zahnarzt erläutert heutzutage dem Patienten vorab, wie die Zahnbehandlung ablaufen wird und beschreibt die ver-schiedenen Möglichkeiten, die es gibt, um Schmerzen, zu vermei-den. Und so entwickeln sich auch Zahnärzte ganz allmählich hin zu sympathischen Ärzten – die Götter in Weiß sind dann weniger furchtbar. Oder?

Der Ägypter Hesire, der etwa 2700 v. Chr. lebte, wird in alten Schriften außer mit der Bezeichnung „Arzt" auch mit dem Titel „Zahnarzt" beschrieben. Auf einem ägyptischen medizinischen Papyrus aus dem Jahre 1600 v. Chr. wird bereits die Behandlung von Karies und Parodontitis erläutert. Auch Unterkieferfrakturen wurden offensichtlich medizinisch versorgt. Nicht sicher sind sich die Archäologen allerdings, ob die Gebisskorrekturen nicht erst bei der Mumifizierung stattgefunden haben, da es für die alten Ägypter wichtig war, möglichst intakt in das Totenreich zu gehen.

ANGST BEIM ZAHNARZT

Ich kann das gut verstehen. Aufgrund früher prägender Erlebnisse fühle ich mich, selbst nach vielen Jahren mit – für eine Zahnbehandlung – relativ guten Erfahrungen, unwohl vor einem Zahnarzttermin und verkrampfe mich erst einmal, sobald ich als Patient auf dem Behandlungsstuhl liege. Reaktionen wie erhöhter Puls, starker Speichelfluss und Würgen, wenn der Mund geöffnet bleiben soll, sind bei mir dann nicht ungewöhnlich. Aber nun die gute Nachricht: Die Angst ist in den letzten Jahren geringer geworden. Da scheint besagter Zahnarzt etwas gut gemacht zu haben...

Die Angst und die daraus resultierende Vermeidung eines Zahnarzt-Besuches kann fatale Folgen haben, denn kariöse Zähne heilen leider nicht von selber. Die Folge: Eine Karies zerstört einen Zahn immer mehr, bis sie die Wurzel erreicht und Schmerzen verursacht. Selbst das vermag anscheinend bei manchen Menschen nicht ausreichen, die Angst zu überwinden, und man behilft sich mit Schmerzmitteln und Antibiotika. Mit den entsprechenden Folgen für Leber und Nieren.

Von ernsthaften Zahnproblemen betroffen sind beileibe nicht nur ältere Menschen, wie mancher denken mag. Da kommen manchmal junge attraktive Menschen in die Praxis und selbst einen Zahnarzt kann es schockieren, was er da zuweilen zu sehen bekommt. So schildert mir Michael Riedel einen konkreten Fall, wo eine 25-jährige, sehr ängstliche Frau nur noch verfaulte Zahnstummel im Mund hatte. Bis Zähne in diesen Zustand kommen, muss ein Patient schon einiges erduldet haben. Es wäre eine längerer Behandlungszeitraum geworden, was offensichtlich so beängstigend war, dass die Frau nach dieser Anamnese nie wieder in die Praxis kam. Irgendwann sind in so einem Fall die Zähne alle abgestorben. Sie lockern sich, fallen aus, der Kiefer bildet sich mit weiteren, daraus resultierenden körperlichen Folgen zurück.

Erfahrungen aus bereits erfolgten Zahnarztbehandlungen kursieren meistens so lange wie eindrücklich im persönlichen Umfeld. Da mag eine Wurzelbehandlung dreißig Jahre zurückliegen – ein Freund wird sie Ihnen auch nach vielen Jahren noch haarsträubend ausgeschmückt, bis in die kleinste Unannehmlichkeit, erzählen können. Natürlich auch, dass (trotz Spritze!) die Behandlung äußerst schmerzhaft gewesen sei. Vielleicht verständlich ist dann, dass so die Angst bei Patienten wie mir die Oberhand behält und ein Zahnarzt trotz aller Beschwichtigungen und Versprechen einen schweren Stand hat. Es mag ja wahr sein; eine Anästhesie, wie sie früher gesetzt wurde, wirkte vielleicht bei einer entzündeten Zahnwurzel nur unvollständig; sie half aber trotzdem schon dadurch, dass es bei der Behandlung nicht allzu stark blutete.

Zum Glück existieren heutzutage unterschiedlichste Methoden, um eine Behandlung für den Patienten viel angenehmer zu gestalten. Genannt seien an dieser Stelle neben Lachgas auch Hypnose, häufig parallel eingesetzt. Da kann die Behandlung dann tatsächlich ohne Schmerzen ablaufen. Versprochen!

Übrigens: Im Mittelalter sind vermutlich ein Drittel der Menschen an einem vereiterten Zahn gestorben, weil dieser nicht rechtzeitig gezogen wurde.

DAS BILDEN SIE SICH NUR EIN!

Stellen Sie sich vor, sie wachen nachts auf und haben Zahnschmerzen im Backenbereich. Am nächsten Morgen ist es wieder besser. Wunderbar, denken Sie, dann ist ja doch kein Zahnarztbesuch notwendig, schließlich hatten Sie ja auch erst vor wenigen Monaten eine Wurzelbehandlung in der nun schmerzenden Zahnregion. Vielleicht ist ein Tag Ruhe, dann spüren Sie wieder diesen Schmerz, noch aushaltbar aber eben unangenehm. Sie nehmen eine Tablette gegen Schmerzen und sie hilft, alles wieder bestens. So kann das über Wochen hinweg gehen. Irgendwann werden Sie dann doch vielleicht unsicher und machen einen Termin beim Zahnarzt.

Ausgerechnet an dem Tag tut dann eventuell gerade nichts weh, aber Termin ist Termin und so sitzen Sie mit weit geöffnetem

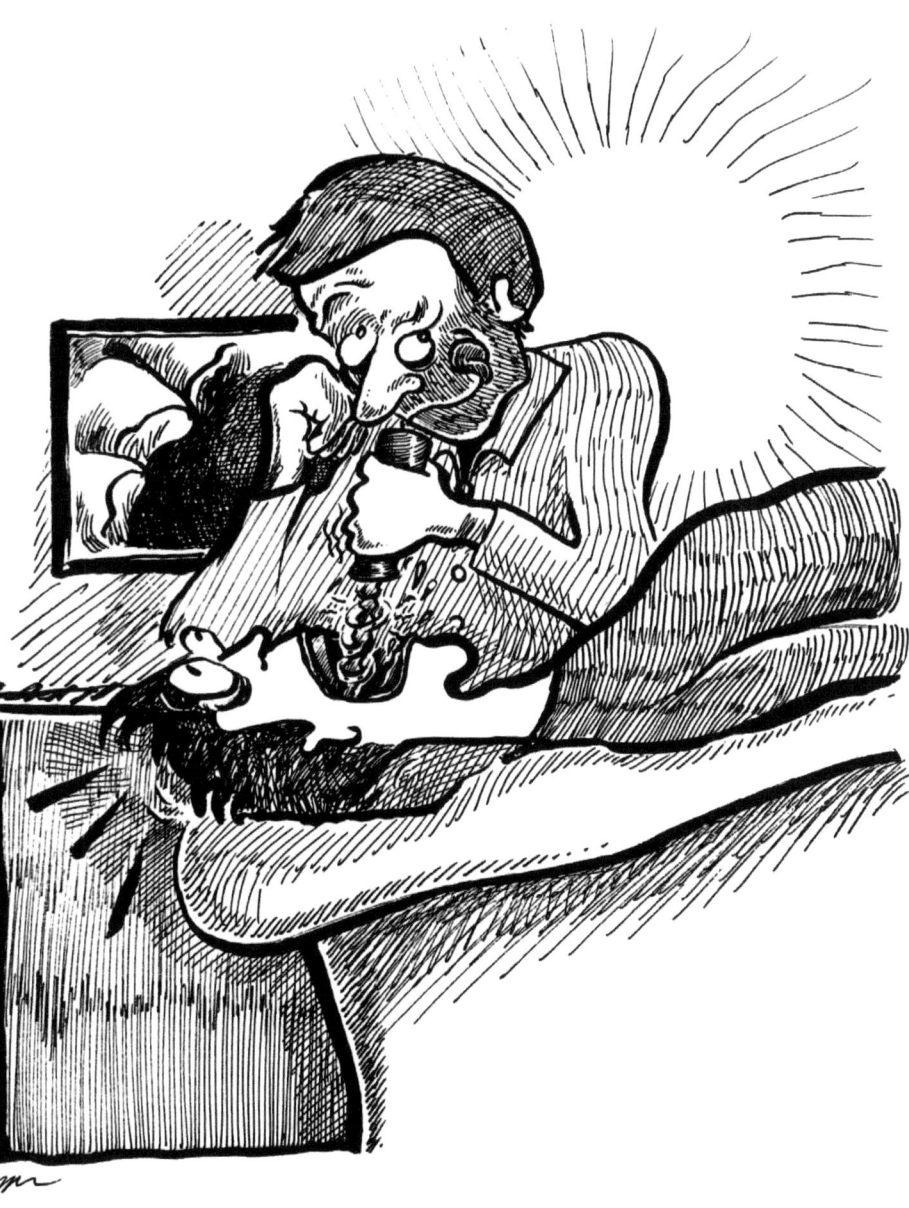

Mund auf dem Behandlungsstuhl. Mit freundlich wissendem Blick untersucht der Arzt Ihre Zähne um Ihnen dann zu versichern, dass alles in Ordnung sei, man aber gerne nochmals röntgen könne. Gleichzeitig gibt er Ihnen mehr oder weniger klar zu verstehen, dass Sie als übersensible Person sich die Schmerzen vielleicht nur einbilden. Oder er äußert die Vermutung, dass nächtliches Knirschen der Auslöser der Beschwerden sein könnte. „Nett" ist auch die Aussage, dass die Zahnbehandlung an dem entsprechenden Zahn ja noch nicht so lange zurückliege und es da schon manchmal zu Überempfindlichkeitsreaktionen kommen kann. Na klasse, wird man also zum Sensibelchen abgestempelt – man solle sich bloß nicht so anstellen!

Natürlich werden Schmerzen individuell sehr unterschiedlich wahrgenommen und hängen auch von der Gesamtverfassung eines Menschen ab. Trotzdem wünscht man sich in so einem Fall eigentlich, ernst genommen zu werden. Aber der Zahnarzt bekommt täglich entsprechende Probleme zu hören und gerade in Hinsicht auf deren Herkunft lassen sich Schmerzen tatsächlich nicht immer so eindeutig zuordnen. Sie können aus einer zurückliegenden Behandlung resultieren, aber ebenso ganz andere Ursachen haben.

Ein Arzt ist kein Hellseher, er ist auf die Mithilfe des Patienten angewiesen. Am besten ist es, man schreibt sich auf, wann, unter welchen Umständen, wo genau und wie lange ein bestimmtes Symptom auftritt. Das ist für eine Diagnose des Arztes auf jedem Fall sehr hilfreich. Es kann so viele Ursachen für Schmerzen geben... also besser nicht lockerlassen und vielleicht wäre bei einem unklaren Sachverhalt ein 3D-Röntgenbild tatsächlich ganz sinnvoll.

Aus diversen Filmen kennen wir das Gebiss von Haien – etwas, mit dem niemand nähere Bekanntschaft machen will, spätestens seit dem Filmklassiker „Der weiße Hai". Wenn man sich dann noch vorstellt, dass es Haie gibt, die bis zu 30.000 Zähne im Laufe ihres Lebens bekommen! Die meisten Haie haben ein sogenanntes „Revolvergebiss", sie können bei ihren Zähnen sozusagen „nachladen". Wenn ein Zahn abbricht, nimmt ein nachfolgender seinen Platz ein. Das geht, weil hinter der vordersten, aufrecht stehenden und gut sichtbaren Zahnreihe weitere, liegende junge Zahnreihen angelegt sind die sich nach Bedarf aufrichten. Und die können jeden verloren Zahn ersetzen, das funktioniert, solange ein Hai lebt. Übrigens haben nicht alle Haie gefährlich scharfe Zähne wie der gefürchtete Weiße Hai. Der Walhai zum Beispiel, der sich von Plankton ernährt, filtert seine Nahrung mit 6000 winzigen Zähnchen aus dem Wasser. Auch die Anzahl der Zahnreihen, teilweise bis zu acht, kann bei den verschiedenen Hai-Arten stark variieren. Der Tigerhai hat nur eine Zahnreihe und benötigt etwa 1400 Zähne im Lauf seines Lebens. Der Zitronenhai wechselt seine Zähne jede Woche.

„SIE HABEN 16 LÖCHER!"

Hier kann ich mal wieder mit einem ganz persönlichen Erlebnis aufwarten. Die Angst, dass der Zahnbohrer notwendig wird und Schmerzen verursacht, treibt mich mindestens einmal pro Jahr zum Zahnarzt. Für diesen regelmäßigen Kontrollbesuch sorgte bereits meine Mutter, als ich noch ein Kind war. Diese Gewohnheit behielt ich auch als Erwachsener bei in dem Glauben, das dann nie etwas richtig schlimm an meinen Zähnen sein kann. Ich war umgezogen und suchte ortsbedingt einen neuen Zahnarzt auf. Wie immer in der Hoffnung, dass ich diesmal für meine gute Zahnpflege gelobt würde, was, wie ich zugeben muss, eher selten geschah. Aber weit gefehlt. Nach gründlicher Untersuchung und dem Röntgen meiner Zähne teilte mir der Doktor freundlich mit, ich hätte 16 Löcher. Ich dachte, der nimmt mich auf den Arm. Schließlich war ja meine Nervosität unübersehbar, so wie ich mich an den Lehnen des Behandlungsstuhls festklammerte. Aber er konnte es mir natürlich mit den Röntgenbildern beweisen. Meine Zähne stehen sehr dicht beieinander, entsprechend eng sind die Zahnzwischenräume. Beste Voraussetzungen für die Ansammlung von Bakterien, die mir den Zahnschmelz zerstört hatten. Und bei mir betraf es eben fast alle Zwischenräume. Glück im Unglück; es waren zu dem Zeitpunkt nur sehr kleine Löcher, aber sie mussten trotzdem behandelt werden. Meinem vorherigen Zahnarzt war dabei nicht mal ein Vorwurf zu machen, denn bei der normalen Routine-Untersuchung ohne Röntgen waren die Zahnschäden kaum erkennbar. Die Löcher hätten sich erst nach mehreren Jahren schmerzhaft bemerkbar gemacht.

Die Folge dieser Zahnlöcher war außerdem, dass ich mit einem für mich ganz neuen Zahnpflegemittel vertraut gemacht wurde, der Zahnseide. Wobei es bei meinen engstehenden Zähnen eine Qual war und ist, die Fäden zwischen den Zähnen durchzuziehen und es verlangte auch einiges an Übung. Nun ja, Nachlässigkeiten meinerseits wurden folgerichtig beim jährlichen Zahnarzttermin „bestraft". Irgendwann begriff ich, dass es für mich doch am Besten ist, diese Zahnputzunterstützung einmal täglich zu nutzen, unangenehme Zahnbehandlungen wirken irgendwann selbst bei sehr uneinsichtigen Patienten nach.

DER KLEINE HORRORLADEN

Wer wissen will, warum jemand Zahnarzt wird, findet eine mögliche Antwort in der Gruselfilmparodie „Der kleine Horrorladen" aus dem Jahr 1986. Darin erzählt ein Zahnarzt in dem Lied „Sohn, du wirst Zahnarzt", das für seine Berufswahl ein wesentlicher Grund war, ungestört seine sadistischen Neigungen an den Patienten ausleben zu können. Masochisten kommen da voll auf ihre Kosten! Auch der Tod des Zahnarztes durch Lachgas hat für ängstliche Patienten wohl eher eine abschreckende Wirkung in Bezug auf den eigenen Zahnarztbesuch.

So eine Aussage lässt sich problemlos sehr bösartig auslegen. Zahnärzten wird ja zuweilen unterstellt, sie würden viel zu früh bohren, also wenn es noch gar nicht zwingend notwendig wäre. Und Patienten auch mal Zahnkronen verpassen, obgleich einem Zahn bislang auch mit einer einfachen Füllung geholfen gewesen wäre. Ein heikles Thema, denn der normale Patient hat wenig Chancen, zu einer Diagnose fundiert etwas beizutragen. Er kann seinem Zahnarzt nur vertrauen. Sie sollten sich aber nicht scheuen, eine zweite Meinung bei einem anderen Arzt einzuholen, wenn Sie unsicher sind und sich mit einem geplanten zahnärztlichen Eingriff unwohl fühlen. In der Vergangenheit entstand zuweilen der Eindruck, dass ein hoher Prozentsatz an Behandlungen in Form beziehungsweise Ausführung überzogen bis überflüssig waren. Vielleicht einer der Gründe, warum Krankenkassen im Laufe der Jahre immer restriktiver bei der Bezahlung von Behandlungen geworden sind?

Es kann aber auch sein, dass Sie Probleme oder gar Schmerzen an Ihrem Gebiss haben, Ihr Zahnarzt aber nichts findet. Auch in dem Fall ist die Einholung einer zweiten Diagnose bei einem anderen Arzt sinnvoll. Sonst kann es eventuell mal zu spät sein und aus einem relativ harmlosen Zahndefekt wird ein Zahnverlust.

Ein weiteres Thema ist die Parodontitis, welche leider immer noch von viel zu vielen Zahnärzten nicht ernst genug genommen wird. Irgendwann ist es dann zu spät und die ersten Zähne fallen aus. Dabei wäre es so leicht. Mit regelmäßiger professioneller Zahnreinigung hat der Zahnarzt auch Patienten mit tendenziell kritischer Mundflora und damit hoher Parodontitis-Anfälligkeit gut im Griff.

Ein weiteres Thema sind stressgeplagte Patienten, die sich durch Zahnknirschen abreagieren. Ein schwierig zu behandelndes Thema für so manchen Zahnarzt. Häufig werden nur die Folgen wie Zahnfleischrückgang und die Zerstörung der Zahnsubstanz behandelt anstatt an die Ursachen zu gehen. Bei den entsprechenden Funktionsstörungen im Kiefer kann eine Behandlung sich auch über Monate hinziehen. Eventuell lassen sich dadurch aber ganz andere, teilweise seit Jahren bestehende, körperliche Beschwerden beheben, wie sich immer wieder feststellen lässt.

Es lohnt sich also, den inneren Schweinehund zu überwinden und ein- bis zweimal im Jahr eine Zahnarztpraxis aufzusuchen. Im Idealfall nur, um die professionelle Zahnreinigung machen zu lassen. Und sollte der Zahnarzt auch sonst mal wieder was gefunden haben – genau hinterfragen und abklären, was es damit ursächlich auf sich hat.

ICH PFLEGE MEINE ZÄHNE DOCH IMMER!

Hören Sie auf, zu lügen! Unerhört, wie kann ich es wagen, denken Sie? Es ist nicht böse gemeint und vielleicht glauben sie wirklich, dass Sie Ihre Zähne optimal pflegen.

Sie kennen das sicher: Beim Zahnarzttermin werden Sie hinsichtlich vorhandener Probleme im Kieferbereich, eventueller Schmerzen und Putzgewohnheiten befragt, gleich zu Beginn. Da wir dazu neigen, freundlich und positiv zu antworten und auch von allzu viel Kritik verschont bleiben wollen, erläutern wir, wie vorbildlich wir mal wieder waren: regelmäßige Nutzung der Zahnseide und kleinlich-genaues Putzen mit der Zahnbürste. Und nun verrate ich Ihnen ein kleines Geheimnis. Ihre Zähne haben ein „Gedächtnis", das optisch sichtbar ist. So hat eine jüngere Plaque-Ablagerung eine andere Färbung als eine ältere. Wenn Sie also erst zwei Tage vor dem Zahnarzttermin mal wieder die Zahnseide benutzt haben, dann wird das geschulte Auge des Zahnarztes dies sehen. Entsprechendes gilt für die Nutzung der Zahnbürste.

Also sagen Sie besser gleich, was Sache ist, es gibt fast nie einen

Patienten, der alles richtig und vor allem kontinuierlich macht. Auch ich werde bei meiner professionellen Zahnreinigung nach einer ersten kurzen Mundraum-Sichtung immer nach meinen Gewohnheiten hinsichtlich Kaffee, Tee und Rotwein gefragt. Diese Getränke konsumiere ich gerne. Entsprechend sage ich, dass ich dies nur wegen Zahnverfärbungen diese Gewohnheit auch nicht ändern würde. Alles klar? Also „verbiegen" Sie sich nicht, Sie müssen Ihrem Zahnarzt mit Ihren Ansichten nicht um jeden Preis gefallen.

Nachdem ich zunächst die undifferenzierte pauschale Keule geschwungen habe, will ich bei dem Thema jetzt trotzdem noch genauer anschauen. Ein großes Problem ist nämlich auch die manuelle und taktile Geschicklichkeit, die insbesondere bei älteren Menschen abnehmen kann, ebenso wie das Sehvermögen auf die Nähe. So ist es nicht verwunderlich, dass bei Menschen etwa ab 70 Jahren die Zahnhalskaries stark zunimmt. Diverse Faktoren mögen dann neben den Putzgewohnheiten ursächlich verantwortlich sein. Medikamente können zum Beispiel den Speichelfluss stark beeinflussen, wodurch es zu einer stärkeren Ablagerung von Bakterien an den Zähnen kommt. Einer der Gründe, warum bei Ihrem Zahnarztbesuch jedes Mal die Medikamenteneinnahme abgefragt wird. Je mehr Ihr Zahnarzt über Sie weiß, um so leichter kann eine fundierte Diagnose erstellt werden. Vertrauen und Offenheit kann da immer von Vorteil sein.

Jüngere Menschen sind aber nicht in jeder Hinsicht besser dran, denn das Gebiss „will" in jedem Alter gepflegt werden. Bei Nachlässigkeiten entsteht da häufig die Flächen- und Zwischenraumkaries. Was dann kommt, ist aber eine Frage der Gewohnheit. Wie ging doch gleich die Regel? Machen Sie etwas 30 Tage nach der gleichen Methode und Sie verinnerlichen es dergestalt, dass Sie automatisch ohne nachzudenken nur noch so handeln. Ich habe meine Zahnpflege selber so „trainiert" und es funktioniert – zum Glück, denn meine Zähne brauchen das.

Wandern sie gerne? Machen sie gerne Urlaubsreisen per Flugzeug oder spielen sie Golf? Dann ist Röntgen beim Zahnarzt für sie ja wohl kein Problemthema. Denn dabei ist die Strahlung geringer als bei den genannten Freizeitaktivitäten. In unserer Umgebung „strahlt" es praktisch überall und das hat entsprechend Auswirkungen auf unseren Körper. Sonne, Wasser, sogar Steine geben eine Strahlung ab. So wird ein Mensch pro Jahr durchschnittlich mit drei Millisievert (mSv) bestrahlt, wobei die Strahlenbelastung in Städten höher ist als auf dem Land. Ein gesunder Körper kann damit problemlos umgehen, sonst wäre die Menschheit schon längst ausgestorben.

Der Zahnarzt nutzt das Röntgen für die Diagnostik. Wobei Röntgen nicht gleich Röntgen ist. Arbeitet das Röntgengerät digital oder analog, also mit Film? Wie alt ist das Gerät, wie groß der bestrahlte Bereich und vor allem, wie lange wird bestrahlt? Heutzutage wird das Röntgenbild mit einer 1/500 Sekunde belichtet. In den 1980er-Jahren lag diese Zeit noch bei 0,8-1,2 Sekunden. Sie können sicher sein, kein Zahnarzt wird leichtfertig röntgen, er hat dazu eindeutige gesetzliche Vorgaben. Zudem wird jede Praxis in Deutschland vom TÜV regelmäßig aufgesucht und das Röntgengerät hinsichtlich seiner Strahlenkonstanz geprüft.

Gewisse Erkrankungen im Mundraum lassen sich bei der zahnärztlichen Anamnese nur schwer erkennen. So zum Beispiel Karies in den Zahnzwischenräumen, Parodontitis, Wurzelspitzenentzündungen, oder Knochenabbau aufgrund einer Entzündung. Für eine eindeutige Diagnose geht es manchmal nicht ohne eine Röntgenaufnahme. Und wer Implantate hat oder schon einmal eine Wurzelbehandlung hatte, sollte auf jedem Fall regelmäßig röntgen lassen, um Entzündungen ausschließen zu können.

Bei Zahnaufnahmen beträgt die Röntgenstrahlung weniger als 0,01 Millisievert. Zum Vergleich: Bei der Lendenwirbelsäule braucht es eine Strahlendosis von vier bis neun mSv. Dazu kommt noch, dass in den meisten Zahnarztpraxen mittlerweile digital geröntgt wird. Dabei beträgt die Strahlenenergie aufgrund der höheren Empfindlichkeit des bildspeichernden Mediums nur etwa ein Zehntel gegenüber dem klassischen analogen Verfahren. Das Röntgen findet zudem in speziellen Räumen statt und sie erhalten eine Strahlenschutzschürze für den restlichen Körper.

Noch mehr Erkenntnisse liefert die Digitale Volumentomographie (DVT). Gerade beim Setzen von Implantaten ist die dreidimensionale Betrachtung sehr hilfreich, da genau zu erkennen ist, wie viel Knochensubstanz im Kiefer vorhanden ist. Und wer sich Weisheitszähne entfernen lässt, kann dank dieser Technik relativ sicher sein, dass kein Nerv unabsichtlich geschädigt wird. Von denen verlaufen sehr Viele speziell im hinteren Kieferbereich. Zahnärztliche 3D-Aufnahmen sind auch sehr aufschlussreich, wenn es um die Funktion des Kiefergelenks geht, ein wichtiges Thema in Zeiten der fast schon normalen, infolge von Stress notwendigen Beißschienen.

Ein weiterer großer Vorteil der relativ jungen Technik der DVT-Röntgenaufnahmen ist es, dass sie eine 20-mal geringere Strahlenbelastung als eine normale CT-Aufnahmen aufweist. Und wenn es nur um einen kleinen Zahnbereich geht, wird zusätzlich mit speziellen Schablonen der zu bestrahlende Bereich eingegrenzt. Für Stellen im Gebiss, wo zum Beispiel wegen Karies eine Teilkrone angesetzt werden soll, reicht meist eine einfache Bissflügelaufnahme.

DAS KRATZEN MIT DEM HAKEN

Ich sollte es eigentlich besser wissen, aber dieses spezielle Instrument, die Zahnsonde, ist mir, genauso wie der Zahnbohrer, nach wie vor suspekt. Ich nenne das Teil immer nur den Haken, weil es mich an einarmige Seeräuber mit ihren gebogenen Handhaken erinnert. Offiziell heißt das gute Stück Sonde und gehört zum Grundinstrumentarium jeder Zahnarztpraxis.

Schon wenn ich auf dem Behandlungsstuhl Platz nehme, liegt es zusammen mit einem kleinen Mundspiegel und einer Pinzette für die Untersuchung meines Gebisses bereit. Ein Zahn nach dem anderen fährt der Zahnarzt damit entlang, sucht nach Rissen oder Löchern, schabt manchmal ein bisschen, drückt auf das Zahnfleisch oder fährt etwas darunter. Der Spiegel wandert dazu parallel durch meinen Mund und ermöglicht dem Zahnarzt eine bessere Sicht an schwer zugänglichen Stellen. Mit Hilfe der Pinzette werden eventuell vorhandene Fremdkörper entfernt (vielleicht doch nicht optimal vor der Behandlung die Zähne geputzt?) und in Verbindung mit Wattepellets die Zähne von Speichel befreit. Manchmal kommt die Sonde an Stellen, die etwas empfindlich reagieren und ich zucke zusammen. Das kennen Sie vermutlich auch. Ich verharre in völliger Starre und warte auf das ärztliche Urteil. Endlich ist die Untersuchung abgeschlossen und ich hoffe auf die Aussage, „alles in Ordnung". Passiert so seit einigen Jahren zum Glück meistens, nachdem ich gelernt habe, die Zahnpflegehinweise zu befolgen und jährlich die Prophylaxe-Untersuchung zu machen. Nach diesem sehr subjektiv gefärbten Einstieg kann ich aber zugeben, dass ich schon lange nicht mehr so richtig zusammenzucken musste, weil die Sonde in kariösen Zahnschmelz eingedrungen ist.
Die Sonden gibt es in unterschiedlichsten Ausführungen. Sie bilden die Grundlage für weitere diagnostische Untersuchungen und Therapien. In jeder Praxis findet man die Sonden für die diversen Anwendungen sichelförmig, gebogen, abgewinkelt und angepasst für die Untersuchung von Hart- oder von Weichgewebe. Im Zahnschmelz lassen sich damit gut kariös erweichte Stellen aufspüren. Und wenn ich das Teil über die Zahnoberfläche kratzen höre, weiß ich, dass da wieder mal eine raue Stelle ist. Ganz wichtig sind Sonden bei der Überprüfung von Kronen und Inlays hinsichtlich des dichten Randabschlusses. Zahnfleischta-

schen werden mit speziellen Parodontalsonden vermessen. Spezielle Markierungen auf dem Instrument sagen etwas über die Tiefe aus, wodurch das Stadium einer parodontalen Erkrankung diagnostiziert werden kann. Üblicherweise ist bei diesen speziellen Sonden das Ende nicht spitz, sondern mit einer kleinen Kugel versehen, um das Zahnfleisch nicht zu verletzen. Andere Spezialsonden sind zur Untersuchung von Wurzeln und Wurzelkanälen geeignet. Und auch wenn die Instrumente so selbstverständlich schon für die Untersuchung bereit liegen, auf eines können wir Patienten uns stets verlassen: Sie sind vorab desinfiziert und sterilisiert worden.

ICH HABE ANGST VOR SPRITZEN

Ich kann Spritzen nicht ausstehen. Entsprechend war bei mir als Kind die instinktive Reaktion, davonzulaufen, sobald ich eine Spritze sah. Sie sind kein so Hasenfuß? Um so besser, denn für die Betäubung und die daraus resultierende schmerzfreie Zahnbehandlung ist sie notwendig. Zu alternativen Betäubungsmethoden komme ich noch. Ein guter Zahnarzt wird spüren, welche Empfindungen beim Anblick der spitzen Nadel in Ihnen hochkommen und mit Ihnen darüber reden. Auch wenn es nicht ohne die Spritze geht, ein empathischer Zahnarzt wird Ihre Aufregung berücksichtigen und sehr vorsichtig vorgehen. Ich werde jedenfalls so behandelt und es hilft mir sehr. Spritzen finde ich trotzdem noch nicht angenehm, aber die „Erwachsenen-Vernunft" hält mich auf dem Zahnarztstuhl. Also, wie macht das mein Zahnarzt: Zunächst gibt es etwas Leckeres... eine Oberflächenbetäubung mit Erdbeergeschmack, aufgetragen mit einem Wattestäbchen. Das nennt sich Topisches Anästhetikum. Kleine Pause, vielleicht etwas plaudern, dann kommt eine Spritze mit einer Minidosis, die ein bis zwei Millimeter in die Haut eindringt. Das spüre ich schon nicht mehr. Wieder kleine Pause, jetzt mache ich lieber die Augen zu, denn nun wird je nach Behandlung tiefer und mehr Anästhetikum gespritzt. Eventuell wird mehrmals und in verschiedene Richtungen eingestochen. Das geschieht schön langsam, damit es nicht zu unangenehm wird. Ja, langsam ist es besser, auch wenn ich dann länger die spitze Nadel in Mund haben muss – wobei ich diese objektiv betrachtet gar nicht mehr spüre. Schnelles Spritzen kann sehr unangenehm sein, weil zu schnell zu viel Flüssigkeit ins Gewebe gelangt.

Beim Unterkieferstamm wird jeweils am Ende eingespritzt. Beim Oberkiefer ist es komplizierter, da gibt es viele Nervenverästelungen und so muss jeder Zahn, an dem behandelt wird, einzeln gespritzt werden. Eventuell wird für den Oberkiefer in den relativ harten und für Flüssigkeit nicht sehr aufnahmefreudigen Gaumen eingespritzt, um eine Betäubung zu erreichen. Das kann zum Beispiel für eine optimale Anästhetisierung notwendig sein, wenn etwas hoch akut ist, also eine starke Entzündung vorliegt, ein Zahn gezogen werden muss oder eine chirurgische Parodontitis-Therapie geplant ist. Und was ich mir lieber nicht vorstellen mag – während der Behandlung bekommt man das zum Glück nicht so genau mit – bei einer Leitungsanästhesie, wie sie im Unterkiefer vorgenommen wird, schiebt der Zahnarzt die Spritzennadel ca. vier Zentimeter in Kiefer hinein.

Jede Nadel wird natürlich nur einmal benützt, entsprechend können bei einer umfangreicheren Behandlung auch mehrere Nadeln zum Einsatz kommen. Ziel ist immer, so wenig wie möglich, so viel wie nötig. So muss zuweilen auch nachgespritzt werden. Früher hat man oft Spritzen bekommen, die einen den ganzen Mund lahmgelegt haben und man noch Stunden nach dem Eingriff nichts im Mund-Kieferbereich gespürt hat. Diese Zeiten sind zum Glück vorbei. Die Lippe und die Zunge muss nicht immer mitbetäubt werden, das passiert tendenziell eher, wenn zu viel eingespritzt wurde oder bei der Leitungsanästhesie. Bis dabei eine Betäubung einsetzt, können schon mal fünf Minuten vergehen. Die vollständige Wirkung einer Infiltrationsanästhesie setzt etwas früher nach etwa drei bis vier Minuten ein. Je nach Dosierung hält die betäubende Wirkung an, für einen einzelnen Zahn zwischen 30 und 90 Minuten. Bei der Behandlung des Kiefers oder mehrerer Zähne kann die Wirkung auch mal bei 3 Stunden liegen. Durch Beigabe von gefäßverengenden Zusätzen lässt sich die Wirkungszeit der Lokalanästhesie verlängern, da der Wirkstoff langsamer abtransportiert wird.

SCHMERZEN BEI DER BEHANDLUNG

Die meisten Menschen assoziieren Zahnarzt mit Schmerzen, zumindest in der älteren Generation. Das rührt auch daher, dass Viele erst dann zum Arzt gehen, wenn etwas weh tut. Immer noch ist es eine Minderheit in der Bevölkerung, die den regelmäßigen Zahnarztbesuch auf der Agenda hat. Aber auch ohne das Vorliegen von Schmerzen ist der quälende Bohrer oder die Spritze gefürchtet. Da existieren Vorstellungen, die zum Glück nicht mehr der heutigen zahnärztlichen Realität entsprechen. Es gibt die unterschiedlichsten Methoden, um dem Patienten den Schmerz zu nehmen. Bekannt ist natürlich die klassische Spritze, aber zum Einsatz kommen auch Lachgas, Hypnose und die Vollnarkose. Ein guter Zahnarzt stimmt die optimale Methode vor der Behandlung mit dem Patienten ab.

Und die Spritze ist auch nicht mehr, was sie mal war. Da bohrt sich nicht nach dem Motto – das muss jetzt einfach erst einmal sein – die lange Kanüle in den widerspenstigen Kiefer. Wie im vorherigen Kapitel beschrieben wird zunächst oberflächlich mit einem Tupfer betäubt, gefolgt von einer oberflächlichen Einspritzung und erst wenn die wirkt kommt die volle Spritze zum Einsatz, die dann nicht mehr zu spüren ist – versprochen! Natürlich nur bei einem guten Zahnarzt. Nun kann sich der Patient entspannt und schmerzfrei zurücklehnen und sich den erfahrenen Händen des Doktors überlassen. So ist es natürlich auch für ihn angenehmer, seine Arbeit zu machen, da er nicht mit plötzlichen reflexartigen Aktionen bei seinem Patienten rechnen muss.

WURZELKANALBEHANDLUNG TUT HÖLLISCH WEH!

Irgendeinen Grund muss es für diese, besonders gern im Freundeskreis erzählten, schlimmen Wurzelbehandlungen geben. Ich vermute die Ursache in einer Vergangenheit, als die Wurzelkanalbehandlung vermutlich wirklich noch sehr unangenehm und schmerzhaft war. Und eine akute Entzündung sorgt ja bereits für starke Schmerzen. Entsprechend nervös war ich, als bei mir das erste Mal eine Wurzelbehandlung anstand. Und ich wurde erstaunlicherweise positiv enttäuscht! Es war nun nicht unbedingt eine angenehme Erfahrung – das wäre doch übertrieben – aber es war zumindest nicht schmerzhaft. Das ist also gleich mal die gute Nachricht; wir müssen keine Angst haben, wenn es an die Zahnwurzel geht, das muss nicht weh tun, wenn diese infolge von Bakterien entzündet und die Behandlung unumgänglich ist. Natürlich ist in dem Bereich alles sehr sensibel. Wichtig ist dann die vollständige Schmerzausschaltung. Sagen Sie es dem Zahnarzt sofort, wenn Sie das Gefühl haben, dass die Betäubung noch nicht ausreichend ist. Mut ist dann nur etwas für Masochisten. Manche Zahnärzte haben zuweilen nicht genügend Geduld und fangen zu früh mit dem Eingriff an. Und dann haben auch sie was über „schmerzhafte Wurzelbehandlungen" zu erzählen. Ist allerdings das Zahnmark, umgangssprachlich der Zahn Nerv bereits abgestorben, kann er natürlich keinen Schmerzimpuls mehr auslösen, wenn die Wurzelkammer gereinigt wird.

Die Angst vor dem Zahnarzt ist nicht unbedingt logisch. Hilft aber nichts, da kann einem der Kopf sagen, was er will. Sie ist nun mal vorhanden, wir sind verkrampft und im Bauch rumort es. Am liebsten würden wir die Flucht ergreifen (sollte das bei Ihnen nicht so sein, kann ich Sie nur beglückwünschen). Als hilfreich bei Angstpatienten hat sich das Lachgas erwiesen. Es wirkt einerseits entspannend und damit angstlösend, anderseits lindert es die Schmerzempfindung. Der Patient verliert außerdem jegliches Zeitgefühl. Eine ergänzende lokale Anästhesie mit einer Spritze wird dann anschließend eingesetzt. Davon merkt der Patient aber unter Lachgaseinfluss gar nichts mehr. Er ist einfach wunderbar gelassen, was verständlicherweise auch der zahnärztlichen Arbeit zugute kommt.

Wie sieht es dann mit den Schmerzen aus, wenn die Betäubung nachlässt? Es war ja ein Eingriff am Kiefer und das empfindliche Gewebe im Wurzelbereich wurde stark gereizt. Da geht es eventuell nicht ohne ein geeignetes Schmerzmittel, das einem der Zahnarzt gleich nach der Behandlung mit auf den Weg gibt (Achtung: manche Schmerzmittel nach einem zahnmedizinischen Eingriff sind nicht geeignet, weil sie die Blutgerinnung beeinflussen). Nicht ungewöhnlich ist ein leichtes Pochen oder ein Druckschmerz. Nach kurzer Zeit, spätestens nach einer Woche, sollten diese Beschwerden aber vorbeigehen.

Das Wurzelkanalsystem ist sehr verästelt, zum Teil schwer zugänglich. Selbst wenn der Wurzelkanal sehr gründlich gereinigt und gespült wurde, gibt es keine Garantie, dass nicht Keime zurückbleiben, die eine erneute Entzündung auslösen können. Das kann sogar Monate nach dem Eingriff geschehen. Unangenehm, aber es kann passieren. Dann muss der Zahnarzt noch einmal aktiv werden. Über eines müssen wir uns im Klaren sein; eine Entzündung an den Zähnen hört nicht von selber auf. Ein Zahn mag abgestorben sein und wir spüren bis auf Weiteres nichts mehr, eine Entzündung breitet sich trotzdem weiter aus und greift eventuell den Kieferknochen und umliegende Zähne mit entsprechenden Folgen an.

Der Effekt von Spülungen bei der Wurzelbehandlung: Unabhängig davon, welches Spülprotokoll verwendet wird, ist es nicht möglich, das Wurzelkanalsystem eines Zahnes komplett frei von Keimen zu bekommen. Selbst Kombinationen unterschiedlicher Desinfektionsmittel unter Ultraschallaktivierung und zusätzliche Anwendung von Laser und Ozon könnten dies nicht zu 100% bewerkstelligen. Entsprechend lassen sich Entzündungen an der Wurzelspitze mit daraus resultierenden gesundheitlichen Folgen nie komplett ausschließen.

(1)(2,3)(4)(5-7)(8-11)

DER ZAHNARZT LÄSST MICH WÜRGEN

Sprechen Sie über entsprechende Erfahrungen mit Ihrem Zahnarzt vor einer Behandlung. Es gibt relativ viele Menschen, die ähnliche Problem haben. Es ist uns aber peinlich, darüber zu reden. Wir wollen uns ja nicht so anstellen, nicht wahr? Aber Keiner macht das schließlich willentlich. Das Würgen kommt einfach. Und das nicht nur, wenn ein Zahnabdruck nötig ist. Wenn eine Füllung an einem hinteren Backenzahn gemacht werden muss, wird oft eine Vorrichtung aus Metall, eine Matrize an den Zahn geschraubt. Diese liegt dann im hinteren Bereich der Zunge, welche wiederum in Richtung Gaumen drückt. Da ist Würgen eine ganz natürliche Abwehrreaktion. Denn es ist ein Schutzreflex unseres Körpers, damit keine Fremdkörper in die Atemwege gelangen können. Der Reflex wird automatisch bei Berührung des hinteren Gaumens oder der Zunge initiiert. Im Ernstfall geht es dann soweit, dass der Patient erbrechen muss. Die Ursache für einen Würgereiz ist meist psychischer Natur. Ganz selten kann es an den Polypen oder auch an den Schilddrüsen liegen, aber das lässt sich abklären.

Da stellt sich doch die Frage: Wofür braucht es überhaupt so einen Abdruck unserer Zähne? Ganz allgemein gesagt ist er die Basis jeglicher zahnprothetischer Arbeiten. Dadurch erhält der Zahnarzt ein entsprechendes Modell, mit dem sich die Kiefersituation simulieren lässt. Das ist sehr wichtig, selbst wenn nur ein Zahn oder ein Kieferbereich betroffen ist. Denn es geht immer auch um die Stellung der Zähne zueinander, die Beziehung zu Nachbarzähnen, zum Kieferknochen und der gesamten Mundhöhle. Der Abdrucklöffel wird meistens mit Silikonen oder Alginat gefüllt, dann in Ober- und Unterkiefer gepresst wo er im offen gehaltenen Mund für wenige Minuten verbleibt. Das Material härtet aus und der Löffel wird vorsichtig entfernt, die Negativform nun liegt vor.

Noch in den 1970er-Jahren wurde eine schwierig zu handhabende Abdruckgipsmasse verwendet, die regelrecht herausgebrochen werden musste. Dagegen haben wir es heutzutage schon gut. Ein Zahnabdruck ist die Voraussetzung, um Zahnspangen, Beißschienen, Implantate, Brücken und Prothesen herzustellen und auch Fehlstellungen und dadurch verursachte Abnutzungen sichtbar zu machen.

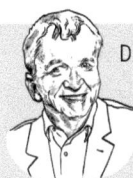 Die Abformung des Unterkiefers sollte mit möglichst weit geschlossenem Mund erfolgen. Außerdem ist darauf zu achten, dass die Beine des Patienten während der Abformung des Unterkiefers auf dem Behandlungsstuhl nicht übereinandergeschlagen sind.

Warum? Knochen ist relativ hart, aber dabei dennoch elastisch, um Kräfte abfedern zu können. Der Unterkiefer hängt quasi frei in der Luft. Er wird gehalten und stabilisiert durch die Kaumuskulatur und das Bindegewebe mit seinen Kapseln und Bändern. Wird der Mund geöffnet, führen muskuläre Kräfte und Funktionsketten aus dem Becken und den Kaumuskeln heraus über die ansetzenden Bänder aufgrund dieser Elastizität zu einer Verformung des Unterkiefers. Sie kann gemessen an den beiden Kieferwinkeln bis zu mehreren Millimetern betragen! Das bedeutet, dass sich Unterkiefermodelle von Abformungen bei fast geschlossenem Mund von jenen bei geöffnetem Mund deutlich unterscheiden! Weil Zähne bereits Unterschiede von hundertstel Millimetern ertasten können, führen also bereits solche „Kleinigkeiten" zu großen Fehlern bei zahnärztlichen Maßnahmen. Der Oberkiefer dagegen hat eine stabile Unterlage, weil er an der Schädelbasis abgestützt ist. Hier ist also keine Formveränderung zu erwarten.

Was kann nun ein Mensch machen, der regelrecht unter einer Zahnarztphobie leidet? In den meisten Fällen wird die betroffene Person einen Praxisbesuch so lange wie möglich aufschieben. Was ein vorhandenes Zahn- oder Kieferproblem natürlich nur noch schlimmer macht. Und nun die gute Nachricht für die Ängstlichen unter uns, es hat sich einiges weiterentwickelt in den Zahnarztpraxen. So gibt es mittlerweile den berührungslosen Zahnabdruck. Der Computer macht es digital möglich. Mit einem Mundscanner fährt der Zahnarzt dabei berührungslos über die Zähne und erhält auf einem Bildschirm ein 3D-Abbild, welches einem Zahntechniker direkt als Vorlage für den Zahnersatz dienen kann. Die digitale Gebissabformung macht Abdrucklöffel überflüssig. Zumindest wenn es nur um einzelne Zähne oder Kieferbereiche geht. Muss allerdings das ganze Gebiss erfasst werden, ist das Scannen sehr aufwendig und die Abformung per Abdrucklöffel bleibt momentan noch die bessere Lösung. Ihr Zahnarzt wird dann einen Weg finden, der Ihre Angst schwinden lässt. Eine Möglichkeit ist die Akupunktur, die zuverlässig bei Würgereflexen helfen kann. Lachgas und Hypnose sind weitere Optionen. Es hängt davon ab, was Ihr Zahnarzt präferiert.

Digitale Prozesse entwickeln sich immer schneller. Also werden die Kameras und die nötigen Rechenprozesse ständig besser. Umso wichtiger sind ständige Fort- und Weiterbildung in der Medizin!

„MUTTI, MUTTI, ER HAT ÜBERHAUPT NICHT GEBOHRT!"

Dieser Ausspruch aus den 1970er-Jahren ist ein Klassiker der Zahnpasta-Werbung. Im TV-Spot sah man ein Kind, dass strahlend in Zeitlupe aus dem Behandlungszimmer der wartenden Mutter entgegen gelaufen kam. Denn natürlich begleitete die Mutter damals noch nicht ihr Kind ins Behandlungszimmer. Da musste der Sprössling schon alleine durch...

Geworben wurde mit diesen Bildern für die Zahncreme „Colgate Fluor S", der

KINDER BEIM ZAHNARZT

Sind das eigentliche Problem nicht häufig die Eltern? Ihre eigenen unangenehmen Erfahrungen mit Zahnbehandlungen werden mehr oder weniger bewusst den Kindern vermittelt. „Du brauchst keine Angst beim Zahnarzt zu haben...", solche und ähnliche Sprüche haben eine verheerende Wirkung. Ein Kind hört nur das Wort "Angst" und ist in Alarmzustand. „Da müssen wir jetzt mal hin."...klingt nicht gut, oder? Das Kind ist erst einmal „verdorben", unterbewusst spürt es auch die Anspannung von Mutter oder Vater beim Betreten der Zahnarztpraxis. „Keine Angst, ich bleibe bei Dir, wenn Du auf den Zahnarztstuhl musst". Da kann man mit seinem Kind gleich in einen Horrorfilm gehen, die Wirkung dürfte ähnlich sein.

Dabei könnte es so viel leichter gehen. Kinder spielen und schauen gerne; und zu sehen gibt es im Behandlungszimmer genug. Ideal ist es, wenn Sie Ihr Kind oder auch Baby zur eigenen Behandlung ganz selbstverständlich mitbringen – idealerweise nicht, wenn Sie selber eine für Sie unangenehme Zahnbehandlung bekommen. Aber wie wäre ein Termin für die Zahnreinigung? Da sind Sie auf jeden Fall entspannter und das überträgt sich auf Ihr Kind. Es gibt zu diesen Themen außerdem wunderbare Kinderbücher. Eltern, die einen Zahnarztbesuch entsprechend vorbereiten, werden überrascht sein, mit welcher Neugierde Kinder dann eine Zahnarztpraxis betreten. Ganz Mutige wollen dann auch kein Elternteil neben sich am Behandlungsstuhl.

Aber die Situation hat sich sowieso komplett geändert, die Kariesanfälligkeit ist stark gesunken. In unserer älteren Generation hatte fast jedes Kind bereits Karies. Lassen wir die Gründe mal beiseite. Heutzutage haben Kinder viel gesündere Zähne – Ausnahmen gibt es natürlich immer.

Es zeigt sich eine eindeutige Polarisierung des Befalls mit Karies nach sozioökonomischen Gesichtspunkten. Die Kariesanfälligkeit bei Kindern korreliert mit dem Stand im Bildungssystem. [12,13]

Viele Eltern haben beim Thema Mundhygiene dazugelernt, hinzu kommt oft eine bessere Ernährung. Bei guten Zahnärzten ist die Beratung zu allem, was die Zähne betrifft, mittlerweile selbstverständlich. Das fängt bei der Nutzung der Zahnbürste an. Genau wird gezeigt, wie man am besten putzt und wie Zahnseide oder Dentalbürstchen zu verwenden sind. Es geht eben nicht mehr nur um das „Reparieren" der Zähne, sondern vielmehr darum, die Zähne möglichst gesund zu erhalten. Bohren soll keine selbstverständliche Tatsache beim Zahnarzt sein, die automatisch dazu gehört.

Der Kariesbefall bei Kindern und Jugendlichen konnte in den letzten Jahrzehnten extrem reduziert werden. Der Befall bei Erwachsenen mit schwerer Parodontitis konnte halbiert werden. [14]

Wenn Sie entsprechend positive Erfahrungen mit Ihrem Zahnarzt haben, dann fühlen Sie sich da gut aufgehoben. Natürlich gibt es auch Entwicklungen, die häufig überflüssig und zuweilen gefährlich sind. So werden zum Beispiel zappelnde Kinder viel zu oft mit einer Narkose ruhig gestellt. Eine Vollnarkose ist nie ohne Risiko entgegen häufig verbreiteter Meinung. Eltern sollten da einfach verantwortungsvoll für ihr Kind handeln und im Zweifel lieber einen weiteren Zahnarzt aufsuchen, um eine zweite Meinung zu einer vorgesehenen Behandlung einzuholen.

Ein weiteres wichtiges Thema für die Zahngesundheit von Kindern ist der Karies verursachende Zucker. Meistens nehmen wir davon viel zu viel zu uns, oft versteckt in Fertiggerichten. Und Eltern mit einer entsprechend kariesverursachenden Mundflora übertragen bereits die daraus resultierenden Probleme auf die eigenen Kinder. Wie das geht? Kennen Sie das? Sie lecken den Babylöffel ab, bevor Sie ihn wieder für die Breifütterung nutzen. Oder der Schnuller, der auch in Ihren Mund wandert; kleine Kinder lieben diesen Austausch mit den Eltern und wir Erwachsenen finden das süß. Oder ganz normales Schmusen mit dem Nachwuchs. Alles Situationen, wo es wahrscheinlich zu Kontakt von Ihrem Speichel mit der Mundflora Ihres Kindes kommt. Und da fängt das Problem an, das eigentlich keines sein sollte. Denn wenn Ihre Mundflora viele Kariesbakterien enthält, dann übertragen Sie diese auf Ihren Nachwuchs.

Eine mögliche Lösung für diese Problematik ist die sogenannte Xylit-Kur. Sie dauert etwa 6 Wochen und Sie tun für Ihr Kind aber auch für sich selber etwas wirklich Gutes. Xylit ist ein Ersatzzucker, der die gleiche süßende Wirkung wie normaler Haushaltszucker hat. Es gibt allerdings einen wesentlichen Unterschied mit gravierenden Auswirkungen für die Mundflora.
Haushaltszucker beziehungsweise Saccharose wird von den Mundbakterien zwecks Energiegewinnung in Säure umgewandelt. Diese wiederum greift den Zahnschmelz an mit den entsprechenden kariösen Folgen. Xylit lässt sich nicht in eine Säure umwandeln, die Mundflora wird dadurch eher basisch und die unerwünscht aggressiven Bakterien sterben ab. Eine nette Begleiterscheinung sind die um 40% niedrigeren Kalorien, als wie sie herkömmlicher Zucker aufweisen. Und das bei praktisch keinen Nebenwirkungen., außer sie nehmen zu viel Xylit zu sich. Dann kann es zu Blähungen kommen...
Xylit ist nicht nur als purer Zuckerersatz erhältlich, sondern längst auch in diversen Lebensmitteln, die dann zudem für Diabetiker geeignet sind. Außerdem gibt es für gezielte Anwendung Kaugummis, Mundspülungen und Zahnpasta.

MÄNNER BEIM ZAHNARZT

Ein extra Kapitel für Männer. Braucht es das wirklich? Ich habe ja schon einiges über meine persönlichen Befindlichkeiten auf dem Zahnarztstuhl geschrieben. Mit den entsprechenden Gedanken und Überlegungen dazu, wie es bei mir zu Zahnproblemen und Ängsten kam. Und es ist auch ganz allgemein so; Männer sind im Verhältnis 2:1 die wahren Angstpatienten auf dem Zahnarztstuhl! Bei meinen eigenen Kindern, selber mittlerweile Männer, hat sich das zum Glück völlig anders entwickelt. Sie wurden nie von Karies in größerem Umfang geplagt und ein Besuch beim Zahnarzt hat für sie auch nichts Angsteinflößendes. Das ist gut so. Aber noch mal zurück... sind Männer denn anders beim Zahnarzt? Ich denke, die Männer-Attitüde, „die Spritze können sie bei mir weglassen, die Schmerzen halte ich aus..." gibt es nach wie vor, vielleicht nicht mehr so häufig, da das männliche Selbstbild sich in den letzten Jahren ein bisschen geändert hat. Die geschlechtsbezogene Unterscheidung findet sich eher im Umgang mit dem eigenen Gebiss und was es auszuhalten hat. Viele Männer vernachlässigen gerne mal die komplette Zahnhygiene. Zahnbürste ist in Ordnung, aber Zahnseide wird bereits als übertrieben angesehen. Ob die Zähne eher gelb sind oder Flecken haben, wird selber kaum wahrgenommen, da muss es dann schon die Partnerin als störend ansprechen. Mit zunehmendem Alter nimmt häufig das Schnarchen zu, verursacht zum Beispiel durch einen dickeren Hals, der mehr Fett einlagert. Das wiederum verengt die Luftwege, wir atmen mehr mit offenem Mund, was den aggressiven Mundbakterien beste Lebensbedingungen bietet. Dann das Zähneknirschen, zu dem Männer eher neigen als Frauen, oft gerade in der Nacht kaum zu überhören. Zudem gehen viele Männer eher unregelmäßig zu einem Kontrolltermin in eine Zahnarztpraxis, so genau wollen sie es einfach nicht wissen, was in ihrem Mund los ist. Wenn sie dann doch mal den Zahnarzt aufsuchen, ist es oft schon eine größere Sache, die es zu behandeln gilt. Regelmäßige Prophylaxe? Nicht wichtig, so lange kein ernstes Problem vorliegt; einer der Gründe, warum Männer eher einen Herzinfarkt bekommen. Dazu an anderer Stelle in diesem Buch mehr. Manch einer wird diese Ausführungen für übertrieben halten; um so besser, denn dann haben Sie Ihre Mundhygiene wohl gut im Griff.

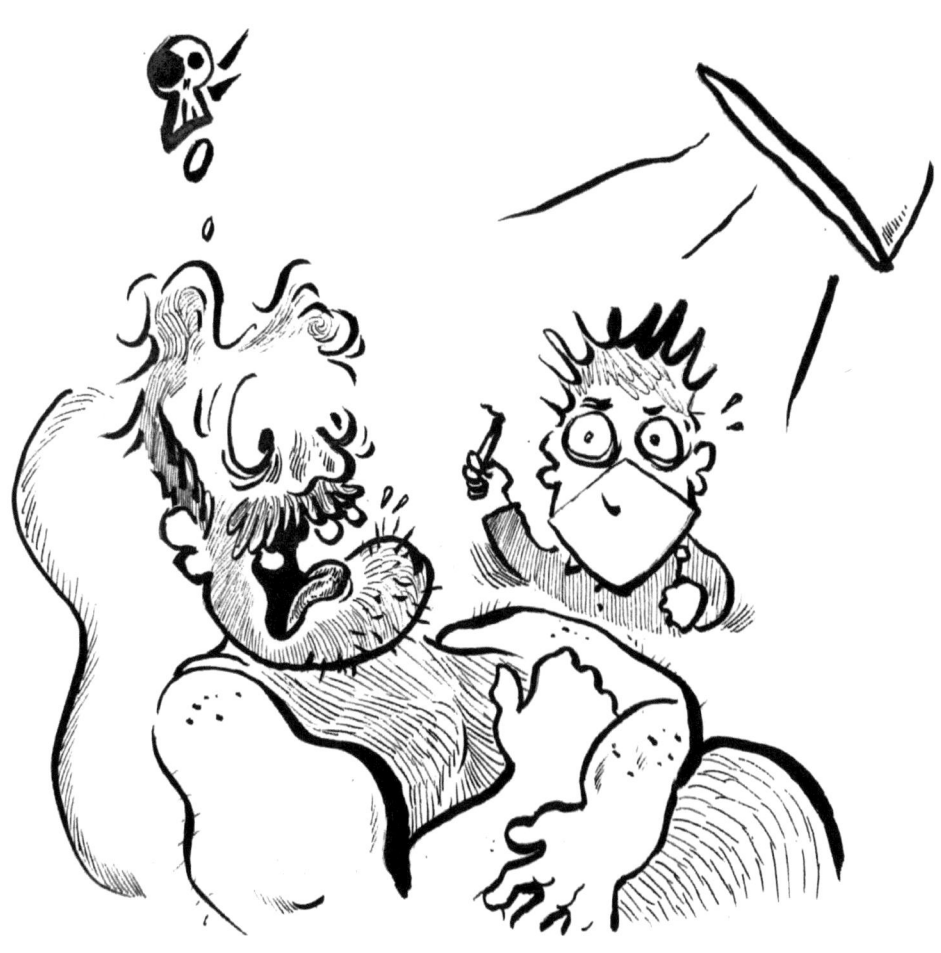

FRAUEN BEIM ZAHNARZT

Nun zu den Frauen... sie sind das mutigere Geschlecht! Das mal vorneweg. Und sie sind es einfach gewohnt, sich jeden Monat intensiv mit ihrem Körper auseinanderzusetzen. Auf die monatliche Periode, in Abhängigkeit vom Alter selbstverständlich, ist meistens Verlass. Dann die Schwangerschaft und die Geburt eines Kindes, das sind Herausforderungen für den weiblichen Körper, wo wir Männer gar nicht mitreden können. Da scheinen Frauen Schmerzen auszuhalten, wie wir Männer es nie könnten.

Aber bleiben wir bei den Zähnen. Frauen sind trotz mancher Ausnahmen im Allgemeinen nicht wie Männer, das muss entgegen allen Gleichmachungsparolen gesagt werden. Frauen knirschen nicht, sie neigen eher zum knautschen oder pressen, was tendenziell nicht hörbar ist (Eine Aufbiss Schiene ist aber da genauso notwendig). Und anders als Männer reden sie darüber, sie sprechen mit ihrem Zahnarzt und hinterfragen die Ursachen. Ein weiterer geschlechtsspezifischer Unterschied ist auch, an welchen Stellen Männer und Frauen im Laufe ihres Lebens zu Fettablagerungen neigen. Frauen haben weniger Fett am Hals. Deshalb schnarchen sie nicht so häufig wie Männer. Da haben wir Männer gleich eine Entschuldigung, wenn wir uns wieder mal Beschwerden über das nächtliche „Sägen" anhören müssen. So eine Ausrede haben Männer aber nicht, wenn es um die Farbe der Zähne geht. Zahnverfärbungen werden von Frauen nicht einfach hingenommen, sie wollen das ändern und machen eher mal ein Zahn-Bleaching. Wie gesagt, die auf das männliche und weibliche Geschlecht bezogenen Ausführungen zeigen nur die Tendenz. Hinterfragen Sie mal bei sich selbst, wie das bei Ihnen so ist. Natürlich gibt es die Männer mit dem strahlend gesunden weißen Gebiss, die jährlich zur Prophylaxe gehen. Genauso wie es angstgeplagte Frauen gibt, die erst eine Zahnarztpraxis aufsuchen, wenn sie es vor Schmerzen nicht mehr aushalten und alle Haushaltsmittelchen versagt haben.

„ZIEHEN SIE MIR EINFACH ALLE ZÄHNE!"

Wenn Sie das wollen, haben Sie in Deutschland ein Problem. Denn Ihr Zahnarzt darf das nicht! Er ist als Arzt dazu verpflichtet, Ihre Zähne so gut wie möglich zu erhalten, außer es liegt zum Beispiel eine medizinische Indikation vor. Gesetzlich läuft das sonst unter Körperverletzung – unabhängig davon, was Sie wollen.

Eine medizinische Indikation liegt vor, wenn die Zähne durchweg sehr locker sitzen, der Kiefer also keinen Halt mehr bieten kann oder wenn alle Zähne stark kariös sind. So ein extremer Zustand ist aber sehr selten. Solange einzelne Zähne noch fest im Kiefer sitzen, können diese wie ein Anker funktionieren. Zwischen zwei Backenzähnen lässt sich zum Beispiel problemlos eine Brücke einsetzen.

Ganz so problemlos ist eine Brücke von Eck- zu Eckzahn leider nicht. Eine so lange Spanne ist erstens mechanisch ungünstig, die Brücke oder die tragenden Pfeilerzähne werden extrem beansprucht. Zweitens gibt es Bedenken aus osteopathischer Sicht. Der Oberkieferknochen muss aus dieser Sichtweise eine inter- und intraossäre Beweglichkeit haben. Die oberen Frontzähne sitzen im os incisivum (Zwischenkiefer; diesen hatte u.a. Goethe schon beschrieben, daher wird er auch Goethe-Knochen genannt). Dieser ist vom paarig jeweils links und rechts angelegten os maxillare (Oberkieferbein) durch eine Naht, die sutura incisiva, getrennt. Beim Menschen verwächst sie bis zum Jugendalter. Durch solche Nähte bleibt eine Beweglichkeit im Oberkiefer erhalten. Wird nun eine lange, unbewegliche und starre Brücke auf die Zähne gesetzt, verliert der Oberkiefer diese Beweglichkeit. Das kann zu Problemen führen. Daher sollten solche Konstruktionen vermieden werden.

Natürlich sind alle Maßnahmen immer mit Kosten verbunden, aber Ihr Zahnarzt hat oft unterschiedliche Optionen, um mit Ihnen gemeinsam die optimale Lösung zu wählen. So kann auch eine kostengünstige Prothese oder Teilprothese der für Sie beste Weg sein. Es gibt nie die eine richtige Lösung, die zu jedem Patienten passt. Und falls nur noch ein Zahn im Kiefer festen Halt geben kann, wird der mangels Stabilität auch nicht als „Anker" ausreichen. Falls Ihr Wunsch aber unverrückbar bestehen bleibt, Sie einfach genug von Ihren eigenen Zähnen haben und sie diese nur noch loswerden wollen, dann kann eine Reise in die USA sinnvoll sein. Denn amerikanische Zahnärzte dürfen ohne rechtliche Einschränkungen auf Ihre zahnmedizinischen Wünsche eingehen...

KAUEN FÜR ZAHNLOSE

„Use it or lose it", benütze oder verliere es; dieser Spruch passt wunderbar zu unserem Gebiss. In unserem Körper sind alle Organe und Extremitäten bestens aufeinander abgestimmt. Alles will aber auch genutzt werden, sonst verkümmert es. Unser Körper vergeudet keine unnötige Energie. Wer nur liegt oder sitzt, verliert sehr schnell Muskelmasse und die Beweglichkeit lässt nach. Bei Astronauten, die eine Zeitlang in Schwerelosigkeit verbringen, ist das gut erkennbar.

Bei der Nutzung beziehungsweise Nichtnutzung unserer Zähne ist das nicht anders. Sind diese nicht mehr vorhanden, dann wird auch der Kieferhalteapparat nicht mehr benötigt. Die logische Folge – er wird abgebaut, er bildet sich zurück. Und das wiederum hat gesundheitliche Auswirkungen auf den Rest des Körpers (Dazu noch mehr an späterer Stelle in diesem Buch). Deshalb ist es immer sinnvoll, bei Zahnverlust wenigstens eine Prothese oder besser noch Implantate einzusetzen, damit der Kiefer weiterhin beim Kauen und Beißen gefordert wird.

ALTERSTYPISCHER ZUSTAND

Eigentlich kann man bei dem heutigen Wissenstand in der Zahnmedizin nicht mehr von einem alterstypischen Zustand der Zähne sprechen. Dieser ist von zu vielen Faktoren abhängig. Im Prinzip hält unser Gebiss etwa 120 Jahre – wenn es parodontosefrei ist! Bei den Zähnen meiner Generation trifft das wohl eher nicht zu, die meisten von uns haben zahlreiche Eingriffe hinter sich. In der

Zahnmedizin und Zahnhygiene hat sich in den vergangenen Jahrzehnten sehr viel getan und so haben Menschen in den uns nachfolgenden Generationen häufig ein erstklassiges Gebiss. Bei denen sind dafür oft die Folgen von Stress, der sich auf den Kiefer- und Mundbereich auswirkt, zu behandeln. Das perfekte Gebiss gibt es sowieso nur bei ca. einem Prozent der Bevölkerung.

Sowieso ist die Zahnmedizin einem kontinuierlichen Wandel unterworfen. So wurde im Laufe der letzten Jahre festgestellt, dass nur acht bis zehn Kontakte der Zahnhöcker je Kieferhälfte relevant beim Zubeißen und Kauen sind. Diese Erkenntnis war sehr wichtig, da die Zahnheilkunde zeitweilig von der Lehrmeinung beherrscht wurde, jeder Zahnhöcker müsse sich über drei Punkte mit seinem Gegenzahn abzustützen. Abgesehen davon, dass dies sehr kompliziert und anspruchsvoll bei einer zahnärztlichen Korrektur war, störte natürlich die kleinste Kiefer- oder Zahnverschiebung bereits wieder den Biss mit weitreichenden Problemen.

Der Kontakt von den unteren zu den oberen Zähnen wird in der Zahnmedizin Okklusion genannt. Diese Kontaktpunkte werden bei der Herstellung von Zahnersatz über die Gestaltung der Kauflächen erzielt. Frühe Konzepte hatten eine rein statische, mechanische Betrachtungsweise (Tripodisierung). Es sollten möglichst viele Kontaktpunkte mit einer dreipunktförmigen Abstützung erzielt werden. Das führte zu funktionellen Problemen. Heute wird die Okklusion eher dynamisch-biologisch betrachtet, um eine möglichst störungsfreie, gut funktionierende Okklusion zu erhalten. (Freedom-in-centric, Aufwachstechnik n. Polz). [15]

WIE LANGE HÄLT EINE ZAHNFÜLLUNG?

Wer Zahnfüllungen hat, der weiß, kaum eine hält ewig. Zum einen ist die Haltbarkeit natürlich vom Material abhängig. Viel wichtiger ist aber, wie das Gebiss „arbeitet" und wie es gepflegt wird. Der Kieferknochen, die Muskulatur, die Mundflora, sie alle beeinflussen sich wechselseitig und sind mitverantwortlich für die entsprechende Abnutzung der einzelnen Zähne. Nicht zu unterschätzen ist die psychische Belastung eines Menschen. Steht er unter Stress, neigt er zu Zähneknirschen? Da wird schnell klar, dass eine eindeutige Aussage zur Haltbarkeit von Zahnfüllungen schwierig ist.

Fangen wir mit den Materialien an. Da gibt es ständig Weiterentwicklungen. So war vor einigen Jahren die Haltbarkeit von Keramik-Inlays noch sehr begrenzt und nicht zu vergleichen mit den mittlerweile genutzten zahnmedizinischen Produkten. Nach wie vor sind Gold-Inlays sehr beliebt, da sie mit etwa 15 Jahren die längste Haltbarkeit aufweisen. Ein Nachteil ist natürlich die Farbe, die sie üblicherweise nur für die Backenzähne geeignet macht – ausgenommen sind dabei manche Rapper, die auch gerne goldene Schneidezähne mit einem strahlenden Lächeln zeigen. Auch das sehr in Verruf geratene Amalgam zeichnet sich durch sehr lange Haltbarkeit aus. Und mittlerweile sind sogar Implantate sehr lange ohne Einschränkung im Einsatz, je nachdem halten sie sogar ein Leben lang die Stellung; das natürlich wieder stark in Abhängigkeit von der allgemeinen Mundhygiene. Gerade für Implantate ist immer eine gute und vor allem ausreichende Knochenstruktur wichtig.

Kunststofffüllungen beziehungsweise Komposite kommen hingegen meistens nur so auf etwa sieben Jahre, bis sie erneuert werden müssen, was unter anderem am Schrumpfverhalten bei der Aushärtung liegt. Beim Austausch muss aber dafür nur wenig Zahnsubstanz entfernt werden und sie eignen sich von der Farbe her gut für Eck- und Schneidezähne. Alle Haltbarkeits-Zeiträume sind selbstverständlich nur durchschnittliche Richtwerte. Ich selber habe diverse Kunststofffüllungen im Mund, die bedeutend älter als die Richtwertangaben sind. Na, vielleicht liegt es ja an der guten Pflege? Klar ist, Zahnhygiene hat einen wesentlichen

Einfluss auf die Anzahl „erfolgreich angreifender" Kariesbakterien. Besonders kritisch sind immer die Übergänge und Kanten zwischen einer Füllung oder einem Inlay und dem Zahnschmelz. Das jeweilige Material muss vom Zahnarzt perfekt an den Zahn angepasst werden. Ein weniger exakter und glatter Übergang ist ein Paradies für schädliche Bakterien. Haben sie sich erst mal an einem Zahn in einer kleinen Nische festgesetzt, hilft oft kein normales Zähneputzen mehr. Und so entwickeln sich diese Plätze zu wahren Sollbruchstellen für den Zahn. Wir bemerken das kaum und der Zerstörungsprozess endet auch nie von selber. Um den zu erkennen und zu stoppen helfen nur regelmäßige prophylaktische Kontrollen beim Zahnarzt. Ich will jedenfalls nicht warten, bis sich Zahnschmerzen melden. Wobei nicht nur Karies das Problem ist. Sehr wichtig ist selbstverständlich der gesamte Biss, und der ist wie bereits beschrieben unter anderem abhängig von Form und Höhe eines jeden Zahnes. Da muss jeder Zahnhöcker optimal zu seinem Gegenpart passen, er darf nicht zu stark abgenutzt oder abgeschliffen sein. Stimmen Ober- und Unterkiefer nicht mehr, fehlt also der korrekte Gegendruck für einen Zahn, so hat dies wiederum Auswirkungen auf den Kieferknochen.

WARUM WERDEN BEIM ZAHNARZT FOTOS GEMACHT?

An das Röntgen beim Zahnarzt haben wir uns mittlerweile mehr oder weniger gewöhnt. Jetzt werden aber auch zusätzlich noch ganz normale Fotos von unserem Kopf und unserem Gebiss gemacht. Haben Sie das auch schon erlebt? Wozu benötigt ein Zahnarzt nun diese Bilder? Die digitalisierte Fotografie und eine vernetzte Praxis-EDV haben diese Entwicklung begünstigt. Wichtig ist dabei vor allem für Sie als Patient, was mit diesen Fotos geschieht. Denn Sie haben natürlich immer alle Rechte an einem Foto von sich. Also fragen Sie Ihren Zahnarzt nach dem Grund der Aufnahmen! Die häufigste Nutzung ist vermutlich der Vorher-Nachher-Vergleich. Insbesondere bei einer längeren Behandlung hat man als Patient die Ausgangssituation gar nicht mehr so gut in Erinnerung oder kann sich vorab nicht vorstellen, wie der Zahnstand nach der Behandlung aussehen wird. Vielleicht möchte der Arzt die Bilder aber auch für eine wissenschaftliche Veröffentlichung nutzen. Das darf er auf jeden Fall nur mit Ihrer vorab erteilten schriftlichen Zustimmung.

Ich als Laie fand es faszinierend, auf Fotos, die im Abstand von mehreren Monaten gemacht wurden, zu sehen, wie Zähne verschoben und gerade gestellt werden können. Irgendwie denkt man ja schon, dass im Kiefer jeder Zahn felsenfest sitzt. Nein, da kann immer Bewegung reingebracht werden. Dank der Digitalisierung in Zahnarztpraxen und mit entsprechender Software ist es zudem möglich, eine Simulation von dem zu erwartenden Behandlungsergebnis zu zeigen. Sehr reizvoll und interessant natürlich bei Zahnfehlstellungen, aber auch beim Austausch von unschönen Füllungen, beim Zahn-Bleaching oder der Behandlung des Zahnhalteapparates und des Zahnfleisches. Entsprechende Bilder unterstützen wunderbar die Erklärungen des behandelnden Zahnarztes.

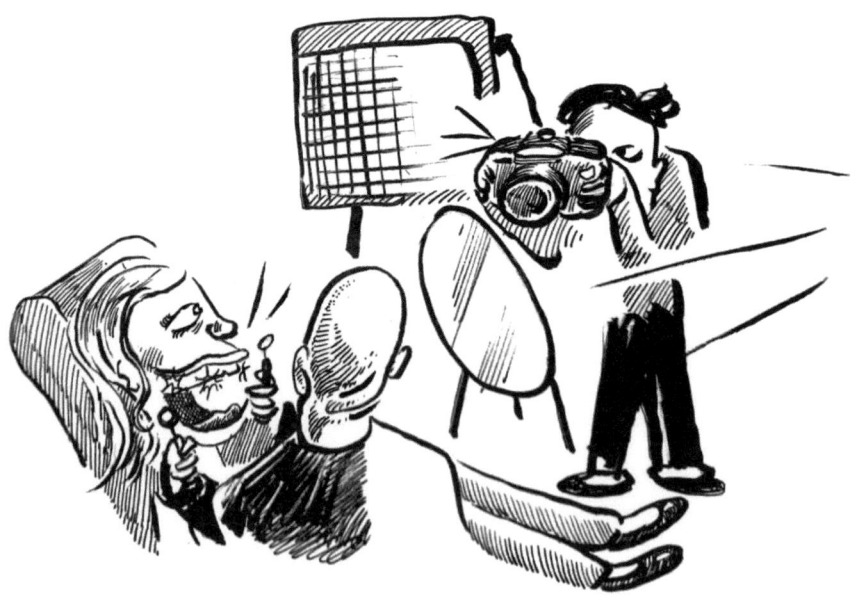

Sehr hilfreich sind die Fotoaufnahmen bei jeder Art von Zahnersatz, egal ob Kronen, Inlays oder Implantate. Dabei lässt sich die
optimale Zahnform abstimmen, unterschätzt wird auch oft die
Wirkung der Struktur und natürlich der genauen Zahnfarbe. Die
wenigsten Menschen haben eindeutig weiße Zähne, wie sie uns
in der Werbung gezeigt werden. Deshalb ist die farbliche Feinab-
stimmung sehr wichtig. Unser Gegenüber soll ja nicht unbedingt
merken, dass ein Schneidezahn ein Implantat ist. Zudem ist jeder
Zahn mit feinsten, mit bloßem Auge kaum sichtbaren Rillen versehen. Die gilt es von der Anmutung her „nachzuzeichnen", denn
sie sind für Reflexionen auf dem Zahn verantwortlich, also für
das strahlend Lächeln, die natürliche Ästhetik.

Kein Gebiss ist wie das andere, bei jedem Individuum ist es ein-
zigartig. Insbesondere für die Mimik und ein schönes Lächeln
ist das Gebiss, die Proportionen von Zahnfleisch im Verhältnis
zu den Zähnen, die Kieferform und das Gesicht als Ganzes entscheidend. Entsprechend wird der Kopf bei einem Zahnarzt, der
die Fotografie in der beschriebenen Form nutzt, frontal und in
Seitenansicht fotografiert. Genauso, wie wir es von den „Häft-
lingsfotos" aus Spielfilmen kennen. Diese „normalen" 2D-Fotos
in Kombination mit dreidimensionalen Zahnabformungen ermöglichen eine Komplettbetrachtung hinsichtlich dem Zahnsta-
tus und der Kieferfunktionalität.

Besonders geeignet für winzige Detailaufnahmen im Mund sind
sogenannte digitale Intraoralkameras. Selbst kleinste Risse im
Zahnschmelz lassen sich mit ihrer Hilfe zeigen. Als Patienten
haben wir die Möglichkeit, die Ergebnisse sofort auf einem Mo-
nitor zu betrachten.

Wer weiße Zähne hat, gilt als gesund, obgleich die Grundfarbe der Zähne damit nichts zu tun. Speziell dunkelhäutige Menschen scheinen oft extrem weiße „Beißer" zu haben, wobei für die Wirkung sicher der Kontrast zur dunklen Gesichtshaut einen wesentlichen Anteil hat. Trotzdem stimmt das mit den strahlend weißen Zähnen tendenziell, zumindest in den sonnenreichen Regionen Afrikas. Ein Grund dafür könnte der, durch die hohe Lichteinstrahlung verursachte, Vitamin-D-Haushalt der Menschen dort sein. Dieses Vitamin sorgt für eine hervorragende Calciumversorgung von Knochen und Zähnen. So strahlen die Zähne scheinbar blendend weiß in dunklen Gesichtern, selbst dann, wenn sie wie bei den meisten Afrikanernauch gelblich verfärbt sein dürften. Denn da die Zahnpflege in Ländern wie Afrika überwiegend dürftig ist, haben viele Menschen dort im Alter schlechte Gebisse und Parodontose – häufig mitverursacht durch Armut und schlechte Ernährung. Die blendend weißen Zähne von so manchen US-amerikanischen Schauspielern dagegen sind übrigens meistens gebleacht oder mit Keramikschalen verblendet. Ist das der Maßstab, kann man natürlich auch so zu Hollywood-Lächeln kommen...

ZAHNFARBEN

Die meisten von uns hätten gerne strahlend weiße Zähne. Tatsache ist: die Wenigsten von uns haben sie. Auf unsere Gene haben wir keinen Einfluss. Zu Ihrer Beruhigung: Die Farbe hat auch nichts mit der Gesundheit der Zähne zu tun. Was wir uns oft nicht klar machen: Ein gelbliches Gebiss kann völlig gesund und ein strahlend weißes krank sein. Es gibt von Natur aus alle Farbtöne von gräulich bis gelblich weiß; ja, es gibt auch manchmal makellos strahlendes Weiß, es ist aber eher selten. Frauen haben tendenziell hellere Zähne als Männer. Mit zunehmendem Alter werden die Zähne häufig dunkler. Verantwortlich für den Farbton ist das Dentin, also nicht der Zahnschmelz, der farblos und transparent ist. Je nach Dicke der Schmelzschicht schimmert das darunterliegende Dentin mehr oder weniger durch. Wobei für eine besonders helle Farbe mittlerweile oft Bleaching verantwortlich ist. Bei kleinen Kindern ist der Farbton meistens noch schön weiß. Dieser färbt sich im Laufe des Lebens gemäß den persönlichen Gewohnheiten, sei es zum Beispiel durch entsprechende Getränke wie Tee, Kaffee und Rotwein oder durch Tabakkonsum. Nicht zu vergessen das Alter und die Medikamenteneinnahme. Da reicht meistens keine normale Zahnpflege mehr, nur eine regelmäßige professionelle Zahnreinigung sorgt wieder für die ursprüngliche saubere Zahnfarbe.

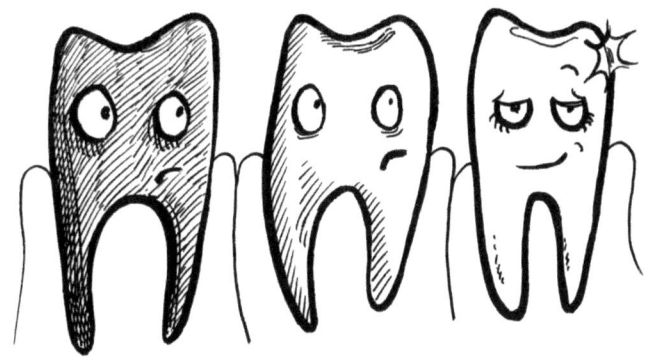

Besonders wichtig ist diese bei Zahnersatz, wobei je nach verwendetem Material eine identische Farbe ganz unterschiedlich wirken kann. Zahnersatz muss zudem ans Umfeld angepasst werden, denn die Zähne innerhalb eines Gebisses haben nicht alle die gleiche Farbe und sind nicht überall gleich stark von Verfärbungen betroffen. Da gehört viel Erfahrung seitens des Zahnarztes dazu, dass eine Krone oder ein Implantat nicht sofort als Zahnersatz erkannt wird. Denn das ist schließlich fast immer das Ziel; Ihr Gegenüber soll nicht wissen, dass Ihre natürlichen Zähne nicht mehr vollständig vorhanden sind. Zur Farbbestimmung nutzt der Zahnarzt eine Farbskala, die im Allgemeinen aus vier verschiedenen Grundfarben besteht, die jeweils wieder in unterschiedliche Helligkeitsabstufungen gegliedert sind. Grundfarben sind rötlichbräunlich, rötlich-gelblich, grau und rötlich grau. Weitere Farben sind speziell für gebleachte Zähne gedacht. Gemeinsam mit dem

Patienten wird mit Hilfe von Farbmusterzähnen die passende gewünschte Farbnuance ausgewählt. Unterstützt wird die Entscheidung durch eine digitale Farbbestimmung der vorhandenen Zähne. Eine weitere Feinanpassung kann zusätzlich im Dentallabor durchgeführt werden. Insbesondere bei Keramik-Zahnersatz können feinste Abstufungen in Bezug auf Färbungen und Dichte gemacht werden, da das Material schichtweise aufgebaut wird.

Grundlagen

DER ZAHN

Mit unseren Zähnen kennen wir uns bestens aus – das glauben wir zumindest. Aber wer verfügt wirklich über ausreichend Detailwissen? Warum empfinden wir Zahnschmerzen als besonders unangenehm? Wie kann Mundgeruch entstehen, obwohl ich doch mein Gebiss pflege? Warum sind meine Zähne so gelblich? Wie wirkt sich die Zahngesundheit auf den ganzen Körper aus?

Insbesondere dieser letzte Punkt ist relativ unbekannt, obgleich er von großer Bedeutung ist. Mit einem besseren Kenntnisstand hätten wir uns vielleicht jahrelange körperliche Probleme mit der entsprechenden ärztlichen Odyssee ersparen können. Dieses Buch will keinen Arztbesuch ersetzen. Aber es kann ja nicht schaden, ein bisschen mehr zu medizinischen Themen zu wissen, um Therapievorschläge kritischer hinterfragen zu können. Viele gesundheitlichen Probleme nehmen wir zu schnell als gegeben hin. Zugegeben, nicht alle körperlichen Beschwerden lassen sich eliminieren. Aber doch mehr, als man vermuten würde – wenn therapeutisch an der richtigen Stelle angesetzt wird. Und das ist erstaunlicherweise nicht selten das Gebiss und der Kiefer.

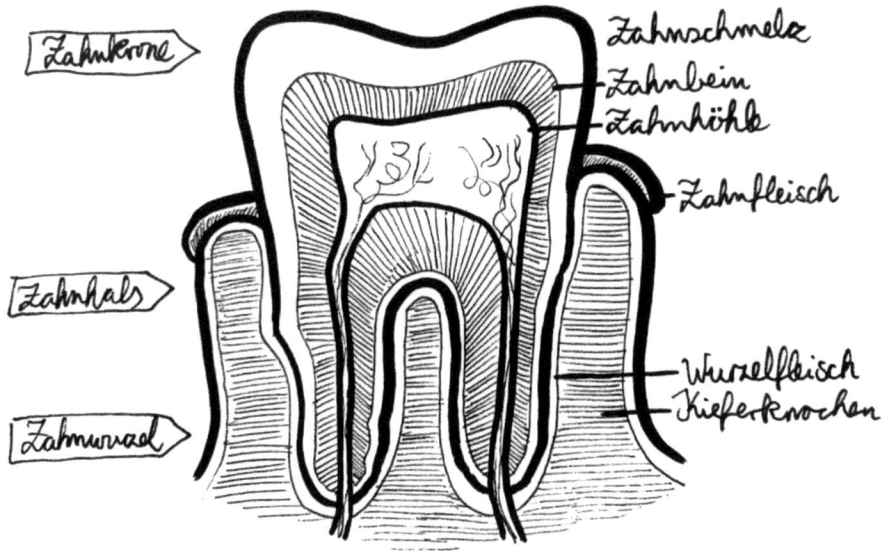

Da ist es hilfreich, erst einmal den Zahn an sich etwas näher zu betrachten. Viele der Leser werden noch wage Erinnerungen an den Biologie-Unterricht in der Schule haben.

Der sichtbare Teil des Zahns, die Krone, ist von Schmelz überzogen. Der untere Teil davon wird von Bindegewebe, dem Zahnfleisch fest umschlossen. Die Befestigung am Zahnzement erfolgt durch dreidimensional angelegte kollagene Fasern. Die gesunde Zahnkrone ist relativ unempfindlich und auf natürlichem Weg nicht regenerationsfähig, im Gegensatz zum Beispiel zu dem unerschöpflichen Zahnreservoir bei Haifischen. Der Schmelz nutzt sich beim menschlichen Gebiss mit zunehmendem Alter ab und das darunterliegende Dentin (Zahnbein, eine knochenähnliche Substanz, welche sich in der Pulpahöhle befindet) liegt dann eventuell frei. Der Zahnhals mit der Wurzel steckt im Zahnfach des Kiefers. Im Dentin eingebettet liegt das Zahnmark (Pulpa) in der Pulpahöhle, in welcher Gefäße und Nerven verlaufen, die über die Zahnwurzelspitze Zugang haben. Ein Zahn sitzt nie unnachgiebig fest im Kiefer, er kann bei Belastung immer leicht federnd ausgleichend wirken und ist sogar etwas drehbar. Das liegt an einem wichtigen Bestandteil des Zahnhalteapparates, der Wurzelhaut. Dieses elastische Bindegewebe umschließt die Wurzel und enthält zahlreiche Blut- und Lymphgefäße sowie Nerven. Menschen haben verschiedene Zahnarten. Frontzähne, Seitenzähne und Mahlzähne.

Schneide- und Eckzähne werden als Frontzähne, die kleinen, vorderen Backenzähne, sowie die großen hinteren Mahlzähne werden als Seitenzähne bezeichnet.

Die acht keilförmigen Schneidezähne (vier im Ober- und vier im Unterkiefer) haben meistens jeweils eine Wurzel. Die Außenfläche ist konvex geformt und die Innenseite ausgehöhlt. Ebenfalls eine Wurzel, welche die längste im Kiefer ist, haben im Normalfall auch die zugespitzten vier Eckzähne.

Der obere Eckzahn wird umgangssprachlich häufig als „Augenzahn" bezeichnet, weil seine Wurzel bis unter das Auge reicht!

Dann folgen im Ober- und Untergebiss auf jeder Seite zwei Backenzähne, also auch insgesamt acht Stück. Sie haben einen nach außen und einen nach innen liegenden Höcker. Dazwischen läuft die Schmelzfurche, in der sich bevorzugt Kariesbakterien ansiedeln. Diese Backenzähne verfügen über eine oder zwei Wurzeln mit entsprechend einem oder zwei Kanälen.

Die danach im Kiefer folgenden Mahlzähne haben die am ausgeprägtesten Kronen mit drei bis sechs Höckern. Die Mahlzähne im Oberkiefer haben je drei Wurzeln, die im Unterkiefer meistens nur zwei.

Die unteren Molaren (Mahlzähne) haben in seltenen Fällen eine dritte Wurzel, die sogenannte Radix entomolaris.

Der hintere Mahlzahn, auch Weisheitszahn genannt, kann sogar fünfwurzelig sein. Von der Zahnanlage her sind insgesamt zwölf Mahlzähne vorgesehen, wobei die jeweils hinten im Kiefer liegenden vier Weisheitszähne nicht unbedingt ausgebildet werden oder überhaupt angelegt sind. Sie müssen entgegen allgemeiner Ansicht nicht im Alter von 18 kommen, das ist auch später noch möglich.

In unserem Gebiss berühren sich die benachbarten Zahnkronen nahe der Kaufläche. Zum Zahnhals hin bestehen Lücken, die von Zahnfleisch ausgefüllt werden. Beim Zubeißen überdecken die oberen Schneidezähne die unteren etwas von vorne (Scherenbiss) und die äußeren Kauhöcker der oberen Backen- und Mahlzähne stehen außerhalb derjenigen der unteren Zähne.

Klingt doch wie perfekt von der Natur umgesetzt! Aber Viele von uns wissen, dass die Realität oft ganz anders aussieht – sonst wären die Kieferorthopäden wohl arbeitslos.

ZUKUNFT DER ZAHNMEDIZIN

Die Menschen werden immer älter. Körperteile wie zum Beispiel das Hüftgelenk sind irgendwann überfordert. Da muss Ersatz her, das künstliche Hüftgelenk existiert schon eine ganze Weile. Ziel der Wissenschaft ist es jedoch, ein natürliches „Ersatzteillager" zu schaffen. Bei Haut und Knochen gelingt das bereits sehr gut. Unter anderem wird intensiv mit Stammzellen, die sich zu unterschiedlich spezialisierten Zelltypen entwickeln können, geforscht. Stammzellen, bislang meistens aus Nabelschnurblut gewonnen, können mittlerweile auch aus Urin isoliert werden, wobei die Qualität nicht an die aus Knochenmark heranreicht. Das große Problem, dass heutzutage noch besteht, nämlich der Abstoßungsvorgang bei eingesetzten Fremdorganen, wäre mit aus eigenen Stammzellen „gezüchteten" Körperteilen überwunden. Hoffentlich wird es irgendwann möglich sein, Zähne im Kiefer neu wachsen zu lassen; natürliche „Dritte Zähne" werden dann Realität sein. Auf dem Weg dorthin müssen die komplexen Mechanismen der natürlichen, nach Typ differenzierten Zahnentwicklungsstadien exakt entschlüsselt werden. Die Zukunft gehört der „biologischen Therapie"!

HALTEN ZÄHNE BIS 120?

Jetzt erst einmal eine gute Nachricht... Sie können Ihre eigenen Zähne ihr ganzes Leben lang behalten und nutzen. Vergessen Sie Bilder von alten Menschen, bei denen vielleicht noch ein Zahn aus dem Kiefer ragt und die sich nur noch von Suppe und Haferschleim ernähren. Denn das muss nicht sein. Vielleicht sind Sie von der der Natur mit einem außergewöhnlich guten, robusten Gebiss gesegnet und ernähren sich auch entsprechend gesund. Dazu meinen Glückwunsch. Ich beneide Sie darum, denn ich gehöre, wie die Mehrheit zu der Gruppe Menschen, die genetisch in dieser Hinsicht nicht so viel Glück haben. Ich muss für die Gesundheit meiner Zähne schon ein bisschen mehr tun. Zum Glück ist es heutzutage nicht mehr so, dass bei Problemen ganz schnell ein Zahn gezogen wird. „Oh je, er wackelt? Dann raus damit. Ist doch normal in Ihrem Alter", konnte man noch vor 50 Jahren bei einem Zahnarztbesuch hören.

Ein guter Zahnarzt sieht es als seine vorrangige Aufgabe an, Ihnen Ihre eigenen Zähne zu erhalten und zwar unabhängig von Ihrem Alter. Das Problem liegt meistens im Zahnhalteapparat, also im Kieferknochen und im Zahnfleisch. Und dann gilt es, bereits den Anfangsproblemen entgegenzutreten. Verursacht zum Beispiel durch Plaque und Zahnstein, können Bakterien im Mundraum aktiv werden und das Zahnfleisch angreifen. Es entzündet sich, es blutet. Nach und nach weicht es zurück – und der Zahn wird zum Wackelkandidat.

Die meisten Menschen glauben, dass bei einer **Parodontitis** das Zahnfleisch (die Gingiva) zurückgeht. Wenn es so weit ist, dann ist es für viele Zähne schon zu spät! Denn zuerst geht der Knochen des Zahnfaches (Fachwort: Alveole) - das ist der Knochen um die Zahnwurzeln herum - zurück. Erst bei fortgeschrittenem Rückgang des Knochens kommt es zu einem Zurückziehen der Gingiva!

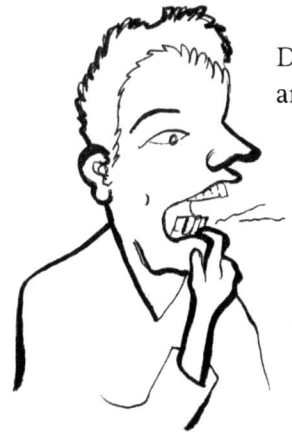

Damit das eben nicht passiert, gehen Sie am besten regelmäßig zur Prophylaxe-Behandlung. Ihr Zahnarzt wird Sie beraten, wie häufig das in Ihrem Fall sinnvoll erscheint. Sind Sie ein fleißiger Zahnputzer oder nicht? Wie halten Sie es mit Genuss- und Nahrungsmitteln? Ernähren Sie sich gesund? Und nicht zu vergessen: Ihre genetische Veranlagung. Alles ist von Ihren individuellen Gegebenheiten abhängig.

GESCHICHTE DER ZAHNMEDIZIN

Bereits 5500-7000 v. Chr. wurden in Pakistan kariöse Zähne aufgebohrt und bekamen Füllungen. Im ersten Jahrtausend v. Chr. führten die Etrusker und Phönizier zahnmedizinische Arbeiten durch. Die meisten Erkenntnisse zur Zahnheilkunde stammten aus dem arabischen Raum und gelangten von dort ins Abendland. Das Wissen aus der Antike ging dann erst einmal wieder verloren. Selbst im Mittelalter war man noch nicht wieder auf dem entsprechenden Niveau. Ärzte waren zu jener Zeit im allgemeinen Mönche und Priester, die aber keine blutigen Zahnbehandlungen durchführen durften. Die „handgreifliche" Arbeit an Zähnen wurde den Barbieren überlassen. Bis in die Neuzeit hinein hielt sich der Glaube, dass Karies durch einen Wurm, den „Zahnwurm", hervorgerufen wird, obgleich von Heilkundigen (nicht Ärzten!) sehr wohl die Bedeutung der Hygiene als ursächlich bei Erkrankungen erkannt wurde. Die „moderne" Zahnheilkunde nahm erst zu Beginn des 18. Jahrhunderts in Frankreich ihren Anfang. In Deutschland wollte noch Anfang des 19. Jahrhunderts ein studierter Arzt nichts mit der Zahnheilkunde zu tun haben und wenn, dann nur in theoretischen Erörterungen. Dies änderte sich Ende des 19. Jahrhunderts, als die Röntgenstrahlen entdeckt wurden; diese in Verbindung mit der örtlichen Betäubung und dem Lachgas sorgten für einen großen Fortschritt bei der Diagnostik und der Therapie, unterstützt von der Mikroskopie. Entsprechend entwickelte sich erst zu dieser Zeit der Beruf des Zahnarztes in Abgrenzung zum Barbier.

BILDUNG FÜR DIE ZÄHNE?

Manch einer könnte jetzt vermuten, dass ich hier ein Klischee beleben will. Und natürlich lässt sich wie bei Allem über entsprechend angelegte Studien das bestätigen, was eben herauskommen soll. Darum geht es mir natürlich gar nicht. Ich drücke es mal ganz allgemein aus; wer besser bei einem Thema Bescheid weiß, hat zumindest die Möglichkeit, Alternativen abzuwägen. Gerade die Zahngesundheit ist ja ein Thema, das uns das ganze Leben lang begleitet. Und vielleicht ist es gar keine so schlechte Idee, wie uns die Zahnpflege in meiner Jugend näher gebracht wurde. Bei mir kam einmal im Jahr ein Zahnarzt in die Grundschule, der unser Gebiss untersuchte. Wir bekamen gezeigt, wie wir unsere Zähne richtig putzen und weit darüber hinaus wurde das Thema noch im Unterricht vertieft. Also völlig unabhängig vom Elternhaus, losgelöst davon, ob ein Kind aus einem sozial und finanziell benachteiligten oder einem akademischen und finanziell wohlhabenden Umfeld kam. Karies kennt keine sozialen Unterschiede. Schaden kann es sicher nicht, wenn bereits ein Kind etwas über Zähne und Mundhygiene lernt. Leider sind viel zu viele Eltern diesbezüglich oft nachlässig, die Kinder zum Glück aber oft erstaunlich selbständig. Helfen kann zum Beispiel auch, das strahlende Gebiss eines Musikers oder eines Schauspielers als Vorbild zu nutzen.

Tendenziell wird vermutlich jeder Zahnarzt aus seinem zahnärztlichen Alltag heraus bestätigen, dass es in Familien mit niedrigem Bildungsstatus um die Zahngesundheit nicht so gut bestellt ist. Insbesondere auch ungesunde Ernährungsgewohnheiten mit vielen zuckerhaltigen Fertigprodukten tragen da ihren Teil dazu bei. Wobei, wie gesagt, das ist nur tendenziell gesprochen. Weniger Einfluss als die Bildung hat allerdings das Einkommen, wo sich kaum ein kausaler Zusammenhang erkennen lässt. Nicht zu unterschätzen ist ein weiterer Aspekt, die Angst vor einem anstehenden Zahnarztbesuch. Verständlicherweise werden dann keine

Prophylaxe-Termine gemacht und bei ungünstigen Bedingungen des Gebisses haben Entzündungen und Karies die nötige Zeit, um sich in Ruhe auszubreiten. Nicht verschweigen möchte ich natürlich an dieser Stelle die Menschen, die wirklich nie in ihrem Leben einen Zahnarzt benötigen – es sind aber leider nur sehr wenige. Ich würde mich jetzt also nicht darauf verlassen, dass ich dazu gehöre.

WARUM HABEN WIR MILCHZÄHNE?

Im Laufe unseres Lebens werden die Zähne nur einmal auf natürliche Weise ersetzt. Zur Welt kommen Menschen ohne Zähne, nach etwa sechs Monaten bekommt ein Baby die ersten Milchzähne, im Allgemeinen erst die unteren, dann die oberen Schneidezähne. Und mit etwa zweieinhalb bis drei Jahren sind meistens alle zwanzig Zähne des Milchgebisses da. Sie sind wichtige Platzhalter für die später nachfolgenden, bleibenden Zähne. Denn der Kieferknochen eines Kindes bildet sich kontinuierlich weiter aus, um später die 32 Zähne aufnehmen zu können. Der Wechsel zu den bleibenden Zähnen erfolgt in zwei Abschnitten. Mit etwa sechs bis sieben Jahren wechseln die acht Schneidezähne, im Alter von zwölf bis dreizehn Jahren die restlichen Milchzähne.

Neben ihrer Funktion als Platzhalter sind sie auch für das gesunde Kieferwachstum und die Sprachentwicklung eines Kindes wichtig. Die Anlage sowohl für die Milchzähne als auch für die meisten bleibenden Zähne existiert bereits lange vor der Geburt.

ZAHNEN

Das Zahnen muss häufig bei schreienden Kleinkindern als Grund für deren Missmut herhalten. Oft aber zu Unrecht. Obgleich dann manchmal kurz darauf tatsächlich ein Zahn im Kiefer durchbricht. Aber bereits der kleine Körper ist in seinen Funktionen viel komplexer, als wir uns das vorstellen können. Kinder in den ersten

Lebensjahren durchlaufen diverse Immunisierungsvorgänge gegen die unterschiedlichsten Infektionen. Ein enorm wichtiger Vorgang für die weitere gesunde Entwicklung eines Kindes. Damit einhergehend haben die Kleinen meistens leicht erhöhte Temperatur. Grundsätzlich ist es in der heutigen Zeit speziell bei Erwachsenen ein Problem, wenn jedes Auftreten von erhöhter Körpertemperatur sofort mit fiebersenkenden Mitteln behandelt wird. Denn leichtes Fieber hilft dem Körper, seine Leistung zu steigern. Das ist wie bei einem Motor mit viel PS, der kann viel schneller durchstarten um ans Ziel zu kommen. Und genauso verhält es sich mit unserem Körper. Fieber bedeutet schnelleres Arbeiten (also Infektionsbekämpfung), und zwar, indem der ganze Stoffwechsel beschleunigt wird. Womit ich wieder das Thema Zahnen aufgreife. Da die allgemeine Körperaktivität dann nur als indirekte Folge den schnelleren Durchbruch des eh durchtrittsreifen Zahns bewirkt.

WARUM JEDER ZAHN EINEN PARTNER HABEN SOLLTE

Zahnlücken bei Kindern finden wir meistens eher niedlich, bei Erwachsenen führen dauerhafte Lücken unter anderem zu Zahnproblemen. Bei Kindern entsteht die Lücke normalerweise aufgrund herausgefallener Milchzähne und das bedeutet, dass die bleibenden Zähne in Kürze im Mund sichtbar werden. Bei uns Erwachsenen ist das nicht mehr zu erwarten, da bleibt nur gähnende Leere. Und das ist nicht gut. Denn jeder Zahn braucht seinen Antagonisten, also seinen Gegenzahn.

Irrtümlicherweise sehen das viele Menschen nur unter ästhetischen Gesichtspunkten. Ein fehlender Schneidezahn – nicht so gut; ein hinterer Backenzahn – sind ja noch zwei daneben und die Lücke sieht niemand. Was passiert denn, wenn eine Zahnlücke, egal wo im Mund, vorliegt?

Zähne stützen sich gegenseitig, entsprechend fehlt im Fall einer Lücke dieser Halt den Nachbarzähnen. Sie werden sich im Laufe der Zeit in die bestehende leere Fläche neigen. Dadurch entsteht ein Dominoeffekt, denn nun fehlt den Antagonisten der schräg verschobenen Zähne der Gegendruck und da, wo die Lücke vorliegt, beißt der Gegenzahn ins Leere. Die Folge: er wächst aus dem Zahnbett heraus. Das ganze Gebiss gerät aus dem Gleichgewicht, die Kopf- und Nackenmuskulatur versucht auszugleichen. Entsprechend kann es zu Kiefergelenksveränderungen kommen, der Kontakt zwischen Ober- und Unterkiefer stimmt nicht mehr. Die Kiefergelenke versuchen die Fehlstellung zu kompensieren. Eine Craniomandibuläre Dysfunktion kann sich entwickeln. Auf längere Sicht betrachtet kann nicht nur der Zahnhalteapparat, sondern der gesamte Muskel- und Stützapparat des Körpers betroffen sein.

Der fehlende Zahn macht selten direkte „Zahnprobleme". Stellen Sie sich vor, Sie entnehmen aus einem Torbogen einen Stein. Als Folge wird sich der ganze Bogen verändern, wenn nicht sogar einstürzen! Einstürzen wird die Zahnreihe nicht gleich, denn der Mensch ist aufgrund seiner Biologie extrem adaptations- und kompensationsfähig. Dennoch wird es zu Veränderungen im Zahnbogen kommen. Das kann Konsequenzen für das Kiefergelenk und damit für das ganze muskuloskelettale System haben. Es entsteht eine absteigende Funktionskette. Kreuzt sie auf eine aufsteigende Kette aus dem Körper, so entstehen meistens dort Probleme! Zum Beispiel in den Schultern, im unteren Rücken, usw.

Unser Körper ist da relativ „pragmatisch" in seiner Reaktion. Wenn an einer Stelle im Kiefer keine Zahnhaltearbeit für eine Wurzel mehr geleistet werden muss, ist der entsprechende Knochenbereich überflüssig, der Kieferknochen kann sich zurückbilden. Das ist wichtig zu wissen, denn manche Lücke bleibt, aus welchen Gründen auch immer, viel zu lange unbeachtet. Und irgendwann soll an so einer Stelle vom Zahnarzt dann endlich ein Implantat eingesetzt werden. Das benötigt aber als Halt ausreichend Knochensubstanz. Also – besser nicht zu lange warten! Im Übrigen verändern die sich zurückbildenden Knochen das Gesicht von der Ästhetik her. Sie haben das sicher schon gesehen, wenn ein Gesicht ganz eingefallen wirkt. Also ich will jedenfalls nicht so aussehen. Wir haben ja heutzutage das Glück, dass wir uns nicht mit Lücken im Gebiss begnügen müssen. Sie glauben gar nicht, wie viele Eishockeyspieler mehrere Zahnlücken haben aufgrund eines fehlgeleiteten Pucks. Das sehen wir aber nicht, da sie gut zahnmedizinisch versorgt werden.

Was mich an der Nachlässigkeit hinsichtlich Zahnlücken zudem wundert – eine Zahnlücke verändert ja auch das Beißen und Kauen und eventuell sogar die sprachliche Artikulation. Vielleicht bin ich ja zu empfindlich, aber mich würde das doch sehr stören. Und damit bei meinem einleitenden Satz in dieses Kapitel keine Missverständnisse aufkommen – ich gehe bei Kindern selbstverständlich von dem natürlichen Verlust eines Milchzahns aus. Es kann aber sein, dass ein Zahn ausgeschlagen ist oder an entsprechender Stelle gar keine Zahnanlage im Kiefer vorliegt, wie das immer wieder bei unteren Backenzähnen und den seitlichen oberen Schneidezähnen vorkommt. Da sind regelmäßige Kontrolltermine beim Zahnarzt sinnvoll, um rechtzeitig adäquat handeln zu können.

Bei Kindern und Jugendlichen, die sich noch im Wachstum befinden, werden aus verständlichen Gründen noch keine Implantate eingesetzt. Da gibt es dann andere kieferorthopädische Lösungen. So kann ein Lückenschluss zum Beispiel mit einer Zahnspange erreicht werden, selbst bei Erwachsenen ist dies möglich, wenn die Zahnlücke nicht zu groß ist. Denn Zähne lassen sich verschieben, sie sind keineswegs fest verankert, sondern reagieren sehr schnell auf sich verändernde Rahmenbedingungen. So kann ein Zahn mit der gesamten Zahnwurzel sich 0,5-1mm pro Monat in eine Lücke hineinbewegen. Ein Eckzahn wird zum Beispiel zu einem Schneidezahn, ein Weisheitszahn ersetzt einen fehlenden

Backenzahn. Über die passende Lösung ist immer individuell vom Zahnarzt zu entscheiden. Was bei dem einen Kiefer funktioniert, muss noch lange nicht bei einem anderen gehen. Wichtig ist einfach nur – im Endeffekt braucht jeder Zahn einen Gegenzahn, da vorhandene Zähne auf eine Zahnlücke mit Bewegung beziehungsweise Verschiebung reagieren!

ZAHNHÄLSE

Haben Sie das auch schon erlebt? Der leicht sorgenvolle Blick Ihres Zahnarztes, während er Ihre Zähne mit dem spitzen Untersuchungsinstrument, der Zahnsonde, entlangstreicht. In angstvoller Erwartung verkrampfe ich mich bereits, bis ich „erlöst" infolge eines plötzlichen Schmerzes zusammenzucke. Fast zufrieden (vielleicht bilde ich mir das ja nur ein), aber natürlich mit professionell sorgenvollem Blick erzählt der Zahnarzt meines Vertrauens mir etwas von freiliegenden Zahnhälsen oder von Zahnfleischbluten. Klar, nicht gut, und wieder mal verfluche ich mich innerlich, weil ich in letzter Zeit so nachlässig mit der Zahnpflege war. Aber was hat es damit auf sich? Normalerweise ist der Zahnhals rundherum von Zahnfleisch bedeckt. Als Zahnhals wird die Übergangsstelle vom Zahnschmelz der Krone zum Zahnwurzelzement bezeichnet. Und an diesem Übergang bleiben, insbesondere in den Zahnzwischenräumen, gerne mal Essensreste hängen. Entsprechen siedeln sich Bakterien an, die wiederum das Zahnfleisch angreifen. Der Körper wehrt sich mit einer Entzündung. Folge: Der normalerweise fest anliegende Zahnfleischrand lockert sich und Keime können in den Körper eindringen. Das ist eine der möglichen Ursachen, die man relativ schnell durch optimale Mundpflege wieder in Griff bekommt.
Aber zurück zu den Zahnhälsen. Sehr oft ist die Ursache von freiliegenden Zahnhälsen auch Stress. Und da kann der Zahnarzt nur indirekt helfen, denn auf ihren Alltag hat er verständlicherweise keinen Einfluss. Die alltäglichen Belastungen bauen

wir häufig in der Nacht mit Zähneknirschen ab. Bei vielen Menschen läuft das zudem ganz selbstverständlich tagsüber nebenher, da schaut man dann auf zusammengepresste Münder, zwischen deren Gebiss niemand einen Finger bringen will. Und die Kräfte sind enorm (man denke an „Iron Jaw"-Nummern im Zirkus), wenn Zähne gegeneinander gepresst werden, meistens verbunden mit einem mahlenden Hin- und Herschieben. Der Kiefer beziehungsweise die betroffenen Zähne geben da natürlich nach, das Zahnfleisch geht infolge der Belastung zurück – mit den entsprechenden Folgen.

> Ein Mensch hat eine **durchschnittliche Beißkraft** von etwa 400 N kann aber durchaus 4000 N oder mehr erreichen! Ein Löwe erreicht im Bereich der Eckzähne um die 3000 N. Nichts im Vergleich zum weißen Hai. Hier sind es dann schon 18.000 N. In Relation zum Körpergewicht hat der Piranha die höchste Beißkraft im Tierreich. Er schafft über 300 N bei einem Gewicht von etwa einem Kilogramm! [16]

Bei der Behandlung der Folgen kann ein Beißschiene helfen, die in der Nacht oder auch bei Tage getragen wird. Das Material ist zumeist durchsichtig und wird auch im Gespräch mit anderen Menschen von diesen nicht wahrgenommen. Die Schiene fertigt Ihr Zahnarzt oder Ihr Kieferorthopäde individuell für Ihren Kiefer an, um die Belastungen optimal abzufedern. Die Beseitigung des Stressverursachers bleibt trotzdem weiterhin Ihre eigene Aufgabe.

QUECKSILBER: VOM HEILMITTEL ZUM GIFT

Aus alten Schriften ist ersichtlich, dass Quecksilber schon in der Antike bekannt war und bereits im Altertum und Mittelalter als Heilmittel verwendet wurde. Als es noch keine Antibiotika gab, wurde ein Patient, der unter der sogenannten „Lustseuche" Syphilis litt, mit Quecksilber, dem einzigen flüssigen Metall behandelt. Damit sollte dann überflüssiger „Schleim" gemäß der antiken Säftelehre aus dem Körper entfernt werden. Verständlicherweise verursachte dieser giftige Stoff heftige Übelkeit, der Patient musste sich übergeben, was aber als eine positive Reaktion angesehen wurde. Quecksilber oder genauer gesagt Quecksilberchlorid wurde sowohl innerlich als auch äußerlich angewendet und führte je nach Dosierung zum Tod durch Schwermetallvergiftung.

Aber Quecksilber wird auch heutzutage noch in vielen Bereichen genutzt. Und ein Ausspruch von Paracelsus trifft ganz besonders auf dieses ungewöhnliche Metall zu; „All Ding´ sind Gift und nichts ohn´ Gift; allein die Dosis macht, dass ein Ding kein Gift ist." Das Metall ist sehr reaktionsfreudig und bildet bevorzugt mit anderen Metallen Legierungen, sogenannte Amalgame. Bei der Amalgamplombe beim Zahnarzt macht man sich das zunutze. Mittlerweile ist das Verfahren in der Zahnmedizin in Verruf geraten (Jugendliche unter 15 Jahren und schwangere stillende Frauen dürfen seit 2017 keine Zahnfüllungen aus Amalgam mehr erhalten), aber wie bereits seit Jahrzehnten verhindert eine entsprechende Zahnfüllung die weitere Ausbreitung von Karies. Dies liegt auch daran, dass Amalgam Bakterien im Wachstum hemmt. Für eine entsprechende Zahnfüllung wird Silber, Zinn und Kupfer mit Quecksilber zusammengemischt. Es bildet sich eine leicht verformbare Masse, die im Zahn schnell aushärtet.

GEMISCHTWARENLADEN MUND: DIE MATERIALIEN FÜR ZAHNERSATZ

Wir haben die Qual der Wahl – zum Glück werden wir damit nicht allein gelassen. Unser Zahnarzt kennt die Vorzüge und Nachteile von jedem Dentalmaterial und wird das für uns passende heraussuchen. Es schadet aber sicher nicht, als Patient ein bisschen darüber zu wissen.

Amalgam

Eines der ältesten „bewährten" Materialien für Plomben in kariösen Zähnen. Die Metalllegierung geriet allerdings wegen des hohen Quecksilberanteils in Verruf. In reiner Form ist Quecksilber hochgiftig, im Amalgam ist es zu 50% enthalten. Die restlichen Anteile sind im wesentlichen Zinn, Kupfer und Silber. Der

Werkstoff ist gut zu verarbeiten, sehr widerstandsfähig und vor allem kostengünstig. Eingesetzt wird und wurde er aufgrund der gräulichen Farbe vorzugsweise im Backenzahnbereich. Heutzutage kommt statt Amalgam oft Kunststoff zum Einsatz.

Kunststoff

Vielseitig für Kronen, Verblendungen, komplette Zähne und Prothesen verwendbar. Sehr formstabil und relativ kostengünstig. Dentalkunststoff ist nicht lichtdurchlässig – im Gegensatz zu Keramik. Die heutzutage am meisten verwendeten Kunststoffe sind Komposit Kunststoffe. Sie enthalten Keramikpartikel. Für einen Zahnarzt kann es sehr anspruchsvoll sein, eine natürliche Wirkung bei Schneidezähnen aus Kunststoff zu erreichen. Da wird der Zahnarzt zum Künstler, um die abweichende Lichtbrechung des Materials so gut es geht an die der natürlichen Zähne anzupassen. Es gibt Spezialisten, die machen nichts anderes. Grundsätzlich lassen sich Komposite aus Kunststoff gut zu Füllungen verarbeiten, sie neigen allerdings an den Rändern zu Verfärbungen im Laufe der Zeit.

Nichtedelmetalllegierungen (NEM)

Einfach zu verarbeitende, kostengünstige Werkstoffe mit hoher Funktionalität. Können für Prothesen, Brücken und Kronen eingesetzt werden. Es wird versucht, eine gute Verträglichkeit zu erreichen, deshalb werden Legierungen aus Kobalt und Chrom verwendet.

Gold

Ein Edelmetall mit einer langen Tradition, da es gut verträglich, widerstandsfähig und belastbar ist. Aufgrund der Weichheit wird es nur als Legierung genutzt, dabei werden Silber, Platin oder Zink beigemischt. Verwendung findet es bei Brücken, Kronen und Inlays. Oft erhält es wegen der Gebissoptik eine Verblendung aus Keramik oder Kunststoff. Nicht jeder will als Rapper durch die Gegend laufen.

Zirkon / Zirkonoxid

Beliebter metallfreier Werkstoff mit hoher Stabilität. Er ist annähernd zahnfarben und kann für Brücken, Kronen und Implantate genutzt werden. Im Bereich der Schneidezähne war das Material früher optisch problematisch, da Zirkon ohne nachträgliche Keramikverblendung nur gering lichtdurchlässig ist. Dieser Nachteil verlor durch neue Zirkonoxid-Entwicklungen, welche dem Zahnschmelz ähnlichere optische Eigenschaften aufweisen, an Bedeutung.

Titan

Der bewährte Werkstoff für Implantate und gut geeignet auch für den Unterbau von Kronen, Brücken und Prothesen. Es gilt als korrosionsbeständig, sehr stabil bei mechanischer Belastung und biokompatibel, d.h. er wird vom menschlichen Immunsystem nicht als Fremdkörper angegriffen. Infolge aktueller Forschungsergebnisse ist das allerdings nicht mehr so sicher.

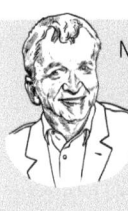 Neueste Forschungsergebnisse lassen Zweifel an der **Biokompatibilität von Titan** aufkommen. In zahlreichen Studien wurden Titanpartikel im umliegenden Gewebe nachgewiesen, dieses Problem wird diskutiert als Ursache für Entzündungen (Periimplantitis) und Implantatverlust. [17–19]

Keramik

Unter ästhetischen und gesundheitlichen Gesichtspunkten ist es das beste Material, da es von den natürlichen Zähnen praktisch nicht zu unterscheiden ist. Kaustabilität und Verträglichkeit sind sehr gut. Es besteht zum Beispiel aus dem Silikatmineral Feldspat. Aufwendig sind die Herstellung und Verarbeitung von Keramik, was sie entsprechend teuer macht. Es wird für Implantate, Brücken, Veneers und Inlays verwendet.

Kaliumcyanid, umgangssprachlich Zyankali genannt – führt bei oraler Einnahme nach qualvollen Minuten zum Tod durch inneres Ersticken. Anscheinend gibt es entsprechend gefüllte Kapseln aus dünnem Glas, bei denen sich beim Zerbeißen dieses dann ins Zahnfleisch bohrt, die Blausäure direkt ins Blut gelangt und der Tod sehr schnell eintritt. Optisch spektakulär kann man die Wirkung immer wieder in diversen Spionagekrimis sehen, wenn dann weißer Schaum, anscheinend verbunden mit Bittermandelgeruch, aus dem Mund des Sterbenden quillt. In der Realität kam Zyankali insbesondere Ende des Dritten Reiches zum Einsatz, als es von Nazis genommen wurde, die sich einer Verurteilung entziehen wollten. Um es immer parat zu haben wurde dieses Selbstmordmittel in speziellen Zahnbehältern verwahrt, um bei Bedarf schnell zerbissen zu werden.

BRÜCKE, KRONE, INLAY, FÜLLUNG, ONLAY, PROTHESE

So viele Begriffe und Lösungen, aber alle haben die gleiche Aufgabe; unser Gebiss funktionsfähig zu erhalten.

Zahnfüllungen

Diese haben die meisten von uns als erstes beim Zahnarzt kennengelernt, wenn es galt, ein Loch im Zahnschmelz zu schließen. Sie dienen der Zahnerhaltung und sind notwendig, wenn ein Zahn von Karies befallen ist. Aber auch bei starkem Abrieb, zum Beispiel durch Knirschen, kann der Schaden an Zähnen durch Füllungen behoben werden. Dabei gibt es verschiedenste Verfahren und Materialien mit ihren entsprechenden Vor- und Nachteilen hinsichtlich Optik, Belastbarkeit, Haltbarkeit und Kosten. Zu unterscheiden ist zwischen den sogenannten Einlagefüllungen (Inlays) und plastischen Füllungen. Letztere sind weich und formbar, wenn sie in den Zahn eingebracht werden, entsprechend müssen sie dann meistens mit blauem Licht ausgehärtet werden. Oder sie härten nach einer gewissen Zeit von selbst aus wie zum Beispiel das kaum noch verwendete Amalgam.

Einlagefüllungen hingegen werden als Ganzes gefertigt und eingesetzt. Sie werden entweder in einem Zahnlabor hergestellt oder der defekte Zahnbereich wird mittels Mundscanner vom Zahnarzt abgeformt und kann aus einem Keramikblock bei entsprechender Praxisausstattung direkt herausgefräst werden. Dies kann dann häufig bei einem einzigen Termin in der Praxis gemacht werden. Angenehm, wenn kein zweiter Termin beim Zahnarzt nötig wird. Am häufigsten zum Einsatz kommt dieses Verfahren bei In- und Onlays.

Aber bleiben wir erst einmal bei den „normalen" Zahnfüllungen, die bei kleinen Defekten und bei Karies gemacht werden. Früher war das aus gesundheitlichen Gründen in Verruf geratene Amalgam das übliche Material. Diese Quecksilberlegierung ist eigentlich ein langlebiger guter Werkstoff, war aber auch aufgrund seiner Farbe sehr deutlich im Mund sichtbar. Heutzutage wird Amalgam kaum noch verwendet. Sehr beliebt sind Komposit-Füllungen, also Kunststoff, der mit Keramik und Quarz angereichert ist. Die gesunde Zahnsubstanz muss dafür nur wenig angeschliffen werden, Komposit verklebt gut mit dem natürlichen Zahn und ist sehr belastbar. Die zahnfarbige Substanz wird sowohl im Front- als auch im Backenzahnbereich verwendet.

In- und Onlays

Bei Backenzähnen war und ist immer auch Gold eine gute Wahl, es wird bei On- und Inlays genommen. Für die Seitenzähne sind die Goldinlays sehr gut geeignet, denn sie halten einerseits stärkste Kaubelastungen aus, verfügen aber gleichzeitig über eine gewisse Weichheit, die dem gegenüberliegenden Zahn „entgegen-kommt" und ihn nicht schädigt. Zudem sind sie langlebig und biologisch gut verträglich. Da aber optisch im Mund sichtbar, wird immer mehr zu Keramikmaterialien gegriffen, da sie kaum von den natürlichen Zähnen unterschieden werden können, dies insbesondere auch wegen ihrer Lichtdurchlässigkeit. Keramik ist gut bioverträglich, nicht allergen, farbbeständig und temperatur-unempfindlich.

Bei einer **adhäsiven Befestigung am Zahn** werden Keramikmate-rialien mit einem Kunststoffkleber befestigt. Daher kann es leider auch dabei zu Problemen in der Bioverträglichkeit kommen.

Bei Inlays ist immer noch ein Teil der Zahnkaufläche unbedeckt. Bei Onlays hingegen wird die gesamte Kaufläche abgedeckt, weil in diesem Fall die Zahnsubstanz zu stark geschädigt ist. Ebenso wie die Inlays, können die Onlays für die Backenzähne aus den gleichen Materialien im Zahnlabor oder in der Praxis gefertigt werden, vorausgesetzt, letzteres hat die entsprechende digitale Ausstattung.

Krone

Wenn eine einfache Füllung wegen der zu hohen Belastung einen Zahn nicht ausreichend zu schützen vermag, kann eine Krone die sinnvollste Lösung sein. In so einem Fall ist zu wenig gesunde Zahnsubstanz vorhanden. Die künstliche Krone ersetzt die natür-liche Zahnkrone und wird wie eine Kappe über den vorhandenen Rest des Zahnes übergestülpt. Auch dabei gibt es sogenannte Teil- und Vollkronen, der Übergang zu Inlays und Onlays ist fließend. Zahnkronen dienen ebenfalls dem Zahnerhalt. Der durch Karies oder sonstige Einflüsse geschädigte Zahn soll vor weiterer Zer-störung geschützt werden und so gut wie möglich langfristig er-halten bleiben. Kronen wurden in der Vergangenheit hauptsäch-lich aus Metall hergestellt, insbesondere aus dem haltbaren Gold mit all seinen Vorzügen. Mittlerweile wird es aber zusehends von

Zirkon-Kronen verdrängt, die allerdings eine gewisse Sprödigkeit aufweisen.

Diese Keramik-Kronen halten jeder Art von Belastungen, sogar im Backenbereich stand und sind unter ästhetischen Gesichtspunkten gut im Front- und Seitenzahnbereich einsetzbar, da sie sich nicht verfärben. Und Allergiker haben auch kein Problem mit dem nichtmetallischen Material. Zudem ist es im Gegensatz zu Goldkronen nicht wärmeleitend. Ein nicht zu unterschätzender Vorteil, wenn man gerne Eis isst!

Eine weitere, gern gewählte Ausführung ist die Verblendkrone im Schneidezahnbereich, deren Unterbau aus Metall oder Zirkon besteht, auf das ein Keramiküberzug aufgebrannt wird. Diese Art Krone wird üblicherweise in einem Labor individuell hergestellt und vom Zahnarzt eingepasst. Für die Übergangzeit wird der offene Zahnbereich mit einem Provisorium aus Kunststoff verschlossen, um das Eindringen von Bakterien zu verhindern. Ein optischer Nachteil der Verblendkrone kann die Lichtdurchlässigkeit der Keramikbeschichtung sein. Je nach verwendeter Gerüstart kann es eventuell durchschimmern. Für Zahntechniker ist die Herstellung eine anspruchsvolle Aufgabe. Aber dabei handelt es sich eher um ein ästhetisches, weniger ein gesundheitsrelevantes Problem.

Es ist **große Kunst**, einen Zahnersatz so herzustellen, dass er unter verschiedenen Beleuchtungsszenarien nicht von einem echten Zahn zu unterscheiden ist. Zahntechniker, die das können, sind wirkliche Künstler. Davon gibt es in jeder Stadt nur wenige.

Brücken

Diese künstlichen festsitzenden „Zähne" füllen Lücken im Gebiss. Wie jede Brücke braucht die Zahnbrücke Brückenpfeiler, in dem Fall sind das die benachbarten Zähne. An ihnen wird der Zahnersatz üblicherweise mit einen speziellen Zahnzement befestigt. Diese Art der konventionellen Brücke verfügt über keine Verankerung mit einer künstlichen Wurzel wie ein Implantat. Die „Pfeilerzähne" sollten also gut im Kiefer sitzen, da an sie erhöhte Belastungsanforderungen gestellt werden. Verständlicherweise haben die Mahlzähne mit ihren drei Wurzeln da die besten Voraussetzungen. Die unteren Schneidezähne mit den eher kleinen Wurzeln sind nicht so gut geeignet, wobei ein Zahnarzt das immer individuell in Abstimmung mit dem Patienten entscheiden wird. Eine Zahnbrücke kann bis zu zwei Zahnlücken – manchmal auch mehr – überbrücken, was sich dann aufgrund viel höherer Belastung auf die Lebensdauer auswirkt. Häufig hält eine Brücke, wenn sie nicht zu groß ist, an die zwanzig Jahre. Ein Nachteil der beschriebenen konventionellen Brücke ist es, dass die benachbarten Zähne relativ stark zwecks der Überkronung beschliffen werden müssen, um den Halt zu gewährleisten. Es muss also vorhandene Zahnsubstanz weggenommen werden.

Die meisten Menschen können sich gar nicht vorstellen, welche Kräfte im Kiefer beim Kauen oder Knirschen herrschen, der Zahnschmelz hat nicht umsonst diesen enormen Härtegrad. Um die umgebenden Zähne mehr schonen zu können, also weniger bearbeiten zu müssen, gibt es sogenannte Adhäsivbrücken, die nicht mit Zement, sondern einem Kleber befestigt werden. Diese Brücken-Version wird insbesondere bei Jugendlichen eingesetzt, wenn der Kiefer noch nicht ausgewachsen ist. Auch Implantate sind in dieser Altersphase noch keine Option. Adhäsivbrücken werden üblicherweise aus Vollkeramik oder Metallkeramik gefertigt. Ihre Haltbarkeit im Kiefer ist kürzer als bei den konventionellen Brücken, weshalb sie gerne als Provisorium verwendet werden.

Eine Besonderheit sind Brücken, die von Implantaten getragen werden. Dies ist immer eine sinnvolle Option, wenn mehr als zwei Zähne überbrückt werden müssen. Da dafür keine Zähne zum Verankern abgeschliffen werden, sind intakte Nachbarzähne nicht notwendig. Voraussetzung ist aber bei sämtlichen Zahnersatzoptionen, dass die Knochensubstanz ausreichend vorhanden ist, denn im Endeffekt gibt sie den notwendigen Halt. Selbstverständlich wird der Zahnarzt eine Brücke optimal einpassen, so dass sie nicht zu hoch ist und sie sich gut ins Gebiss als Ganzes eingliedert. Besonders wichtig wird dann die Zahnhygiene. Denn der Übergang zwischen Zahnfleisch und Brücke ist sehr beliebt bei Bakterien. Keine Sorge, dazu werden sie viele Pflegetipps beim Zahnarzt bekommen. Brücken gibt es in vielen Varianten mit entsprechenden Namen, die ich hier nicht alle auflisten will. Interessant ist noch die herausnehmbare Teleskopbrücke, die mit sogenannten Doppel- oder Teleskopkronen an Nachbarzähnen oder Implantaten befestigt wird. Sie kann leicht durch die Herausnahme gereinigt werden. Hinsichtlich der Materialien ist eine große Bandbreite mit den entsprechenden Vor-und Nachteilen nutzbar, vergleichbar mit klassischen Kronen.

Die Zahnprothese

Entgegen der allgemeinen Annahme, dass dies immer das komplett herausnehmbare Gebiss – also zahnloser Mund – bedeutet, gibt es diesen künstlichen Zahnersatz in vielen Abstufungen. Das Bezeichnende daran ist, dass eine Zahnprothese herausnehmbar ist, sei es zum Reinigen oder weil man in der Nacht einfach nicht Fremdes im Kiefer haben will. Sie kann aber die kompletten oder auch nur ein paar wenige Zähne tragen oder gar nur einen Zahn. Zähne sind für uns wichtig, zum Kauen, für die Verdauung, die Sprache und auch unser Aussehen und die Liebe. Wer keine Zähne oder Lücken im Gebiss hat, bei dem bildet sich der Kieferknochen zurück und in Folge verändert sich das ganze Gesicht. Je nachdem bekommt der Patient also eine Teil- oder Vollprothese.

Ziel ist immer ein vollständiges Gebiss mit möglichst vielen natürlichen erhaltenswerten Zähnen.

Teilprothesen haben den Vorteil, dass keine weiteren Zähne ihrer natürlichen Substanz beraubt werden, also als haltende Pfeiler abgeschliffen werden müssen. Diese Art Prothese wird an den natürlichen Zähnen, zum Beispiel mit Klammern – Klammerprothesen genannt – befestigt, die im vorderen Mundbereich eventuell sichtbar sein können. Gefertigt werden die Prothesenzähne meistens aus Kunststoff, die Basis dafür bildet oft eine mit Kunststoff überzogene Metallfläche. Wichtig ist ein guter Sitz am Gaumen, um Druckstellen und Entzündungen zu vermeiden.

Wegen ihrer hohen Stabilität und guten Belastungsverteilung werden häufig **Teleskopprothesen** als Teilprothesen eingesetzt. Dieser kombinierte Zahnersatz besteht aus den fest auf den Zähnen oder Implantaten sitzenden Teleskopkronen und einem herausnehmbaren, den Zahnersatz tragenden Prothesenteil. Beides zusammen sorgt für einen festen Halt im Mund. Das funktioniert selbst dann noch recht gut, wenn nur noch zwei natürlich Zähne im Gebiss stehen.

Für den sicheren Halt einer **Vollprothese**, also wenn keine eigenen Zähne mehr vorhanden sind, werden heutzutage oft Implantate genutzt. Dafür werden zwei, idealerweise aber vier oder auch mehr künstliche Zahnwurzeln für eine gute Stabilität in Kieferknochen eingesetzt. Mit dünnen Metallstäben verbunden kann auf ihnen eine herausnehmbare Prothese, eine Stegprothese, befestigt werden. Es geht auch ohne Implantate, ist jedoch für den sicheren Halt von Nachteil. Das „Gebiss" wird mit einer Sogwirkung am Kiefer gehalten. Die Prothese muss dazu optimal an die Form des Kiefers und die sich bewegende Muskulatur im Mundraum angepasst werden, um festen Halt zu haben. Auch ein leichter Speichelfilm zwischen Gaumen und Schleimhaut ist notwendig, damit die Prothese sich nicht verschiebt und herausfällt. Bei richtiger breitflächiger Einpassung ist das wie bei zwei feuchten Glasflächen, die bekommt man auch nicht so einfach auseinander, da entsteht praktisch ein Unterdruck. Wobei das im Oberkiefer gut funktioniert, im Unterkiefer ist es eher schwierig, einen Saugeffekt zu erreichen. Und zum Abschluss dieses Kapitels liegt wieder die besondere Betonung auf der guten Mundhygiene. Die gilt im Prinzip immer, aber für Prothesenträger noch ein bisschen mehr. Die „Dritten Zähne" wollen gepflegt werden, auch an ihnen kann sich Plaque absetzen, Zahnstein bilden, Mundgeruch entstehen. Ok, Schmerzen durch Karies kann es keine geben, aber Bakterien oder andere Keime wie Pilze schädigen ja ebenfalls das Zahnfleisch, es kann zu Zahnfleischbluten kommen und im Extremfall zur Schädigung der Knochensubstanz.

VENEERS

Unsere Zähne sind weit mehr als die Möglichkeit, Nahrung zu zerkleinern. Sie unterstreichen unter anderem unsere Ausstrahlung und Persönlichkeit. Mit einem strahlenden, die Zähne entblößenden Lächeln wirken wir anders als wie mit einem geschlossenen Mund. Ein offener Kiefer, bei dem ein ebenmäßiges Gebiss zu sehen ist, empfinden die meisten Menschen als angenehm, zumindest in unserem Kulturkreis. Es hat etwas von einem offenen Visier bei einer Ritterrüstung. Irgendwie scheint in unserem alten Raubtiergehirn diesbezüglich etwas verankert zu sein. Wer ist Feind, wer ist Freund. Aber nicht jeder Mensch hat von Natur aus ein strahlend weißes Gebiss mit geraden, gleichmäßig stehenden Zähnen. Vielleicht ist ja ein Zahn einem Sportunfall zum Opfer gefallen. Oder das Gebiss ist verfärbt, kariesgeschädigt, oder der Zahnschmelz ist unterentwickelt oder baut sich ab, es gibt so viele Gründe für ein eher unvorteilhaftes Gebiss. Das Leben ist nicht gerecht, nicht Jeder verfügt über ein filmreifes Lächeln, aber wir müssen das ja nicht einfach so hinzunehmen!

Bereits in den 1930er-Jahren wurden die ersten, Veneers genannten, Verblendschalen hergestellt, damals noch aus Kunststoff. Nicht weiter verwunderlich, dass dies in Hollywood geschah, um Schauspieler schöner auf der Leinwand erstrahlen zu lassen. Wobei das zu der Zeit mit diversen Problemen verbunden war. Die Veneers hafteten nur mangelhaft und für einige Stunden an den Zähnen, da noch keine geeignete Klebetechnik existierte, zudem waren die Teile relativ dick.

Heutzutage können Veneers hergestellt werden, die gerade mal 0,2 mm dick sind. Da sie eine hohe Lichtdurchlässigkeit haben, ist es wichtig, wie der Zahn darunter aussieht, eventuell hat er dunkle Stellen. Entsprechend werden in so einem Fall alte Zahnfüllungen, die verfärbt sind, zunächst ersetzt.

Das für Veneers verwendete Keramikmaterial ist biologisch verträglich, da es chemisch inert ist, reagiert also nicht durch langsame Auflösung im Mund. Da kann höchstens der verwendete Klebstoff ein Problem sein. Im Wesentlichen werden zwei Arten von Veneers eingesetzt. Da sind die herkömmlichen mehrere zehntel Millimeter dicken Verblendschalen, bei denen vorab der Zahn angeschliffen werden muss, um die Zahnverblendung aufzukleben. Es wird dabei etwa 0,5 mm gesunder Zahnschmelz entfernt, was man sich gut überlegen sollte, denn er ist unersetzbar, bildet sich also nicht neu nach. Zudem kann ein entsprechender Zahn in Folge des Eingriffs temperaturanfälliger sein.

Keine Vorbehandlung der Zähne erfordern die viel dünneren Non-Prep-Veneers. Sie können auch jederzeit wieder entfernt werden, da der Zahn darunter ja unverändert erhalten bleibt. Seltener finden Veneers aus Komposit Verwendung. Dieses leicht formbare Dentalmaterial wird eher für kleine Reparaturen an ansonsten guten Zähnen genutzt, zum Beispiel wenn Ecken abgeschlagen oder weggeknirscht wurden. Zahnsubstanz schleift man dafür nicht ab, die Zahnoberfläche wird nur etwas aufgeraut.

Veneers werden natürlich für jeden Patienten individuell von einem zahntechnischen Labor angefertigt, da eine ungenaue Kante beim Übergang vom vorhandenen Zahn zu der Verschalung die Ansiedlung von kariesauslösenden Bakterien begünstigt. Deshalb wird im Vorfeld vom Zahnarzt eine Abformung des Gebisses gemacht. Selbstverständlich müssen für ein Veneer auch die Gleitbewegung und Nutzung des Gebisses berücksichtigt werden, es ist eben nicht nur die Optik ausschlaggebend. Aber die persönliche Ausstrahlung kann dadurch auf jeden Fall gewinnen.

Aus medizinischer Sicht bieten Veneers an den Frontzähnen die einzigartige Möglichkeit, eine wesentliche Funktion herzustellen beziehungsweise wiederherzustellen: die **Front- und Eckzahnführung**. So kann eine Entlastung des muskuloskelettalen Systems erreicht werden. Oft kann durch eine ästhetisch korrekte Gestaltung die Funktion verbessert werden. In der Architektur und im Produktdesign lautet ein Leitsatz: „Form follows function." Bei den Zähnen ist es gerade umgekehrt: „Function follows form." Veneers haben deshalb eine medizinische Indikation! *Die verbesserte Ästhetik nehmen wir dabei gerne mit.*

STIFTZAHN

Ein Stiftzahn ist kein Implantat! Der Stiftzahn ist genaugenommen nur eine Krone, welche in der Wurzel verankert ist. Es gibt Gemeinsamkeiten, aber auch wesentliche Unterschiede. Ein Stiftzahn besteht aus zwei Teilen; der sichtbaren Zahnkrone und dem sogenannten Stift, dem die natürliche vorhandene Wurzel als Halterung dient. Die Wurzel eines solchen Zahns hatte meistens vorab eine Wurzelbehandlung. Sie bleibt also erhalten, allerdings ist eine einfache Überkronung nicht mehr möglich, weil die restliche Zahnsubstanz nicht ausreichend Halt bietet. Und da ist das Verfahren mit dem Wurzelkanalstift bestens geeignet, Die lange Historie dieser Methode begann im 19. Jahrhundert, als ein Amerikaner die erste Stiftkrone entwickelte. Sie war aus einem Teil gefertigt, einem Metallkern mit einer Porzellanhülsenkrone und einem Platinstift, welcher in den aufgebohrten Wurzelkanal eingeführt wurde. Das heutige zweigeteilte Verfahren hat den Vorteil, dass eine beschädigte Krone leicht ausgewechselt werden kann, ohne dass der Stift ersetzt werden muss. Das Einsetzen eines Stiftzahns geht ohne aufwändigen operativen Eingriff und er kann sofort danach belastet werden. Wobei das nur in gewissen Grenzen auf Dauer möglich ist. Als Material kommen Metall, der kostengünstige Kunststoff und auch Glasfaserstifte zum Einsatz.

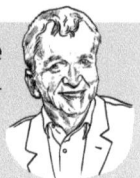

Für den Stiftaufbau wunderbar geeignet sind Glasfaserstifte, weil sie ebenso wie das Dentin der Zahnwurzel eine gewisse Elastizität aufweisen. Dadurch ist die Gefahr, dass es durch Scherkräfte zur Fraktur der Wurzel kommt, niedriger als bei starren Stiften aus Metall.

Der Stift wird einzementiert, muss also nicht wie ein Implantat einwachsen, im Idealfall in einen gerade verlaufenden Wurzelkanal mit großem Durchmesser. Bei mehreren Kanälen werden für bessere Belastbarkeit auch mal weitere Stifte für einen Zahn verwendet. Die Lebensdauer beziehungsweise Haltbarkeit ist im Verhältnis zu einem Implantat begrenzt. Sie hängt im Wesentlichen davon ab, wie der behandelte Zahn mit der natürlichen, aber toten Wurzel im Kiefer verankert bleibt, der Stiftaufbau dient der Verankerung der Krone. Vieles hängt von einer kontinuierlichen guten Mundhygiene ab. Trotzdem altert die Wurzel, muss Kaubelastungen, vor allem Scherbewegungen aushalten, so dass ein Stiftzahn häufig eine begrenzte Lebensdauer hat. Aber das Verfahren ist unkompliziert und kostengünstig.

Und am günstigsten ist dann das sogenannte direkte Verfahren mit einem vorkonfektionierten Stift aus Metall oder Glasfaser. Dabei kommen üblicherweise keine Edelmetalle zum Einsatz. Das indirekte teurere Verfahren hat einen gegossenen Stiftaufbau aus Edelmetall, der entsprechend der Gebissabformung für jeden Patienten individuell hergestellt wird. Die Stifte eignen sich

dadurch auch besser für die Seitenzähne, wo eine höhere Bruch-
festigkeit notwendig ist.

IMPLANTAT

In Ihrem Umfeld wird es bedeutend mehr Menschen mit Implantaten geben, als Sie vermuten würden. Denn diese künstlichen
Zähne sind von natürlichen Zähnen mit ungeübtem Auge kaum
noch zu unterscheiden. Und immer mehr Patienten entscheiden
sich für diese Art von Zahnersatz. Vorbei sind die Zeiten, wo man
von den „Dritten Zähnen" sprach, die dann abends komplett herausgenommen und ins Wasserglas neben dem Bett gelegt wurden.
Bei einem Implantat besteht nicht die Gefahr, dass sich Einem
beim Essen die Zahnprothese aus dem Gaumen löst. Und Zahnlücken muss erst recht Keiner mehr haben. Selbst wer auch kaum
noch einen eigenen oder gar keinen Zahn mehr im Mund hat,
kann Implantate bekommen. Voraussetzung ist allerdings, dass
der Kieferknochen sich noch nicht zu stark zurückgebildet hat.
Denn er ist notwendig für einen guten Halt. Das eigentliche Implantat, der sogenannte Implantatkörper, ist zwischen sechs und
vierzehn mm lang. Die verwendete Länge ist abhängig vom vorhandenen Knochenmaterial und der Position im Kiefer, zum Beispiel wegen den darin verlaufenden Nerven und Blutgefäßen. Da
im Kiefer beim Kauen enorme Belastungen auftreten, wird ein
kurzes Implantat schneller mechanisch überlastet, was zu einem
vorzeitigen Verlust führen kann. Für enge Stellen gibt es sogar sogenannte Mini-Implantate mit einem Durchmesser von 2,5 mm
und einer Länge von sechs bis zehn mm. Allerdings müssen für
diese spezielle Legierungen aus Titan verwendet werden, welche
von Patienten nicht immer vertragen werden. Bislang sind die
meisten Implantate aus Titan, das bis vor Kurzem noch als voll
biokompatibel galt. Mittlerweile ist sich da die Forschung nicht
mehr so sicher.

Sehr wichtig für das optimale Einwachsen im Kieferknochen ist die Oberflächenstruktur. Man spricht hier von Mikro- und Makro-Design. Letzteres dient dem festen Halt im Kiefer, eine Art Schraubengewinde. Diese mechanische Stabilisierung ist wichtig für die dauerhafte Integration. Man kann sich das tatsächlich so vorstellen wie bei einer Verschraubung in einem Holzbrett. Für den Einheilungsprozess aber fast noch wichtiger ist das Mikro-Design, die mikroskopische Oberfläche. Sie ist dergestalt bearbeitet, dass die Fläche zum Knochen vergrößert wird. Der ganze Vorgang zum Einsetzen der künstlichen Wurzel dauert im Idealfall nicht länger als eine Stunde. Die Krone, also der sichtbare Zahnersatz, wird allerdings nicht sofort aufgesetzt. Erst soll das Implantat einheilen. Dafür wird im konventionellen Verfahren die Schleimhaut meistens darüber vernäht,

um das Eindringen von Bakterien zu verhindern.

Beim **zweizeitigen Verfahren** wird das Implantat bis zum Abschluss der Einheilung unter dem Zahnfleisch versteckt. In einer zweiten, kleineren Operation wird es dann freigelegt, also das Zahnfleisch über dem Implantateingang wird verlegt. Vielleicht ähnlich zu einem Dübel, der erst einmal von der Tapete überdeckt ist und dann noch freigelegt werden muss, um eine Schraube darin befestigen zu können.

Beim **einzeitigen Vorgehen** schaut das Implantat sofort aus der Gingiva heraus. Das hat den Vorteil, dass ein kleinerer oder kein zweiter operativer Eingriff nötig ist. Der Nachteil ist, dass sich Bakterien bereits auf dem Implantat ansiedeln können.

Nach etwa drei bis sechs Monaten, wenn das Implantat ohne Komplikationen angenommen wurde, können die neuen Zähne eingesetzt werden. Sie bestehen aus Keramik oder Metall. Hersteller von Implantaten bieten über hundert optisch und technisch sich unterscheidende Modelle an. Nun haben Sie einen neuen wunderschönen, zu ihrem Gebiss passenden Zahn. Und wie stets am Wichtigsten: Gute Mundhygiene, damit es nicht zu Infektionen kommt. Auch regelmäßige Kontrollen durch den

Zahnarzt, insbesondere in den ersten Monaten nach dem Eingriff, sind sinnvoll.

CHRONISCHE ENTZÜNDUNG UND ZAHNHERDE

Es gibt die Vermutung unter Historikern, dass früher die häufigste Todesursache bei Menschen eine Entzündung im Mund- und Kieferbereich war. Und da war es egal, ob sie Bauer oder König waren. Wie kann so etwas sein?

In einem Mund sind mehrere hundert unterschiedliche Bakterien, und das muss auch so sein. Sie gehören zu einer gesunden Mundflora. Um es nochmals klar zu schreiben, Bakterien – wie auch Viren – sind nicht grundsätzlich schlecht, es gibt sowohl nützliche notwendige als auch für unseren Organismus gefährliche. Die sogenannte Mundhygiene, zu der das Zähne putzen gehört, ist eine relativ neue „Erfindung". Ohne Pflege bleiben Nahrungsreste an den Zähnen und in den Zwischenräumen hängen. Das ist ein Festschmaus für gefährliche Bakterien und sie können sich in großer Menge schnell vermehren. In Folge entsteht daraus der sogenannte Biofilm auf den Zähnen, also Plaque oder Zahnbelag, welcher wiederum eine Barriere gegenüber dem körpereigenen Immunsystem bildet. Raffiniert, wie entsprechende Bakterien so ihr Überleben sichern – wenn wir es zulassen. Leider ist das noch nicht alles; bei der Verarbeitung der Nahrungsreste durch die Bakterien entstehen aggressiv säurehaltige und toxische Stoffwechselprodukte, die das Zahnfleisch angreifen, was eine Entzündungsreaktion auslöst.

Wer regelmäßig gründliche Zahnpflege betreibt, kann die Plaque zuverlässig entfernen. Andernfalls verwandelt sie sich aufgrund diverser enthaltener Mineralstoffe in harten Zahnstein. Der hat eine poröse Struktur, was das Festsetzen weiterer Bakterien erleichtert. Die häufige Folge davon ist die Bildung von Zahnfleischtaschen – eine Parodontitis entwickelt sich.

Für Zahnfleischentzündungen kann es aber auch ganz andere Ursachen geben. Diabetiker haben eine erhöhte Anfälligkeit. Auch Stress, hormonelle Schwankungen, Vitamin C Mangel, Medikamente – alles Dinge, die sich auf die Gesundheit des Zahnfleisches auswirken. Sogar zu heftiges Zähneputzen, gar mit einer harten Zahnbürste, kann zu Schädigungen führen.

Schmerzen verursacht eine Zahnfleischentzündung nicht immer – das dürfte aber eher schlecht sein für uns selber. Was nicht weh tut, ignorieren wir gerne. Dabei gibt es klare Anzeichen, wenn etwas nicht in Ordnung ist. Sehr deutlich wird dies, wenn es beim Zähne putzen blutet oder das Zahnfleisch empfindlich, gerötet und geschwollen ist. Das kann eine einmalige akute Sache sein, aus welchen Gründen auch immer. Kritischer wird es, wenn das Bluten länger als eine Woche anhält, also schon chronisch ist.

Gesundes Zahnfleisch blutet nicht! Das ist nicht normal, auch wenn viele Patienten das glauben. Wenn die Zahnpasta, die Sie ausspucken, rosa verfärbt ist, dann hat es im Mund geblutet. Es gibt also irgendeine Entzündung. Am besten den Zahnarzt aufsuchen oder ihn beim nächsten Termin darauf ansprechen, sollte er Sie nicht von sich aus auf ein Problem hinweisen.

Eine sehr unangenehme Begleiterscheinung ist dann auch Mundgeruch, und den wollen wir ja wohl alle nicht. In dem Stadium ist der Zahnarztbesuch sehr ratsam. Unbehandelt kommt es sonst zu der bereits angesprochenen Parodontitis, die auf lange Sicht unweigerlich zu Zahnausfall führt.

Es gibt sicher Menschen, die einen verlorenen Zahn gar nicht so tragisch finden. Aber kranke Zähne und entzündetes Zahnfleisch können im ganzen Körper Krankheiten auslösen. Sie werden dann als Zahnherde bezeichnet. So ein Zahnherd kann zum Beispiel dafür verantwortlich sein, dass die Schulter weh tut. Dann gehen wir normalerweise zum Orthopäden oder Physiotherapeuten, der aber die Schmerzen nicht dauerhaft beseitigen kann, solange die Ursache noch vorliegt. So wird das Problem schließlich chronisch, viele von uns werden sich damit abfinden so nach dem Motto – man ist eben nicht mehr der Jüngste.

Der Zahnherd – sei es ein toter Zahn, schiefe Weisheitszähne, entzündetes Zahnfleisch, eine vereiterte Wurzel oder eine schlecht verheilte Wunde nach einer Zahnentfernung – er wird den Körper belasten, das ist sicher. Und so gelangen Gifte und rund 700 verschiedene Bakterienarten in die Blutbahn und können unter anderem Herzerkrankungen auslösen. Hätten Sie gedacht, dass Parodontitis Frühgeburten verursachen kann? Diabetes, Migräne, Rheuma, Kreislaufbeschwerden, Multiple Sklerose, chronische Erkrankungen allgemein – bei diesen Beschwerden kann es sich lohnen, Kiefer und Gebiss hinsichtlich mehr oder weniger versteckten Entzündungsherden genau zu untersuchen. Unsere Allgemeingesundheit ist von unserer Mundgesundheit viel abhängiger, als die meisten Menschen vermuten würden. So einige Schlaganfälle und Herzinfarkte könnten verhindert werden, wenn diesem Sachverhalt mehr Beachtung geschenkt würde.

In bis zu 85% aller Gefäßablagerungen findet man die charakteristischen Keime aus der Mundhöhle! [21,22]

Auch wenn Ihnen das zu melodramatisch klingt – schlechte Mundhygiene kann auf Dauer tödlich sein! Sehr plakativ ausgedrückt, aber das regt ja zuweilen zum Nachdenken an. Bei Herzkrankheiten sind eben nicht nur die immer schnell genannten Ursachen wie erhöhte Blutfettwerte, Bluthochdruck und Übergewicht schuld.

GUMMIZELT IM MUND?

Für Zahnärzte mag das Arbeiten mit dem sogenannten Kofferdam, beziehungsweise dem Gummizelt, eine wunderbare Sache sein. Nichts kann mehr in den Rachen fallen, kein Speichel stört, Bakterien aus dem Mundraum werden ausgegrenzt. Ich mag es nicht sonderlich, aber das ist sehr subjektiv und vermutlich eher psychologischer Natur. Mein Zahnarzt weiß mit meinem „Problem" umzugehen. Nach diesem persönlichen Geständnis komme ich nun zu den Vorzügen bei der Behandlung mit dem Kofferdam genannten Spanngummi. Viele haben dieses Teil, mit dem ein zu behandelnder Zahn aus der Zahnreihe isoliert wird, hoffentlich bei der Bearbeitung oder Entfernung von Amalgam kennengelernt. Der Kofferdam wird mit Hilfe von Klammern und einem Spannrahmen befestigt. Dabei sind der ganze Mundraum und Rachen abgedeckt, was den Vorteil hat, dass zum Beispiel beim Bohren keine Partikel in den Rachenraum gelangen und verschluckt oder gar eingeatmet werden können. Der Mund wird mit dem Kofferdam offen gehalten, der Patient kann aber trotzdem schlucken und der Mund hinter dem gespannten Gummituch bleibt feucht, was es für den Patienten angenehmer macht. Die Behandlung geht außerdem schneller, da der Zahnarzt sich in Ruhe auf die Arbeit konzentrieren kann, ohne auf das Absaugen oder zu verschluckende Bruchstücke eines Zahnes achten zu müssen.

Dieser Kofferdam kam zum ersten Mal 1864 in der Zahnheilkunde zum Einsatz, also zu einer Zeit, als es noch keine zahnmedizinischen Absauganlagen gab. Als in den 1960er-Jahren diese in den Praxen Einzug hielten, geriet das nützliche, den Zahn freistellende Hilfsmittel etwas in Vergessenheit. Mittlerweile verwenden es wieder viele Zahnärzte bei Wurzelkanalbehandlungen, beim Legen von Füllungen oder beim Bleaching. Erreger und Feuchtigkeit können mit dem Spanngummi ausgegrenzt werden und es schützt das Zahnfleisch vor aggressiven Substanzen. Der Zahnarzt hat nur den oder die zu behandelnden Zähne vor sich, die wie

einzelne Bergspitzen durch eine Nebeldecke aus entsprechend ge-
stanzten Löchern im Gummizelt herausschauen. Das Absaugen,
welches ohne eine entsprechende Trockenlegung bei der Zahnbehandlung ständig gemacht werden muss, ist überflüssig. Speziell
ängstliche Patienten neigen zu einer starken Speichelproduktion
während der Zahnbehandlung. Das geräuschintensive Absaugen
unterbricht beziehungsweise stört den behandelnden Zahnarzt
ständig bei seiner Arbeit, die sich dadurch unnötig in die Länge
zieht. In der entspannten Arbeitsatmosphäre mit dem Kofferdam
kann es Ihnen als Patient dann sogar passieren, dass Sie fast ein-
schlafen, wenn erst einmal alle Bohrer und anderen lauten Geräte
zur Ruhe gekommen sind. Vom krampfhaften Mund aufreißen
sind Sie auch befreit, dafür sorgt schon der Spanngummirahmen.

BAD VIBRATIONS – BOHRER FÜR JEDEN ZWECK

Rosenbohrer, Radbohrer, Lindemann-Fräse – die Bezeichnungen
klingen ja fast nett; alles Namen von zahnärztlichen Stahl- oder
Hartmetall-Bohrern. Diese Teile, deren ganz speziellen Geräusche
wir häufig schon beim Betreten einer Zahnarztpraxis hören. Noch
unangenehmer für Viele von uns, weil höher surrend, sind allerdings die Diamant-Bohrer. Sie werden zum Bearbeiten des sehr
harten Zahnschmelzes verwendet und haben Drehzahlen von
bis zu 400.000 Umdrehungen pro Minute. Das extreme Arbeits-
geräusch wird dabei von der antreibenden Turbine erzeugt. Bei
solchen Drehzahlen wird die ständige Wasserspülung verständlich, denn die durch den Diamant-Bohrer erzeugten Temperaturen würden sonst den Zahn schädigen. Immer wieder denkt
man auf dem Zahnarztstuhl, das Schlimmste sei nun überstanden,
wenn der Zahnarzt endlich mit dem Bohren aufhört. Aber nein,
er wechselt nur den Bohrkopf. Eben hat noch der Turbinenbohrer
hoch gepfiffen, nun fängt ein Rumpeln an, das im ganzen Kopf
dröhnt. Erst wurde der harte Zahnschmelz durchbohrt, nun geht
es mit dem Rosenbohrer, welcher mit einem elektrischen Motor

betrieben wird, an das Entfernen der kariösen Substanz darunter. Zuerst waren es vielleicht 400.000 Umdrehungen, nun sind nur noch 200 Umdrehungen pro Minute nötig. Erst danach wird es ruhiger, wenn zum Beispiel eine Zahnfüllung gelegt wird. Die zahnärztlichen Bohrer sind hochkomplexe Geräte. Kern der der hochdrehenden Geräte ist die Turbine, das Teil, das uns akustisch so quält. Die extreme Rotation des Bohrwerkzeugs wird dabei durch einen Luftstrom erzeugt, der einen Druck von 2,3 bis 2,7 Bar hat. Die Turbinentechnik in der Zahnmedizin ist noch gar nicht so alt. Ich habe jedenfalls noch die ganz „normalen" Bohrer erlebt. Eine zahnärztliche Bohrmaschine in den 1960-Jahren erreichte üblicherweise gerade mal 6.000 Umdrehungen, spezielle Bohrer kamen auf 20.000 Umdrehungen pro Minute. Da hat die Kariesentfernung beim Zahnarzt dann schon etwas länger gedauert – und eine Spritze gegen die Schmerzen gab es nur in Ausnahmefällen. Ich als Junge hatte da eher geringe Chancen; ich sollte vermutlich für meinen Süßigkeitenkonsum, der natürlich an der Karies schuld war, „bestraft" werden.

Die erste Turbine kam in Deutschland 1959 auf den Markt und hatte bereits eine Drehzahl von 300.000 Umdrehungen pro Minute, war aber für einen Zahnarzt eine größere Investition. Die Geräte entwickelten sich schnell weiter. Die Turbinen sind luftangetrieben, dass ist der Grund für das hohe Pfeifgeräusch. Zudem kamen Kugellager aus Stahl zum Einsatz, die einen hohen Geräuschpegel hatten. Heutzutage sind üblicherweise verschleißarme Keramik-Kugellager im Einsatz, welche mit etwa 60 Dezibel viel geräusch- und vibrationsärmer als ihre technischen Vorläufer sind. Das Arbeiten ist mit diesen Hightech-Geräten präziser und die Behandlung weniger schmerzhaft. Bei diesen Drehzahlen – das ist nicht anders als zum Beispiel bei Bohrern für Straßenarbeiten – muss so eine Präzisionsturbine gekühlt werden. Entsprechend wird aus mehreren Düsen im Turbinenkopf ein Luftwasser-Gemisch auf das zahnärztliche Arbeitsfeld gesprüht. Ein Lichtleiter mit bis zu 25000 Lux sorgt für die nötige Helligkeit im Mund. Also Hightech pur; macht aber das Dauergeräusch des Bohrers auch nicht angenehmer. Bei Ihrem nächsten Zahnarzttermin haben Sie aber für ihre Gefühlslage eine Rechtfertigung. Schon für unsere noch in Höhlen lebenden Vorfahren waren schrille hohe Töne ein Hinweis auf Gefahr und Auslöser für einen Fluchtimpuls. Das ist bis heute in unserem kollektiven Gedächtnis verankert. Töne zwischen 2000 und 5000 Hertz – also der Frequenzbereich der zahnärztlichen Turbinen – wirkt sich auf das menschliche Gehirn alarmauslösend aus. Unsere Reaktion ist also völlig normal und überlebensnotwendig – außer vielleicht beim Zahnarzt. Und keiner von uns möchte wohl noch mit einem langsamen fußbetriebenen Bohrer behandelt werden, wie das im 18. Jahrhundert hochmodern und üblich war.

Um das unangenehme Pfeifgeräusch zu vermeiden, kann ein Zahnarzt heutzutage manchmal alternativ einen schnell laufenden Elektromotorbohrer verwenden, dieser erreicht 200000 Umdrehungen. Er mag etwas langsamer sein, zeichnet sich aber durch hohe Präzision aus.
Für die Zukunft können wir auf den Laser hoffen. Seine Alltagstauglichkeit hat er aber noch lange nicht erreicht.

Weitere Möglichkeiten sind:
Pulverstrahl: Bei oberflächlichen Defekten oder nahe der Pulpa kann er den Bohrer ersetzen. Es lässt sich sehr fein und mikroabrasiv arbeiten.
Laser: Im Moment kann der Laser den Bohrer nicht ersetzen. Er ist geeignet für chirurgische Eingriffe, die Parodontologie und die Endodontie.

BETÄUBUNG: LACHGAS ODER LIEBER HYPNOSE?

Vollnarkose und örtliche Betäubung kennen einige Patienten von anderen medizinischen Eingriffen. Aber Lachgas als Betäubungsmittel? Schon der Begriff irritiert. Das Gasgemisch mit der chemischen Bezeichnung Distickstoffmonoxid war vor vielen Jahren eine Partydroge. Unverdünnt wirkte sie schnell betäubend, was vermutlich für die Umgebung sehr unterhaltsam war und so kam es zu dem Namen Lachgas. Die Mediziner entdeckten es schon früh als gutes Narkosemittel, bereits 1850 wurde es bei einer Zahnextraktion verwendet. Es geriet dann in Vergessenheit und kam erst im zwanzigsten Jahrhundert wieder vermehrt zum Einsatz, vor allem in den USA. Das Gute bei diesem Narkosemittel; der tiefenentspannte Patient bleibt für den Zahnarzt voll ansprechbar und die Behandlung ist weniger belastend als wie unter Vollnarkose. Lachgas ist für Angstpatienten besonders geeignet, wobei die Kosten keine gesetzliche Krankenkasse übernimmt. Das Gas wird in Kombination mit Sauerstoff über eine Nasenmaske eingeatmet und wirkt innerhalb weniger Minuten. Puls und die Sauerstoffsättigung werden ständig überwacht.

Keine Angst mehr, keine Schmerzen, kein Würgen und die Zeit vergeht wie im Fluge. Vielmehr Euphorie, Leichtigkeit, Wärme. Das ist eine Behandlung mit Lachgas! Fast immer wird ergänzend noch eine örtliche Betäubung per Spritze vorgenommen, davon bekommt der sedierte Patient aber kaum noch etwas mit. Ist die Behandlung beendet, reicht ein bisschen reiner Sauerstoff, und der Patient erwacht wieder vollständig aus dem Trancezustand, es gibt keine körperlichen Einschränkungen nach der Behandlung. Im Körper verarbeitet, also verstoffwechselt, wird Lachgas nicht, nichts bleibt davon im Körper zurück. In den USA und den skandinavischen Ländern ist dieses sichere Verfahren schon lange die häufigste Betäubungsmethode bei Zahnärzten, nicht so in Deutschland. Und das, obgleich keine Nebenwirkungen bei Behandlungen mit Lachgas bekannt sind.

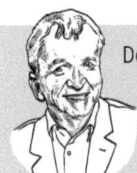 Der Körper baut das **Lachgas (N2O)** durch eine Reaktion mit Methylcobalamin (Vitamin B12) ab. Hierbei wird das im Vitamin B12 enthaltene Kobalt oxidiert. Das Vitamin steht dann als Enzym für weitere Stoffwechselprozesse wie Methioninsynthese und Reaktivierung der

Kombiniert wird das Gasgemisch gerne mit Hypnose, bei der positive Suggestionen den Dämmerzustand zu einem sehr positiven und schnell einsetzenden Erlebnis werden lassen. Anscheinend kann sogar „Zahnarztangst" durch Lachgas abgebaut werden! Und wer das Lachgas etwas leckerer haben will, kann es mit Orangen-, Erdbeer- oder Minz-Geschmack verabreicht bekommen.

Angstabbau durch Lachgas: Der Vorteil des Lachgases bei Dentalphobie kann sein, dass durch die Anwendung ein schrittweiser Abbau der Angst erzielt wird, denn der Patient ist während der Behandlung bei Bewusstsein und nimmt weder den Zeit- noch den Behandlungsumfang vollständig wahr. Die Angst wird dann sozusagen „verlernt". Das findet bei einer Narkose nicht statt. Die Angst verbleibt auf dem gleichen Niveau. Leider funktioniert Lachgas nicht bei allen Dentalphobikern.

DIE MIKROSKOPISCHE LUPENBRILLE

Die Lupenbrille, eine Hightech-Sehhilfe, ist eine tolle Unterstützung für die zahnärztliche Arbeit. Der Zahnarzt arbeitet ja immer auf engstem Raum, nämlich in unserem Mund. Vermutlich ist das nicht immer leicht, insbesondere dann, wenn ein Patient den Mund nicht weit genug aufbekommt. Das Absauggerät muss Platz haben, Licht braucht der Zahnarzt zum Arbeiten und es muss mit diversen Gerätschaften im Mundraum hantiert werden. Also ich beneide da Zahnärzte nicht. Bei einer Füllung mag das ja noch gut funktionieren, bei einer Wurzelbehandlung kann es richtig schwierig werden. Denn es geht in die Tiefe, in den Wurzelkanal hinein. Es gilt, den Zahnnerv, die Pulpa und das Zahnbein von entzündetem oder abgestorbenem Gewebe zu befreien. Die Lupenbrille ist da eine große Hilfe, sie ermöglicht einen sehr gut beleuchteten „Tatort", wodurch zusammen mit der starken Vergrößerung jedes kleine Detail erkennbar wird. Dadurch lässt sich sehr präzise arbeiten und dank der minimalinvasiven Behandlung kann der Bereich schneller heilen. Nur schwer vorstellbar, wie solch eine Behandlung ohne dieses Präzisionsinstrument in früheren Zeiten erfolgreich ablaufen konnte.

DIGITALES 3D-RÖNTGEN

Röntgen ist schlecht für unseren Körper wegen der gefährlichen Strahlung. Diese pauschale Meinung herrscht in den meisten Köpfen vor. Es ist sicher richtig, dass zu viel Strahlung für die Gesundheit eher abträglich ist. Die Strahlendosis, die etwa vor fünfzig Jahren beim Röntgen verabreicht wurde, war allerdings um ein zigfaches höher als die heutzutage verabreichte Dosis. Aus dieser Zeit stammen häufig die Ängste in Zusammenhang mit Röntgenaufnahmen. Die meisten Röntgenbilder in Deutschland werden in Zahnarztpraxen gemacht. Sie haben jedoch nur einen minimalen Anteil an der jährlichen Röntgenbelastung. Die Dosierung der heutzutage eingesetzten Geräte ist nur sehr gering. Das sind doch gute Nachrichten!

Die Königsdisziplin für die Diagnostik ist das digitale 3D Röntgen (DVT); im Prinzip das CT des Zahnarztes. Die Strahlenbelastung dabei entspricht in etwa der eines Langstreckenfluges. Eine Computertomographie (CT) hätte eine etwa um 80% höhere Strahlendosis. 3D Röntgen ist ein großer Gewinn für die zahnärztliche Diagnose. Denn bei dem 2D Röntgen verdichtet sich das Bild auf einer Ebene. Wie leicht kann da eine Entzündung übersehen werden, die vielleicht tiefer liegt und sich dann erst über die größere Ausbreitung schmerzhaft bemerkbar macht. Dank der hochmodernen DVT-Technik ist es möglich, chirurgische und implantologische Eingriffe viel genauer vorauszuplanen. Manchmal auftretende böse Überraschungen, wenn der Kiefer geöffnet wird,

lassen sich besser vermeiden. Entsprechend fällt auch der Heil-
und Kostenplan mit den anfallenden Kosten für die Krankenkasse
präziser aus, eine unkontrollierte Kostensteigerung, wenn die Behandlung bereits begonnen wurde, ist unwahrscheinlicher. Das
3D Röntgen, zeigt Knochen, Gelenke, Zähne sowie feinste Ner-
venverläufe und eventuell vorliegende Entzündungsherde. Welch
eine Vereinfachung für die zahnmedizinische Therapie.

Die **Digitale Volumen-Tomographie (DVT)** ermöglicht extrem dünne
Schichten für die Röntgenaufnahmen von bis zu 0,075 mm herab, so
werden kleinste Herde sichtbar. Beim herkömmlichen zweidimen-
sionalen Röntgen wird alles was sich auf dem Weg des Röntgen-
strahls befindet, summiert auf dem Röntgenbild abgebildet. Durch
diese Summation kann es zu Überlagerungseffekten kommen. So können Herde
oft nicht erkannt werden.

Der komplexe Kieferknochen liegt dreidimensional, also in Höhe,
Breite und Tiefe vermessen, vor. Eine große Hilfe zum Beispiel bei
der Suche nach Zahnherden, die oft nicht oberflächlich sichtbar
sind. Auch Parodontitis, die ja meistens mit Knochenverlust einhergeht, lässt sich dank DVT-Röntgen einfacher diagnostizieren
und die Behandlung genauer planen. Das Procedere ist schnell
und nicht dramatisch oder stressig; eine Kamera umrundet den
Kopf, dieser wird in digitalen Schichten abgebildet und im Computer zu einem dreidimensionalen Bild zusammengesetzt, dass
aus allen Richtungen betrachtet und gedreht werden kann. Für
die genaue Ausrichtung eines Implantats sind die anatomischen
Feinstrukturen von großer Bedeutung. Wird die künstliche Zahnwurzel nicht im richtigen Winkel eingesetzt, sind Probleme bereits vorprogrammiert.

Die **genaue Bohrung** für das Implantat ist wichtig, um keine umliegenden anatomischen Strukturen zu schädigen (Nachbarzähne, Blutgefäße, Nerven, die Kieferhöhle). Außerdem entscheidet die Implan-
tatposition über den Erfolg der späteren prothetischen Versorgung.

Kosten für zweidimensionale Röntgenuntersuchungen werden von der Krankenkasse übernommen, wenn sie für die zahnärztliche Indikation notwendig sind und eine „normale", also klinische Sichtuntersuchung für die Diagnose nicht ausreicht. Das 3D Röntgen wird von den Kassen zum Teil bezuschusst.

Zahnpflege

KARIES DURCH GENE?

Ich glaubte das lange... denn Karies gehörte schon in jungen Jahren leider zu meinem Leben; und da ich mir keiner Schuld bewusst war, schließlich hatte ich täglich meine Zähne geputzt, schien dieses Übel für mich genetisch vorherbestimmt. Mittlerweile weiß ich, dass das Problem Karies in Bezug auf seine Ursachen sehr viel komplexerer Natur ist und viele Faktoren sich beeinflussend auswirken.
Vererbt von unseren Eltern sind die Anlagen für Zähne; Verfärbungen und Defekte sind von unseren Lebensgewohnheiten abhängig, man denke nur an Kaffee, Rotwein und wie viel Zuckerhaltiges wir essen. Kiefer- und Zahnfehlstellungen sind wiederum vererbt und da können dann die Probleme mit Karies ihren Ursprung haben. Vielleicht stehen die Zähne sehr dicht beieinander, so dass keine Zahnbürste optimal dazwischen kommt? Dann sind das schon mal beste Voraussetzungen für Karies. Denn Kariesbakterien lieben unzureichende Mundhygiene. So können sie sich bestens von den Essensresten, die zwischen den Zähnen haften, ernähren.
Problematisch kann auch ein aufgrund der Familiengenetik zu weicher Zahnschmelz sein, da dieser leichter von Bakterien angreifbar ist.

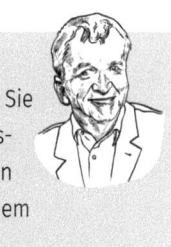

Aber auch da gilt – gute Mundhygiene mit geeigneter Zahnbürste und einer eventuell fluoridhaltigen Zahncreme können dauerhaft für gesunde Zähne sorgen. Und das natürlich nicht erst bei den bleibenden Zähnen, sondern bereits bei den weicheren Milchzähnen. Wichtig auch, Karies ist ansteckend! Dessen sind sich Eltern oft gar nicht bewusst, wenn sie mal wieder einen Löffel oder Schnuller ablecken. Auch Küssen kann ein Übertragungsweg sein, wobei gesunde Zähne von Erwachsenen das wiederum abkönnen, zum Glück. Speziell bei älteren Menschen greifen die Kariesbakterien gerne die Zahnhälse an. Ermöglicht wird dies durch den Rückgang des Zahnfleisches. Am häufigsten sind aber nach wie vor die Kauflächen der Backenzähne die Kariesopfer. Denn in den Vertiefungen, auch Fissuren genannt, bleiben bei unzureichender Mundhygiene gerne Speisereste hängen und bereiten den zerstörerischen Bakterien ein kontinuierliches Festmahl. Glatte Oberflächen, also die Außenseiten der Zähne, sind nicht so leicht angreifbar, unter anderem durch Lippen-, Wangen- und Zungenbewegungen. Viel hängt von der regelmäßigen Pflege der Zähne ab, unterstützt von einer jährlichen professionellen Zahnreinigung.

Nun wissen wir also, dass wir viel zur Vermeidung von Karies beitragen können. Ich halte mich, zumindest bilde ich mir das ein, an alle mundhygienischen Vorgaben. Dann steht der nächste Kontrollbesuch bei meinem Zahnarzt an und der sagt mir nicht „Toll, wie Sie ihre Zähne gepflegt haben, sie haben keine Karies, es muss also nicht gebohrt werden." Nein, er wird wahrscheinlich mal wieder höchstens etwas verharmlosend von „einem kleinen Löchlein reden", das besser gleich beseitigt wird. Also wieder nicht im Kampf gegen die bösen Bakterien erfolgreich gewesen. Kennen Sie diesen Frust? Also mir ist das bestens vertraut. Und trotzdem scheinen wir uns nicht wirklich auf die Gene berufen zu können.

Es gibt aber doch noch ein paar weitere beeinflussende Faktoren. Da wären zum einen die Hormone, die in ihrer Einflussnahme auf die Zahngesundheit bislang aber nur unzureichend erforscht wurden. Medikamente haben ebenfalls Auswirkungen auf den gesamten Körper, so auch auf unsere Mundflora und die Zusammensetzung des Speichels. Wenn zudem unser neutralisierendes „Spülsystem" im Mund nicht optimal funktioniert, wir also verringerten Speichelfluss haben, können die Bakterien sich leichter festsetzen. Achtung – diese Erklärungen bitte jetzt nicht als Entschuldigung für marode Zähne heranziehen, das Wichtigste bleibt immer: Die Mundhygiene! Und ganz klar; Karies verschwindet nie von selber, wenn sie mal von einem Zahn Besitz ergriffen hat. Bei Nichtbehandlung „buddelt" sie sich vom Zahnschmelz weiter zum schmerzempfindlichen, darunterliegenden Dentin. Dann lässt sich die Karies nur noch schwer ignorieren, insbesondere, wenn man Heißes oder Kaltes trinkt. Erstaunlicherweise ist das für so Manchen noch kein Grund für einen Termin beim Zahnarzt. Da muss dann schon die nächste Steigerung her, der Befall des gut durchbluteten Zahnmarks und der Zahnwurzel. Wenn es da zu einer Entzündung kommt, sind die Schmerzen sehr präsent. Hinzu kommt noch der unangenehme Mundgeruch.

Wer allerdings im sehr frühen Anfangsstadium von Karies bereits eine zahnärztliche Praxis aufgesucht hat, kann Glück haben. Denn ein leichter Mineralienverlust im Zahnschmelz kann eventuell durch das Auftragen eines Fluoridlackes ausgeglichen werden; das bedeutet, es muss nicht gebohrt werden. Das wäre doch eine wirkliche gute Nachricht!

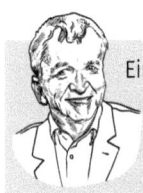 Eine andere Methode ist die **Kariesinfiltration**. Bei einer Initialkaries entstehen zunächst mikroskopisch kleine Hohlräume. Diese werden infiltriert und gefüllt. So schreitet die Karies ohne den Einfluss von Säure nicht fort.

ZÄHNE WIE T-REX

Es mag einige Gründe geben, warum Du bei einer Begegnung mit einem Tyrannosaurus Rex gestorben wärst – zum Glück hat er lange vor unserer Zeit, vor etwa 66 Millionen Jahren auf der Erde gelebt. Gefressen hätte er uns auf jeden Fall. Sein gewaltiges Maul (in einem 1,5 Meter langen Kopf) war mit bis zu 30 cm langen Zähnen (inklusive Zahnwurzel) besetzt. Der Kiefer war extrem kräftig und konnte einen Beißdruck von fünf Tonnen erzeugen. Wir Menschen schaffen gerade mal 70 bis 100 kg Beißdruck. War beim T-Rex ein Zahn abgenutzt oder fiel aus, so wuchs ein neuer an seiner Stelle nach. Außergewöhnlich stark muss vor allem der Mundgeruch dieses Fleischfressers gewesen sein, der einen vermutlich schon vergiftet und in die Ohnmacht getrieben hätte. In den kleinen Kerben seiner Zähne und dazwischen muss so einiges an Nahrung hängen geblieben sein, was dann in Ruhe verrotten konnte und einen ekelhaften Mundgeruch erzeugt haben dürfte. In dem verfaulenden Fleisch lebende Bakterien werden dann zusätzlich geholfen haben, die Beute durch eine Blutvergiftung zu schwächen.

ZAHNZWISCHENRÄUME: DAS PARADIES FÜR KARIESBAKTERIEN

Die meisten Menschen putzen hauptsächlich die Kauflächen der Backenzähne und die sichtbaren Vorderzähne, wie bei der professionellen Zahnreinigung immer wieder festgestellt wird. Verständlich, denn diese Bereiche sind mit der Bürste leicht erreichbar. Dann werden noch die Zahninnenseiten sowie die Backenzahnaußenseiten ein bisschen gereinigt – und fertig. Hätten Sie gedacht, dass Sie dabei etwa 40% der Zahnoberfläche, nämlich die Zahnzwischenräume komplett ignorieren? Idealbedingungen für alle angreifenden Bakterien und damit der Entstehung von Plaque, der Grundlage von Karies und Parodontitis. Wobei es häufig gar nicht möglich ist, diese Bereiche mit einer Zahnbürste komplett zu reinigen, denn meistens ist der Abstand zwischen den Zähnen so gering, dass eine Bürste dazwischen nicht ihre Arbeit verrichten kann. Zum Glück gibt es dafür heutzutage Hilfsmittel wie Zahnseide und Interdentalbürstchen – Produkte, die leider nicht zu meiner Kindheit und Jugend gehörten. Wer so etwas das erste Mal benutzt, wird eventuell schnell frustriert sein. Die Interdentalbürstchen verbiegen sich leicht, gehen nicht richtig zwischen die Zähne – das kann nerven. Zum Glück gibt es sie in verschiedenen Stärken. Bei einer professionellen Zahnreinigung wird man dazu beraten und mit der Handhabung vertraut gemacht. So war es jedenfalls bei mir. Entsprechendes gilt für die Zahnseide, die verlangt auch etwas Übung und ich musste mich zu Beginn ziemlich überwinden, sie täglich zu verwenden. Je nachdem bekam ich sie nicht in die Zahnzwischenräume, oder wenn ich dann dazwischen war, ging sie nicht mehr raus. Aber wir sind ja lernfähig und mittlerweile bin ich „Profi" im Zahnseide verwenden. Trotzdem lasse ich regelmäßig zwei Mal im Jahr eine professionelle Zahnreinigung über mich ergehen, denn offensichtlich bin ich nicht geschickt genug, um die Zahnbeläge und den Zahnstein aus den Zwischenräumen vollständig zu entfernen. Und es braucht eben nicht viel bei meinem Gebiss für Zahnprobleme... wer dieses Buch von Anfang an gelesen hat, kennt ja mein zahnärztliches Erlebnis mit den 16 Löchern.

SCHÖNERE ZÄHNE MIT URIN?

Kannst Du Dir vorstellen, Deine Zähne mit Urin zu spülen? Die meisten Menschen werden sich mit Ekel abwenden. Aber auch heute noch findet man die sogenannte Urintherapie im Bereich der Alternativmedizin.

Menschlicher und tierischer Urin ist reich an Harnstoff und Carbamidperoxid, wobei letzteres auch heutzutage zum Blondieren von Haaren, zum Bleichen von Zähnen oder als Desinfektionsmittel genutzt wird. Bereits im frühen China nutzte man die schmerzstillende Wirkung dieser Stoffe bei Zahnfleischerkrankungen und Zahnfleischbluten, wie in alten chinesischen Schriften nachzulesen ist. Zudem wurden damit auch die Zähne gebleicht.

Ähnliches zum „medizinischen" Einsatz von Urin ist bei den Azteken, den Keltiberern und den alten Römern nachzulesen. Selbst im französischen Hochadel wurden zur Vorbeugung und zur Behandlung von Zahnschmerzen Urinspülungen empfohlen. Und in der römischen Kaiserzeit gehörte es zur Zahnpflege, sich die Zähne mit dem eigenen Urin zu putzen.

PUTZTECHNIKEN IM WANDEL DER ZEIT

Es gibt ihn wirklich, den „Zahnbürstenbaum"! Zweige dieses natürlichen Gewächses, auch Arak-Baum genannt, nutzten die Ägypter vor 5000 Jahren schon, um ihre Zähne zu reinigen. Sie kauten auf ihnen herum, was zudem die in dem Holz enthaltenen Fluoride freisetzte. Es war also nicht nur eine mechanische Zahnreinigung, sondern die Methode sorgte bereits für den Schutz des Zahnschmelzes. Selbst heutzutage wird diese Methode in vielen arabischen und afrikanischen Ländern noch angewendet. Wenn wir in der Menschheitsgeschichte weiter zurückgehen, so Richtung Steinzeit, dann stellen wir fest, dass Karies noch nicht so allgegenwärtig war. Ein Grund kann die Nahrung gewesen sein, die kaum Zucker enthielt. Mundpflege hatte vermutlich keine Relevanz.

Die alten Römer wiederum nahmen einfach den Finger als Zahnbürste, auf dem sie ein Zahnpulver aus Knochen auftrugen. Auch keine schlechte Idee, allerdings griff diese Methode vermutlich auf Dauer den Zahnschmelz durch den Abrieb an. Als weitere Option wurde einfach Kochsalz verwendet. Zudem hatten sie bereits Zahnstocher – zum Teil sogar aus Silber – für die Zahnzwischenräume.

Die Chinesen kamen als erste auf die Idee mit Borsten, wie wir sie im Prinzip noch heute kennen. Gegen Ende des 15. Jahrhunderts nahmen sie Wildschweinborsten und machten diese an einem Bambusstiel fest. Damit zu putzen war sicher noch nicht so sanft wie mit den Borsten heutiger Zahnbürsten, aber alles ist besser als nichts und natürlich kam es der Zahngesundheit zugute. Man kann davon ausgehen, dass durch die Jahrhunderte hindurch alle möglichen Borsten mit unterschiedlichsten Griffen ausprobiert wurden, immer in Abhängigkeit davon, was die natürliche Umgebung für Möglichkeiten bot.

Und was gab es im heutigen Europa? In jener Zeit waren die Menschen hier noch etwas „hinterher". Die Zähne zu pflegen war nicht üblich, genauso wenig wie die Reinigung des restlichen Körpers. Zu viel Wasserkontakt wollten die Menschen nicht haben. Erst ab dem 18. Jahrhundert gab es, durch reisende Kaufleute importiert, in unseren Regionen Zahnbürsten für die Menschen, die sich so ein Luxusgut – denn das war es zu jener Zeit – leisten konnten. Neben den Bürsten mit den harten Wildschweinborsten kam es in Folge zu weiteren Entwicklungen, wie zum Beispiel mit Pferdehaar. Sicher sanfter in der Nutzung, aber mit dem Problem, das so ein Haar innen hohl ist und dadurch einen optimalen „Nistplatz" von Bakterien darstellt. Und so ein teures Produkt wurde schließlich so lange wie möglich verwendet, welch eine Freude für die Bakterien. Die zu jener Zeit verwendeten Zahnpulver wiesen zum Teil ebenfalls gravierende Nachteile auf. Zum Beispiel Kreide und Menthol waren ja ganz gut, aber gerne wurde auch der Karies begünstigende Zucker zugesetzt.

Eine einschneidende Wende kam 1938 mit der Erfindung des Nylons, denn von da an konnten die Zahnbürsten billig produziert werden, waren hygienisch und zudem für alle Bevölkerungsschichten erschwinglich. Passend dazu konnte sich der Markt für moderne Zahncremes entwickeln und so begann eine neue Zeit der Mundhygiene.

ZAHNBÜRSTE, ZAHNSEIDE, INTERDENTALBÜRSTCHEN

Das Angebot ist riesig und wir haben die Qual der Wahl. Vor fünfzig Jahren war das leicht. Eine weiche oder harte Zahnbürste, Zahncreme darauf und fertig. Noch im 19. Jahrhundert reichte der nasse Finger. Mit Zahnpulver versehen war das die Zahnreinigung. Mittlerweile gibt es die unterschiedlichsten Formen von Zahnbürsten. Die Anordnung und Dichte der Borsten variiert, ebenso die Länge. Und alle werben natürlich mit der „noch gründlicheren Reinigung" der Zähne, des Zahnfleischs und der Zahnzwischenräume. Die eine Bürste massiert besser, die andere ist sanfter zum Zahnschmelz und lässt ihn strahlen. Das können Sie manuell, also ohne technische Unterstützung machen oder Sie gönnen sich eine der elektrischen Zahnbürsten. Das gibt es dann hinsichtlich Geschwindigkeit, Laufrichtung und sonstigen Gimmicks alles, was Zähne anscheinend brauchen. Im Prinzip können wir da meistens nicht so viel falsch machen, hilfreich bei der Entscheidungsfindung ist sicher ein Gespräch mit dem Zahnarzt Ihres Vertrauens. Er kennt Ihre Zähne und weiß, was Sie bei der

Pflege Ihres Gebisses am besten unterstützt. Erwähnenswert sind auch die sogenannten Schall-Zahnbürsten. Die arbeiten mit sehr hohen Schwingungsfrequenzen und überflügeln in ihrer Reinigungswirkung die normalen elektrischen Zahnbürsten anscheinend bei weitem. Was leider oft vergessen wird; eine Zahnbürste ist nicht für die Ewigkeit gemacht beziehungsweise bis die letzte Borste krumm ist. Nach spätestens 6 Wochen sollte eine Neue her! Wenn Sie das nicht als notwendig erachten, empfehle ich Ihnen einen Blick auf die Borsten unter einem Mikroskop. Ich vermute, dann wechseln Sie Ihre Bürste noch viel öfter. Wichtig ist aber immer das gute Austrocknen nach der Nutzung.

Für die Zahnzwischenräume gibt es Zahnseide, natürlich ebenfalls in unterschiedlichsten Ausführungen. Aus Seide, Baumwolle oder Kunststoff, beschichtet oder unbeschichtet, mit Fruchtgeschmack oder neutral – schauen wir sie mal der Reihe nach an. Am häufigsten wird ungewachste Zahnseide benutzt. Sie ist in jeder Drogerie erhältlich und reinigt gut bei normalen Zahnabständen. Wenn es enger zwischen den Zähnen wird, bleibt sie aber gerne mal hängen. Dann besser zu gewachster Zahnseide greifen, die gleitet schön hindurch. Alternativ gibt es Ausführungen mit Teflon Beschichtung, die zwar noch besser durchflutschen, dafür aber nicht so gut den „Dreck wegmachen". Manche Hersteller bieten Zahnseide mit Fluorid oder Chlorhexidin getränkt an, wobei der Nutzen nicht überschätzt werden sollte. Gut sind die Ultra- und Superfloss-Produkte. Weich und aufgefasert, wie sie sind, haben sie eine größere Oberfläche und reinigen sehr gut. Damit eignen sie sich insbesondere für die Reinigung von Implantaten, Brücken und Kronen. Oder wie wäre in einen Kunststoffhalter eingespannte Zahnseide? Die Handhabung ist damit leichter, also gut für Menschen geeignet, die eingeschränkte feinmotorische Fähigkeiten haben. Manch ein Zahnseide-Nutzer war vielleicht schon mal irritiert, dass sie nach der Nutzung unangenehm riecht. Das bedeutet einfach, das die Bakterien bereits fleißig waren und entsprechend Zersetzungsprodukte von Speiseresten mit der Zahnseide herausgeholt wurden. Also – jetzt haben Sie etwas Gutes für sich gemacht. Wenn der Geruch bei regelmäßiger, am besten täglicher Nutzung der Zahnseide aber bleibt, würde ich einen Zahnarzt aufsuchen. Denn dann kann eine Parodontitis oder Karies vorliegen.

Wer das Hantieren mit der Zahnseide nicht mag, dem liegen vielleicht die Interdentalbürstchen mehr. Auch dabei gibt es viele Varianten bezüglich der Größe, Dicke und so weiter. Zur Unterscheidung nutzen die Anbieter teilweise Farbcodes, denn oft ist es sinnvoll, verschiedene Stärken zu haben, die Zahnzwischenräume sind schließlich nicht überall gleich im Mund. Ist das Bürstchen zu klein, reinigt es nicht so gut, ist es zu dick, bekommt man es schlecht zwischen die Zähne und die Reibung schädigt den Zahnschmelz. Da gilt also – dicker ist nicht immer besser. Unbedingt auf einen stabilen Drahtkern achten, der nicht sofort verbiegt, wenn die Zahnzwischenräume nicht „normgerecht" durchgängig sind. Ich habe damit so meine Erfahrungen.
Wem diese Bürstchen und die Zahnseide so gar nicht behagen für den wäre vielleicht die Munddusche eine mögliche, aber nicht ganz so effektive Lösung. Sie hat ihre Grenzen bei der Entfernung von Zahnbelägen, Essensreste lassen sich jedoch damit ganz gut wegspülen. Auf jeden Fall besser als etwas gar nicht oder zu selten zu machen. So ein kräftiger Wasserstahl im Mund massiert zudem wunderbar das Zahnfleisch.

Vermutlich haben Sie auch schon Menschen gesehen, die nach dem Essen mit Zahnstochern in ihrem Mund hantieren. Es gibt spezielle Hygiene-Zahnstocher in verschiedenen Stärken. Die Benutzung sieht nicht unbedingt appetitlich aus, wenn man davon Zeuge nach einem Essen wird. Wer es aber mag – gefühlvoll anwenden, dann spricht nichts dagegen (außer vielleicht am Esstisch).

1949 entwickelte eine Apothekerin eine Formel, die vorbeugend gegen Karies und Parodontose wirken sollte. Diese Rezeptur wurde 1951 zur Basis der ersten medizinischen Zahncreme in Deutschland, der „blend-a-med". Das Geheimnis der Zahncreme war das enthaltene Fluorid. Unvergesslich dann in den 60er-Jahren der werbliche Geniestreich mit dem symbolträchtigen Biss in den harten grünen Apfel, verbunden mit der eingängigen Aussage: „Damit Sie auch morgen noch kraftvoll zubeißen können."

WELCHE ZAHNPASTA IST DIE RICHTIGE?

Das Regal mit Zahnpasta ist breit im Drogeriemarkt, und zudem auch noch mehrere Reihen übereinander. Als normaler Anwender ist es nicht leicht, da eine gute Wahl zu treffen. Sie soll Beläge entfernen, vor Karies und Zahnfleischentzündung schützen, weiße und atemfrische Zähne machen. Ach ja, gut schmecken und ansprechend aussehen soll sie auch noch. Im Prinzip versprechen diese Dinge alle Hersteller in unterschiedlicher Betonung. Für elektrische Zahnbürsten gibt es spezielle Zahnpasten, die sich durch geringeren Zahnabrieb auszeichnen. Wobei die Wirkung einer Zahncreme nicht überschätzt werden sollte, denn wichtiger sind auf jeden Fall eine geeignete Zahnbürste und die richtige Putztechnik.

Bereits in der Antike wurde zum Beispiel gemahlener Bimsstein und Weinessig zur Zahnreinigung verwendet. Später kamen diverse Zahnpulver zum Einsatz, die alle feine Abriebsubstanzen gegen Zahnbelag enthielten. 1907 entwickelte ein Apotheker aus Dresden die erste moderne Zahncreme mit Minzaromen, er nannte sie Chlorodont.

Aber schauen wir uns die Auswahl an Produkten doch mal genauer an. Früher war es immer besonders wichtig, dass die Zahncreme kräftig schäumt – zumindest habe ich das so in Erinnerung. Ist auch nicht ganz unwichtig, denn dadurch dringt sie in die entlegensten Winkel vor, lockert und bindet dort Essensreste und Zahnbeläge, die sich dann leichter herausspülen lassen. Dann war und ist der Geschmack immer ganz wichtig, entsprechend viele Aromen gibt es, von kaugummiartig süß bis pfefferminzfrisch. Das sind natürlich eher unwichtige Argumente für eine Zahncreme.

Zahnpasten gelten nicht als Medikamente, sondern als **Kosmetika**. Daher unterliegen sie nicht den Einschränkungen des Heilmittelwerbegesetzes. Deshalb müssen **Werbeaussagen** nicht immer so exakt wissenschaftlich gesichert sein wie bei einem Heilmittel. Zahnärzte dürfen übrigens nicht werben. Daher wirbt immer die „Zahnarztehefrau" oder ein „Wissenschaftler aus der zahnmedizinischen Forschung".

Mehr oder weniger häufig sind Bestandteile mit antibakterieller Wirkung enthalten, durch die Zahnfleischentzündungen verhindert werden und Stoffe, die der Zahnstein-Bildung entgegenwirken sollen. Allgemein bekannt sind die oft enthaltenen Fluoride, welche die Zahnschmelzhärtung unterstützen. Insbesondere bei Kindern haben Fluoride zu einem starken Rückgang von Karies geführt. Wobei auch hier ein Zuviel, zum Beispiel über Tabletten oder spezielle hochkonzentrierte Gelees, sich eher negativ auswirken.

Wesentlich für jede Zahnpaste ist immer die Menge der enthaltenen Putzkörper, meistens Silikatverbindungen oder Schlämmkreide. Sie haben gemeinsam mit der Zahnbürste den wesentlichsten Anteil an der Reinigung der Zähne. Sie unterstützen den Abrieb, also die Entfernung der Zahnbeläge, wobei zu viele oder grobe Putzkörper den Zahnschmelz beschädigen können, das muss man sich wie bei Schmirgelpapier vorstellen. Sogenannte Weißmacher-Zahncremes sind mit Vorsicht zu genießen. Die Zähne werden vielleicht wirklich weißer, gleichzeitig rauen die schmirgelnden Inhaltsstoffe aber die Zahnoberfläche auf, wodurch sich Bakterien noch besser und schneller festsetzen können und Verfärbungen um so schneller wieder auftreten. Also nicht unbedingt empfehlenswert. Für empfindliche Menschen gibt es die sogenannten Sensitiv-Zahncremes. Sie unterstützen die Regeneration des Zahnschmelzes und verringern die Reizempfindlichkeit bei heißen und kalten Nahrungsmitteln. Und an Veganer wird auch gedacht, einfach auf entsprechende Label achten, um eben nicht mit Putzkörpern aus Knochenmehl konfrontiert zu werden. Selbstverständlich gibt es auch die „Alternativen" Zahncremes, bei denen auf Schaumbildner, Fluoride sowie Konservierungsstoffe verzichtet wird. Vielleicht mögen Sie es absolut pur? Dann nutzen Sie doch reine Schlämmkreide. Sie ist gesundheitlich auf jeden Fall unbedenklich. Der Geschmack und das Gefühl im Mund sind eventuell etwas gewöhnungsbedürftig. Und auf den vorsichtigen Umgang achten, sonst kann der Abrieb sich ungünstig auswirken. Sie haben die Qual der Wahl. Aber lassen Sie sich davon nicht verrückt machen, keine Zahncreme kann Wunder bewirken. Und sollten Sie mal keine zur Hand haben, kein Problem. Die Zahnbürste alleine bewirkt schon sehr viel in Bezug auf die Zahnreinigung. Trotzdem ist die vorbeugende Wirkung einer Zahncreme gegenüber Karies oder Parodontose nicht zu vernachlässigen.

NUR ALLE 48 STUNDEN ZÄHNE PUTZEN?

In der wissenschaftlichen Forschung wird, was selbstverständlich sinnvoll und erwünscht ist, alles immer wieder aufs Neue hinterfragt. So entstehen Studien und Gegenstudien; und neue Erkenntnisse, eventuell aus einem ganz anderen wissenschaftlichen Feld, schmeißen wieder alles über den Haufen.

Sollten wir nicht mal irgendwann drei Mal am Tag die Zähne putzen? Plötzlich hieß es, nur noch zwei Mal. Empfohlen wurde direkt nach dem Essen zu putzen, eine Stunde danach und dann eine halbe Stunde. Weitere Forschungen stellten aber fest: Besser erst nach zwei, nach vier Stunden ran mit der Zahnbürste. Und in schöner Regelmäßigkeit wird dann wieder behauptet, am besten direkt nach dem Essen sei doch am besten, da sonst die Karies-bakterien sofort mit den Speiseresten und Getränken reagieren könnten. Also ich kenne fast alle diese Empfehlungen persönlich, ausgesprochen im Laufe der Jahre (Jahrzehnte) von den verschie-denen Zahnärzten, bei denen ich in Behandlung war. Da fragt man sich doch irgendwann, was man überhaupt noch glauben soll. Denn jedes Mal bekam ich die Empfehlung mit dem gebo-tenen medizinischen Ernst, untermauert von fachlicher Logik. Mittlerweile glaube ich, dass das Zähneputzen hinsichtlich des optimalen Zeitpunktes eine sehr individuelle Sache ist. Es hilft alles nichts, wir müssen selber genau „hinschauen". Zu viele Para-meter wirken beeinflussend, da wären Ihre Mundflora und Ihr Speichel in seiner Zusammensetzung. Unklar auch die Auswir-kungen des Hormonhaushalts. Oder in welcher Form wirken sich eingenommene Medikamente und Stress aus? Haben Sie einen eher weichen Zahnschmelz, der leicht angegriffen wird? Haben Sie oft Karies und Zahnfleischbluten oder kennen Sie beides prak-tisch gar nicht? Und das, obwohl sie eventuell nach „Experten-meinung" scheinbar alles falsch machen. Man darf übrigens nach momentan vorherrschender Meinung auch nicht zu lange die Zähne putzen, selbst wenn kein zu starker Druck mit der Zahn-bürste ausgeübt wird. Zwei Minuten scheinen optimal zu sein, ein Zuviel sorgt für mehr Zahnabrieb und Zahnfleischreizung. Und eine kürzere Reinigung ist selbstverständlich nicht ausreichend. Also, ich wiederhole es noch einmal; besser die vielen Empfeh-lungen nur als Denkanregung nutzen!

Nach allgemeinem zahnmedizinischem Dafürhalten passiert üb-rigens Folgendes, wenn 48 Stunden lang keine Zähne geputzt werden; Bakterien, gute und schädliche, sind allgegenwärtig in unserer Mundhöhle. Nach dem Zähneputzen bildet sich auf dem

Zahnschmelz zunächst ein vor Bakterien schützender Eiweiß-film. Die Eiweiße sind im Speichel enthalten. Nach und nach lagern sich trotzdem wieder Bakterien an, nach etwa zwei Stunden existiert bereits wieder ein dünner Biofilm auf Zähnen und Zahnfleisch, der sich in der Dicke innerhalb von zwei Tagen bereits verdoppelt hat. Die Bakterien vermehren sich weiter, bis die Plaque nach etwa drei Wochen ihr Maximum erreicht hat und sich in Zahnstein verwandelt. In dem Stadium blutet meistens das Zahnfleisch oder ist zumindest gerötet infolge von Entzündung. So mal ein hypothetischer Ablauf, wenn das Zähneputzen komplett weggelassen wird.

Aber – vielleicht reicht es bei Ihnen tatsächlich, nur alle 48 Stunden die Zähne zu putzen? Zum Beispiel dann, wenn Ihre Zahnbeläge keine Karies auslösenden Bakterien enthalten, Sie keine Löcher in den Zähnen haben, kein Zahnfleischbluten Sie plagt und Sie auch nicht unter Mundgeruch leiden. Wenn das so ist, dürfen Sie sich als glücklichen Menschen betrachten.

MUNDFLORA UND SPEICHEL

Die Mundflora eines Menschen ist wie ein Fingerabdruck. Sie stimmt bei keinen zwei Menschen komplett überein. Es gibt mehrere hundert unterschiedliche Bakterien, die sich im Mund ansiedeln. Und die gesamte Anzahl dürfte nach Forschermeinung im Milliardenbereich liegen, wohlgemerkt, nur im Mundraum! Dieser warme und feuchte Platz bietet einfach Idealbedingungen. Nahrung gibt es genug, wir führen sie beim Essen den Mikroorganismen ja ständig zu. Und Küssen zum Beispiel sorgt für die kontinuierliche Vermischung und Neuzusammensetzung der Mundflora. Ganz wichtig ist es aber auch, zu wissen, dass diese Mikroorganismen im Prinzip gut und überlebensnotwendig für uns Menschen sind! Schließlich fängt die Verdauung von Nahrung bereits im Mund an. Und unser Organismus ist im gesunden Zustand sehr wohl in der Lage, auch „böse" Bakterien in Schach zu halten. Eine intakte Mundflora schützt uns vor diversen schädlichen Umwelteinflüssen. Aus dem Takt kommt sie allerdings bei einem geschwächten Immunsystem, bei Stress und natürlich bei unzureichender Mundhygiene. Dann können Kariesbakterien die Oberhand gewinnen. Es bilden sich Löcher in Zähnen und Parodontitis entsteht, was sich meistens durch unangenehmen Mundgeruch bemerkbar macht. Wenn Sie mal wissen wollen, in welchem Zustand Ihre Mundflora ist, bitten Sie doch Ihren Zahnarzt, dass er einen Abstrich und einen Speicheltest macht.

Die Mundflora wird übrigens erst nach der Geburt ausgebildet, ein Fötus im Mutterleib hat noch keine entsprechende Besiedlung im Mundraum. Diese erfolgt so nach und nach und ist im Allgemeinen schon sehr komplex vorhanden, wenn die ersten Milchzähne kommen. Eine weitere große Umstellung in der Zusammensetzung der Mikroben vollzieht sich in der Pubertät. Also ganz allgemein gesprochen geschieht das immer dann, wenn größere hormonelle Veränderungen stattfinden.

Die sogenannten „guten" Bakterien in unserem Mundraum schützen uns und sorgen dafür, dass Zähne und Zahnfleisch gesund bleiben. Manche davon haben antientzündliche Eigenschaften und bekämpfen Krankheit verursachende Keime aller Art. Das geschieht für uns meistens ganz unbemerkt. Um so mehr fällt es natürlich auf, wenn dann mal „böse" Bakterien angreifen. Eigentlich wird immer nur von letzteren Bakterien gesprochen, die ständige schützende Arbeit der „Guten" erfährt viel zu wenig Anerkennung. Aber es ist eben ein sehr labiles Gleichgewicht, das es gesund zu erhalten gilt. Hauptlebensraum für die Mikroorganismen im Mund ist die Zunge, genauer gesagt der Zungenrücken. Nicht erstaunlich, dass diese Erkenntnis zur Entwicklung von sogenannten Zungenschabern und -bürsten geführt hat. Die Kanten eines Teelöffels tun es aber auch. Wenn man das Gefühl hat, das sich auf der Zunge unerwünschte Gäste tummeln, einfach die Zunge damit abschaben. Sie verraten sich meistens durch den unangenehmen Geruch. Mit speziellen Zungensaugern kann bei der professionellen Zahnreinigung beim Zahnarzt der Zungenbelag entfernt werden. Das ist schon mal eine gute Maßnahme, aber verständlicherweise beschränken sich die Bakterien räumlich nicht und breiten sich überall hin aus, wo das ermöglicht wird; Zahnfleisch, Zahnhälse, Zahnfleischtaschen und Mundschleimhaut – alles sehr beliebte Plätze. Es hilft alles nichts, ganzheitliche Mundhygiene mit Zahnbürste und je nach Bedarf Zahnseide ist unumgänglich. Über entsprechende antibakterielle und entzündungshemmende Mundspülungen kann man geteilter Meinung sein (sie können zu Verfärbungen an den Zähnen führen), die Anwendung davon würde ich immer mit meinem Zahnarzt abstimmen. Oft machen wir gerade bei so leicht zu handhabenden Mitteln zu viel des Guten. Und unsere schützenden Bakterien wollen wir ja nicht abtöten, was dann aber leicht mal in einem „Aufwasch" geschieht.

Alternativ gibt es zudem so einige „Hausmittel", die eine gute Bakterienpopulation unterstützen. So kann ein Naturjoghurt Mundgeruch verhindern. Fäulnisbakterien mögen nämlich keine Milchsäureprodukte (Achtung: Milch lieben sie dafür um so mehr). Petersilie und Minze haben ebenfalls eine entsprechend gute Wirkung. Teebaumöl, schwarzer und grüner Tee, Salbei Thymian, Natron, Kamille, Ringelblume – alles Stoffe, die eine antibakterielle oder entzündungshemmende Wirkung besitzen. Vielleicht hatten sie mal die Notwendigkeit, Antibiotika einzunehmen. Das zerstört meistens eine gesunde Mundflora, da solche Mittel nicht nur lokal wirken, sondern einfach alle Bakterien zerstören, derer sie habhaft werden. Das ist ja die Aufgabe eines solchen Medikaments. Hilfreich für den Wiederaufbau der Mundflora können sich Probiotika erweisen, wie sie in jeder Apotheke erhältlich sind. Karieshemmende Stoffe wie zum Beispiel Xylit, ein Zuckeraustauschstoff, unterstützen ebenfalls die Regeneration.
Ganz wichtig für unseren Mundraum ist auch der Speichel. Sein Einfluss als Schutzsystem für unsere Gesundheit im Mund- und

Rachenraum wird stark unterschätzt. So schützen und erhalten die darin enthaltenen Mineralbestandteile wie zum Beispiel Calcium und Phosphat unseren Zahnschmelz und die Schleimhäute werden feucht gehalten. Er wirkt verdünnend auf aggressive Substanzen wie Säuren und kann Viren und Bakterien angreifen. Ohne die schützende Umspülung durch unseren Speichel wären unsere Zähne innerhalb weniger Wochen zerstört, sie würden erodieren. Schützend wirken sich die enthaltenen Muzine auf die Mundschleimhaut aus, da sie eine chemische und mechanische Barriere für Angriffe von Viren, Bakterien und Pilzen im Mund darstellen. Die Schleimhautbeschichtung und der Speichel sind zudem wichtig für unproblematisches Schlucken und Sprechen. Versuchen sie mal ohne Speichel etwas Trockenes zu schlucken. Nahrung muss für den Schluckvorgang von Speichel durchdrungen werden, um gleitfähig zu sein. Das Risiko für eine Beschädigung der Speiseröhre ist viel zu groß und das will unser Körper verhindern. Bei in der Nahrung enthaltenen Kohlenhydraten beginnt bereits im Mund die Vorverdauung. Daher auch die sicher vertraute Empfehlung, immer gründlich zu kauen. Und ohne den Speichel wäre die Geschmacksempfindung gar nicht möglich. Speziell im Alter nimmt der Speichelfluss, der normalerweise durch Kauen verstärkt angeregt wird, bei vielen Menschen ab. Negativ wirken sich auch Krankheiten wie Diabetes oder Rheuma aus. Dazu kommt häufig altersbedingt das verringerte Bedürfnis zu trinken, was wiederum zu einem eingeschränkten Speichelfluss führt – unser Körper will mit dem Flüssigkeitsvorrat „haushalten". Am besten immer ein Glas Wasser in Griffweite haben, speziell in der trockenen Raumluft im Winter sollten wir regelmäßig etwas Flüssigkeit zu uns nehmen. So bleibt es schön feucht im Mund, Zähne und Rachen werden umspült. Für unterwegs können Zahnpflegekaugummis hilfreich sein, da sie die Speichelproduktion anregen. Gute Gerüche, zum Beispiel von Essen, haben im Idealfall die gleiche Wirkung gemäß dem Motto: "Da läuft mir das Wasser im Mund zusammen". Dieser Speichel enthält dann sogar mehr Mineralien.

Die entgegengesetzte Wirkung kann durch psychische Reize wie Wut und Erregung oder durch Dinge, die wir sehen, ausgelöst werden. Unser Körper mit all seinen Sinnen stellt sich blitzschnell auf jede neue Anforderung ein, und zwar ohne, dass wir dies bewusst steuern könnten. Pro Tag produzieren wir bis zu zwei Liter Speichel, der über drei große und viele kleine Speicheldrüsen in den Mundraum gelangt. Erstere geben eher wässrigen, letztere eher schleimigen Speichel ab. So können ständig Mineralsalze, die Verdauung unterstützende Enzyme sowie Bestandteile, die schädliche Bakterien und Pilze abtöten, zur Verfügung stehen.

„STRAHLERKÜSSE SCHMECKEN BESSER"

In den 1970er- und 1980er-Jahren wurde noch etwas anders für Zahnpasta geworben... da ging es nicht nur um Hygiene und Reinheit. Da wurde mit einer Kuss-Szene im strahlenden Sonnengegenlicht die „Strahler 70"- Zahncreme angepriesen, kombiniert mit dem eingängigen Werbejingle: "Strahler-Küsse schmecken besser, Strahler-Küsse schmecken gut!" Unvergesslich, dieser Ohrwurm von dem Komponisten Christian Bruhn. Es war die „Extra frische Zahncreme für extra weiße Zähne". Eine Zahncreme für mehr Lebensfreude! Aus der westdeutschen Marke der Firma Blendax (heute Procter & Gamble) wurde später Strahler 75 und sogar Strahler 80 und Strahler 90.

KÜSSEN & MUNDHYGIENE, ZAHNSPANGE & XYLITKAUGUMMI

Vermeiden Sie ab sofort das Küssen! So und ähnlich könnten wir manchmal Empfehlungen verstehen, die in Zeitschriften mit sogenannten medizinischen Fachbeiträgen zu lesen sind. Denn Küssen scheint sehr gefährlich zu sein. Gleiches gilt natürlich auch für jegliches Essen, das Zucker enthält, für Tee, Kaffee, Rotwein, Obstsäfte und vieles mehr. Es soll in Medien eben immer dramatisch klingen und da lässt sich bei fast jedem Thema etwas finden. Irgendeine Studie wird gerade genau das beweisen, auf was der Journalist hinaus will. Kann man jetzt natürlich auch mir nachsagen. Ich ziehe deshalb lieber kein „Forschungsergebnis" hinzu und versuche stattdessen, ein paar Zahlen darzulegen – dann entscheiden Sie bitte selber mit Ihrem gesunden Menschenverstand, was für Sie richtig ist.

Schön dramatisch klingt es, dass pro Kuss etwa 40.000 Bakterien ausgetauscht werden. Manche Forscher behaupten sogar, es wären rund 80 Millionen! Die gute Nachricht dazu – unser Immunsystem freut sich, denn es wird angeregt, Antikörper werden ausgeschüttet und der Körper in der Infektionsabwehr „trainiert". Die ständige Vermeidung von Viren und Bakterien ist nämlich, entgegen der Meinung vieler sogenannter guter Ratgeber, eher schädlich für uns Menschen. Relevant ist selbstverständlich immer die Anzahl und welcher Art von Erregern wir ausgesetzt sind. Und jetzt ein paar Fakten, die für „viel Küssen" sprechen: Die Bildung von Stresshormonen wird unterbunden, Adrenalin und Dopamin werden ausgeschüttet – beides Hormone, die sich schmerzlindernd und wundheilend auswirken. Es steigt der Puls und der Blutdruck, die Haut wird besser durchblutet. Stellen Sie sich eine Maschine vor, die völlig rundläuft. Bleibt die „Maschine" jedoch dauerhaft unterfordert oder gar ungenutzt, rostet sie ein – alles ziemlich genau in dieser Form übertragbar auf uns Menschen. Durch Küssen werden vermehrt kariesbekämpfende Enzyme gebildet und der Speichelfluss verstärkt – Ihre Zähne freuen sich, so gut umspült und geschützt zu werden. Klar, wenn der Kusspartner Karies- und Parodontitis-Bakterien im Mund hat, werden selbstverständlich auch diese übertragen. Aber dadurch braucht sich Keiner vom Küssen abbringen lassen! Mit einer sorgfältigen Mundhygiene hat man das im Griff, niemand bekommt dann automatisch eine entsprechende Infektion, es ist sogar eher unwahrscheinlich. Und wenn Sie in einer festen Partnerschaft leben, haben Sie sowieso irgendwann eine ähnliche Bakterienpopulation im Körper, dafür sorgt der regelmäßige Körperkontakt. Anfälliger bei Kariesbakterien sind Babys und Kleinkinder, da deren Immunabwehr noch nicht sonderlich gut ausgebildet ist. Also ein bisschen achtsamer sein, wenn sie mal wieder einen Löffel oder Schnuller ablecken wollen.

Zahnspange und Mundhygiene

Es ist jedem klar, der so weit in diesem Buch gelesen hat; in unserem Mund ist viel los! Bakterien, Viren, Speichel mit all seinen Inhaltsstoffen, zugeführte Nahrung und Flüssigkeiten – alles steht in Verbindung und reagiert miteinander. Selbstverständlich bleibt davon eine Zahnspange nicht unberührt. So ein Fremdkörper im Mund kann bei der gründlichen Mundhygiene ziemlich stören, besonders dann, wenn er nicht herausnehmbar ist. Im Prinzip muss das Gebiss mit Spange eher noch gründlicher gereinigt werden. Das Zähneputzen wird also länger dauern. Tipps dazu hat Ihnen auf jedem Fall Ihr Kieferorthopäde oder Ihr Zahnarzt. Etwas schwierig kann es mit Zahnseide werden, da die Drähte der Zahnspange das Hineingleiten in den Zahnzwischenraum verhindern, man kommt meistens nicht an das Zahnfleisch heran. Interdentalbürstchen können dann die Lösung sein, vorausgesetzt, die Zahnzwischenräume sind nicht zu eng, wie das oft bei sehr jungen Patienten der Fall ist.

Stichwort **elektrische Zahnbürste**: Bei einer festsitzenden Zahnspange (Brackets) ist die Reinigung der Zahnoberflächen besser mit einer Schallzahnbürste als mit einer oszillierenden Bürste zu schaffen.

Vielleicht ist ja eine herausnehmbare Zahnspange die bessere Lösung. Diese kann dann gesondert gereinigt werden – es gibt dafür spezielle Reinigungstabletten – und Sie können Ihre Zähne wie gewohnt pflegen.

Xylitkaugummi und Mundhygiene

Vielleicht haben sie in der Werbung auch schon von Zahnputz-kaugummis gehört? Die werden gerne mit Menschen beworben, die sehr „busy" wirken, Aktentasche unter dem Arm und Handy am Ohr. Nur ein Werbegag oder ist da mehr dran? Ein Stoff, den man meistens in diesen Kaugummis findet, ist der natürliche Zuckeralkohol Xylit (Birkenzucker), dessen besondere Eigenschaften bereits seit den 1970er-Jahren bekannt sind. Xylit kann von Kariesbakterien nicht so leicht verwertet werden wie zum Beispiel Sorbit, welches üblicherweise in sogenanntem „zuckerfreiem" Kaugummi enthalten ist. Zudem verursacht der künstliche Süßstoff Sorbit einige Zeit nach dem Verzehr Heißhunger.

Jeder Kaugummi regt natürlich immer die Speichelproduktion an, wodurch schädigende Säuren neutralisiert werden, wie sie nach einer Mahlzeit entstehen. Bei ausreichender Aufnahme scheint Xylit auch tatsächlich der Kariesbildung entgegen zu wirken. Es ersetzt aber keinesfalls das richtige Zähneputzen und Plaque zwischen den Zähnen kann es auch nicht verhindern. Nicht enthalten sein sollten in einem Zahnpflege-Kaugummi aber der künstliche Süßstoff Aspartam oder der Weißmacher Titandioxid. Ersterer findet sich oft in den sogenannten zuckerfreien Kaugummis und er steht mittlerweile im Verdacht, Krankheiten wie Krebs, Asthma und Diabetes zu begünstigen. Im Zusammenhang mit Titandioxid werden Krankheiten wie Krebs und diverse Autoimmunerkrankungen in Fachkreisen diskutiert.

WARUM BLUTET ES BEI DER ZAHNREINIGUNG

Unser Zahnfleisch ist sehr robust. Muss es auch sein, denn wir nehmen ja auch harte und kantige Nahrung zu uns. Wenn der Mundraum gesund ist, blutet es nicht. Falls es doch einmal vorkommt, so ist das kein Drama. Passiert es jedoch gehäuft in kurzen Abständen, sollten Sie genauer hinschauen. Nach oder während einer professionellen Zahnreinigung ist ein bisschen Blut nicht ungewöhnlich – der Zahnstein „leistet Widerstand", wenn ein Zahn von ihm befreit werden soll. Häufigeres Zahnfleischbluten hat seine Ursache in den meisten Fällen in einer unzureichenden Mundhygiene, wodurch Bakterien im Mundraum leichtes Spiel haben.

Fragen Sie sich selbst doch mal: Putzen Sie täglich Ihre Zähne, und reinigen Sie dabei die Zahnzwischenräume mit Zahnseide oder Interdentalbürstchen? Wir sind Menschen mit Schwächen, das ist in Ordnung. Wenn wir abends spät nach Hause kommen, müde, da wollen wir nur noch ins Bett. Den Weg ins Bad verschieben wir dann gerne mal auf den nächsten Tag. Es darf eben nur nicht zur Gewohnheit werden. Zahnbelag setzt sich schnell fest, die angreifenden Bakterien haben damit einen sicheren Platz, von dem aus sie weiter vorrücken können. Als nächstes wird das Zahnfleisch besetzt, es kommt zu Entzündungen, die bei Nichtbehandlung irgendwann in einer Parodontitis enden, also den Zahnhalteapparat befallen. Bakterien führen zu einem Anschwellen des Zahnfleisches, es wird sehr empfindlich und blutet bei jeder Irritation, wie zum Beispiel durch eine harte Zahnbürste. Als weiteres Alarmsignal werden Sie auch Mundgeruch haben, denn die entzündungsverursachenden Bakterien verströmen bei ihrer Arbeit einen unangenehmen Geruch. Es gibt zum Glück diverse Möglichkeiten, um gegen die schädlichen Bakterien vorzugehen. Die Entzündung des Zahnfleisches verursacht eine stärkere Durchblutung der Mundregion. Das ist die körpereigene Abwehr. Achten Sie nun auf jeden Fall darauf, eine Zahnbürste mit weichen Borsten zu verwenden, die massiert wunderbar das Zahnfleisch. Des Weiteren können antibakterielle Mundspülungen helfen, auch Salbei, ätherische Öle oder Kamille haben eine entsprechende Wirkung. Sollte aber nach einigen Tagen die Entzündung nicht zurückgegangen sein, suchen Sie besser eine Zahnarztpraxis auf, vielleicht liegt die Ursache bereits tiefer – und das im wortwörtlichen Sinne. Eine Parodontitis wird in den seltensten Fällen von selbst wieder verschwinden.

Es gibt noch weitere Gründe für Zahnfleischbluten. Besonders anfällig dafür sind Diabetiker, bei ihnen haben die Mundbakterien ideale Bedingungen, manchmal in Verbindung mit einem geschwächten Immunsystem. Auswirkungen haben auch Mangelernährung und hoher Alkohol- und Tabakkonsum. Hormone spielen wie immer ebenfalls eine große Rolle. Schwankungen im Hormonhaushalt, wie sie in der Pubertät, bei Einnahme der Pille, während der Menstruation und bei einer Schwangerschaft vorkommen, wirken sich auf die Festigkeit des Zahnfleisches aus. Und je weicher es ist, um so leichter haben es die angriffslustigen Bakterien. Körperliche Erkrankungen mit der daraus resultierenden Medikamenteneinnahme sind oft auch ursächlich bei Zahnfleischbluten beteiligt. Dann ist das Blut beim Zähneputzen ein weiteres sichtbares Krankheitssignal.

PARODONTITIS UND ZAHNFLEISCHTASCHEN

Zuerst kommen die Taschen, dann der Rückgang des Zahnhalteapparats – wenn man nichts dagegen tut! Alarmsignale bekommen Sie von Ihrem Körper auf jeden Fall und sei es nur eine verstärkte Rötung oder Überempfindlichkeit an entsprechenden Stellen. Wenn Ihr Zahnhalteapparat, also das Zahnfleisch, das Bindegewebe und der Knochen, gesund sind, liegt das Zahnfleisch bis zur Zahnwurzel straff an. Ihnen ist sicher aufgefallen, dass Ihr Zahnarzt bei der Anamnese immer zuerst mit einem schmalen Instrument, dass an der Spitze etwas verdickt ist, am Zahnfleischrand entlangfährt, was mehr oder weniger angenehm, manchmal auch schmerzhaft ist. Und wenn Sie danach ausspülen sollen, kommt zuweilen sogar etwas Blut. Was macht der Zahnarzt da eigentlich genau? Ich war und bin neugierig, ich fragte meinen Zahnarzt danach. Also, dieses Gerät wird WHO-Sonde genannt und es wird damit die sogenannte Sondierungstiefe ermittelt. Der Zahnarzt fährt mit diesem diagnostischen Gerät am Zahn entlang bis in den Zahnfleischsaum hinein. Normalerweise geht das höchstens etwa einen Millimeter tief, dann ist Schluss, das Zahnfleisch liegt viel zu straff am Zahn an. Wenn dieses aber entzündet und entsprechend geschwollen ist, liegt es nicht mehr so fest an, die Sonde kann tiefer vordringen und verursacht häufig eine Blutung. Und ja, es kann dann ein bisschen weh tun. Bis etwa 3,5 mm Tiefe wird es noch als Zahnfleischentzündung (Gingivitis) bezeichnet, bei Werten darüber ist von einer Parodontitis auszugehen.

Auslöser von Parodontitis sind Bakterien. Sie sammeln sich im Zahnbelag (Plaque), der die Vorstufe von Zahnstein ist. Dieser Biofilm aus bakteriellen Erregern scheidet Säuren und Gifte aus, welche den Mundraum angreifen. Und unser Körper schlägt umgehend Alarm, indem er eine Entzündung als Reaktion auslöst. Der Zahnhalteapparat kann seiner Funktion nicht mehr gerecht werden, Zahnfleischbluten und Empfindlichkeit sind die vordergründigen Signale. Nicht zu unterschätzen sind die Bakterien, die nun sehr leicht in den Blutkreislauf vordringen und Ursache von Schlaganfall oder Herzinfarkt sein können. Bei Schwangeren werden die infolge der Entzündung freigesetzten Giftstoffe auch zum Auslöser von Frühgeburten.
Bei Nichtbehandlung wird das Zahnfleisch zunehmend angegriffen, es löst sich vom Zahn und geht zurück, es bilden sich Zahntaschen, idealer Lebensraum für noch mehr Bakterien. Die Immunabwehr unseres Körpers zieht jetzt alle Register, um diesen „Waldbrand" zu stoppen. Knochenabbauende Zellen werden aktiviert um entzündete Stellen aus dem Zahnhalteapparat zu entfernen. Und irgendwann ist die Knochensubstanz so weit abgebaut, dass es zum Verlust erster Zähne kommt.

Geschieht dieser Vorgang tendenziell langsam, spricht man von einer chronischen, bei einem eher schnellen Verlauf von einer aggressiven Parodontitis. Letztere ist nie abschließend heilbar. Auch wenn die Symptome verringert werden, kann der Knochenabbau nicht vollständig gestoppt werden. Absolut notwendig ist gründliche Mundhygiene mit regelmäßiger professioneller Zahnreinigung. Je nach Schwere der Erkrankung hilft die Verabreichung von Antibiotika, wobei die Wirkung nur wenige Wochen anhält.

Was kann der Zahnarzt tun, wenn die Sonde bei Ihnen Alarm geschlagen hat? Die Zähne müssen von Plaque und Zahnstein befreit werden. Das eigene Immunsystem schafft normalerweise den Rest der Heilung. Wenn die Erreger bereits tiefer vorgedrungen sind und sich tiefe Zahnfleischtaschen gebildet haben, ist die Parodontitis-Behandlung notwendig, um die Entzündung zu stoppen.

Aber warum haben manche Menschen ständig Probleme mit Parodontitis und andere nie? Einer der Gründe ist die bei jedem Menschen individuelle Mundbakterien-Flora, das Mikrobiom im Mund, bei dem es sich nicht automatisch um Krankheitserreger handeln muss. Die Genetik spielt in diesem Zusammenhang eine nicht zu unterschätzende Rolle. Ja, unsere Eltern sind daran nicht ganz „unschuldig". Bei der Nachkriegsgeneration nach dem zweiten Weltkrieg war Karies in der Bevölkerung sehr verbreitet. Und das wurde an die nächste Generation weitergegeben. Karies und Parodontitis verhalten sich wie „ansteckende" Krankheiten, es reicht schon der abgeschleckte Babylöffel für die Übertragung. Die Bakterien aus den ersten Lebensjahren – etwa bis 1,5 Jahre nach dem ersten Zahndurchbruch – sind verantwortlich für unsere lebenslange Mundflora. Entsprechende Bakterien können von Mensch zu Mensch übertragen werden, selbst dann, wenn der Überträger nicht selbst an Parodontitis leidet. Eine nicht entzündliche Parodontose kann allerdings nicht durch Ansteckung übertragen werden. Ausschlaggebend ist wie immer auch der Zustand unseres Immunsystems. Zudem begünstigen zum Beispiel Diabetes oder auch Nikotingenuss die Parodontitis.

Zur Beseitigung von Parodontitis gibt es wie so oft diverse gruselige Geschichten, wie zum Beispiel, dass das ganze Zahnfleisch im Mund aufgeschnitten wird, es fürchterlich blutet und weh tut und so weiter. Das war vielleicht mal so, heutzutage wird so ein Eingriff unter Betäubung mit speziellen Instrumenten vorgenommen, mit deren Hilfe die Taschen direkt gereinigt werden. Geschnitten wird nur noch, wenn die Taschentiefe bereits sehr ausgeprägt ist. Unterstützend werden bei hartnäckigen Bakterien je nach Bedarf Antibiotika verabreicht. Alles ist besser, als Zahnfleischtaschen dauerhaft zu ignorieren!

Es gibt allerdings auch sogenannte Pseudotaschen, wo die Sonde aufgrund des weichen und angeschwollenen Zahnfleischs sehr tief vordringen kann, obgleich keine Entzündung vorliegt. Ursache dafür sind meistens der persönliche Hormonhaushalt oder eingenommene Medikamente. Da hilft dann bereits gute Zahnpflege, damit diese Pseudotaschen durch weitere Besiedlung mit Bakterien keine schlimmere Entwicklung nehmen.

APHTEN

Zuerst die gute Nachricht; sie sind fast immer völlig harmlos. Sie sind nicht ansteckend und heilen normalerweise von selbst innerhalb von ein bis drei Wochen wieder ab. Davon betroffen sind etwa zwei bis zehn Prozent der Bevölkerung. Die unangenehme Nachricht: Aphten sind meistens sehr schmerzhaft. Der Grund sind freiliegende Nervenenden in der Mundschleimhaut. Verursacht werden die Entzündungen durch eine starke Reaktion des Immunsystems, welche das Gewebe an den entsprechenden Stellen zerstört. Aphten können Sie immer wieder bekommen. Die Größe und Menge dieser Schädigung der Schleimhaut im Mund- und gelegentlich auch Genitalbereich kann stark variieren. Brennen, Kribbeln, Spannen – das sind die Begleiterscheinungen, wenn Aphten entstehen. Binnen eines Tages röten sich die entsprechenden Stellen, bis sich schließlich ein gelb-grau-weißlicher flacher Belag mit einem roten Hof bildet. Meistens sind die

Bereiche nur linsengroß, seltener haben sie einen Durchmesser von einem bis drei Zentimetern, verbunden mit einer größeren Gewebetiefe, was bei der Abheilung zu Narben führen kann. Sind die Aphten nur stecknadelkopfgroß, gleichen sie dies meist durch eine große Anzahl von bis zu 100 Stück aus. Sie werden aufgrund ihrer geringen Größe oft mit einer Herpes-Infektion verwechselt.

Aphten beeinträchtigen also unser Wohlbefinden, führen aber nicht zu dauerhaften gesundheitlichen Schäden. Man könnte jetzt spekulieren, dass dies ein Grund ist, warum bislang noch nicht geklärt wurde, wodurch diese Erkrankung verursacht wird. Vielleicht lohnt es sich einfach nicht, das Problem ernsthaft zu erforschen? Aber das ist natürlich nur eine böse Unterstellung von mir. Man kann aber wenigstens gegen die Symptome schmerzlindernde Salben oder Gele auftragen. Gute Mundhygiene sollte in diesem Fall erst recht selbstverständlich sein. Unterstützend wirkt auch die Vermeidung von scharfen Gewürzen und Zitrusfrüchten. Aber das spüren Sie ganz schnell selber und haben dann sowieso keine Lust mehr darauf. In sehr schweren Fällen kann ein Arzt entsprechend der individuellen Indikation geeignete Medikamente verschreiben.

Selbstverständlich gibt es einige Vermutungen hinsichtlich der Ursache von Aphten. Dass die Erkrankung in manchen Familien häufiger vorkommt, lässt auf eine genetische Komponente schließen, ebenso das gehäufte Auftreten bei bestimmten Volksstämmen. Aber wie so oft bei unklaren Ursachen werden auch die üblichen Verdächtigen herangezogen wie zum Beispiel Stress, Schlafmangel, Nahrungsmittel- oder Medikamenten-überempfindlichkeit, ein schwaches Immunsystem oder Magen-Darm-Störungen. Auch ein schlechtsitzender Zahnersatz, falsche Zahnputztechniken, Bissverletzungen könnten ursächlich eine Rolle spielen. Nicht zu vergessen der Hormonhaushalt im Rahmen des Menstruationszyklus, denn Frauen sind stärker als Männer von der Schleimhautentzündung betroffen.

Sollten Aphten nach zwei Wochen nicht verschwunden sein, suchen Sie besser einen Arzt auf. Das gleiche gilt, wenn die Entzündungen sehr groß sind oder Sie sehr häufig, also mehrmals im Jahr darunter leiden. Denn dann können andere Erkrankungen oder Mangelerscheinungen im Körper der Grund sein. Aphten entstehen zum Beispiel in Zusammenhang mit der entzündlichen Blutgefäßerkrankung Morbus Behcet. Aufgrund der vielen Möglichkeiten ist für die Diagnose eine gründliche Betrachtung der Krankengeschichte sinnvoll.

WIE KINDER VOR KARIES SCHÜTZEN?

Karies ist auch nicht mehr das, was es mal war... in meiner Kindheit gab es praktisch Keinen, der nicht wiederholt Löcher in einem Zahn hatte. Klar war, wenn du zum Zahnarzt gegangen bist, dann wurde gebohrt und das tat weh. Und mir wurde immer vermittelt, dass dies nur an den vielen Süßigkeiten lag, die ich anscheinend gegessen hatte. Von welchem Taschengeld das bezahlt worden sein soll, war mir immer schleierhaft. Dagegen haben es heutzutage Kinder und Jugendliche gut, viele von ihnen haben überhaupt keine Karies mehr. Und Kariesbakterien bedeuten nicht automatisch auch Karies, denn die entsprechenden Bakterien gehören zu unserer normalen Mundflora – es dürfen nur nicht zu viele werden. Der regelmäßige Zahnarztbesuch ist für viele Kinder mittlerweile Standard, entsprechend gibt es sehr wenig Zahnschmerzen. Nach wie vor problematisch ist Karies im frühkindlichen Alter, wofür die Kleinen nicht selber verantwortlich sein können. Die Milchzähne und auch die bleibenden Zähne in den ersten drei Jahren haben noch keinen widerstandsfähigen Zahnschmelz. Und so banal es jetzt klingt, die beste Waffe gegen Karies ist regelmäßige, gute Zahnpflege. Das ist die Basis von Allem, wobei natürlich auch die Ernährung eine wichtige Rolle spielt. Die Gene, immer wieder gerne als Sündenbock hervorgeholt, sind es normalerweise nicht, wobei es schon Unterschiede bei der Zahnschmelzhärte gibt. Mit am problematischsten ist Zuckerhaltiges wie gesüßte Tees, mit denen die Kleinen über Saugfläschchen versorgt werden. Da die Kinderzähne dadurch über lange Zeiträume hinweg mit zuckerhaltiger Flüssigkeit umspült werden und damit die Kariesbakterien bestens ernähren, wird dies umgangssprachlich als „Nuckelflaschenkaries" bezeichnet. Selbst Obst, im Prinzip gesund dank der Vitamine, ist problematisch aufgrund des Fruchtzuckers. Benachteiligt sind Kinder, die an einer Molaren-Inzisiven-Hypomineralisation (MIH) leiden. Die können noch so gut die Zähne putzen, der Zahnschmelz bleibt anfällig. Da helfen nur häufige Kontrollbesuche in der Zahnarztpraxis mit regelmäßiger Prophylaxe. Etwa jedes zehnte Kind hat mit dieser Erkrankung zu kämpfen. Überhaupt sollten Eltern bereits mit Kleinkindern, wenn der erste Zahn durchbricht, zum Zahnarzt gehen und nicht warten, bis ernste Probleme mit Schmerzen auftreten, die speziell bei Milchzähnen sehr unangenehm sind.

Immer noch nicht eindeutig von der Wissenschaft geklärt ist, ob Karies überhaupt eine Infektionskrankheit ist. Egal, soll die Forschung sich doch darüber streiten. Wir wissen, dass ein Baby völlig ohne Mundflora zur Welt kommt und erst die Eltern Kariesbakterien auf unterschiedlichste Weise übertragen. Nein, das ist jetzt kein Grund, in Zukunft nicht mehr mit Babys rumzuschmusen. Beliebt als Empfehlung ist aber, keine Löffel oder Schnuller von kleinen Kindern abzuschlecken, bevor diese sie in Mund bekommen. Für mich ist das immer ein Abwägen, ich finde – ganz unwissenschaftlich – es gibt da kein richtig oder falsch. Denn gleichzeitig wird ja die Immunabwehr des Kindes aktiviert und gestärkt, oder?

Ein weiteres Thema ist das Fluor; zunächst überschwänglich angepriesen, dann wieder etwas relativiert oder sogar gefürchtet, gehört es nun in passender Ausführung bei den meisten Kindern zur Zahnpflege und scheint zu helfen. Aber Vorsicht, in Zahncremes für Erwachsene ist die Dosierung viel zu hoch für Kinder und hat entsprechend negative Auswirkungen. Deshalb gibt es geeignete Zahncremes speziell für die Kleinen.

Gerne ignorieren Eltern die Karies bei den Milchzähnen ihrer Kinder, so nach dem Motto – die fallen sowieso bald aus, Hauptsache, die bleibenden Zähne sind dann gesund. So leicht ist es aber nicht, denn gesunde Milchzähne sind wichtig für die Entwicklung des gesamten Kiefers und dienen als Platzhalter für die nachrückenden Zähne. Sie dürfen also nicht zu früh zerstört werden und dann herausfallen, sonst sind Kieferfehlstellungen schon vorprogrammiert. Was dann in späteren Jahren Arbeit für den Kieferorthopäden bedeutet. Ersparen Sie das doch Ihrem Nachwuchs. Bei Kindern, die sehr anfällig für Karies sind, können zudem die Fissuren, also die Rillen in den Backenzähnen, mit einem Kunststofflack versiegelt werden, damit die Kariesbakterien keine Chance mehr haben, sich einzunisten.

Damit eine Karies entstehen kann, braucht es laut der **Kariestheorie nach W. D. Miller** (aus dem Jahr 1890!) vier Faktoren:

1. einen Zahn (logischerweise.... ;-)) **2.** Zucker **3.** Bakterien **4.** Zeit

MEINE KINDER WOLLEN IHRE ZÄHNE NICHT PUTZEN

Haben Sie als Kind gerne ihre Zähne geputzt? Aus eigenem Antrieb hätte ich das sicher nie gemacht, aber da war unsere Mutter eisern; wir durften nie ohne geputzte Zähne ins Bett. Ein Kleinkind muss das selbstverständlich erst mal lernen, also sind die Eltern gefragt. Putzen diese, sichtbar für den Nachwuchs, regelmäßig ihre Zähne und können entsprechend ein Vorbild sein? Kleine Kinder lernen vieles, indem sie Aktivitäten der Eltern nachmachen. Das ist die elterliche Chance, die so nie wiederkommen wird, ein appellieren an die Vernunft hilft meistens nur wenig. Denn Kleinkindern macht das Lernen Spaß, die haben einen enormen inneren Antrieb, alles wie die Erwachsenen zu können. Okay, nicht alle Kinder sind so und manche finden Zähne putzen einfach nur lästig. Trotzdem sind die ersten Jahre ganz entscheidend, denn sobald die Kinder verstärkt mit Gleichaltrigen in Kontakt kommen, schauen sie sich auch viel von denen ab. Wenn der beste Freund im Kindergarten das mit dem Zähneputzen eben ganz anders handhabt, haben die Eltern bereits schlechte Karten. Was nicht heißt, dass nun alles verloren ist, aber es kann schwieriger werden.

Ideal ist es, wenn das Zähneputzen zum Ritual wird – also jeden Tag zur gleichen Zeit mit möglichst wenigen Ausnahmen. Ein ritualisierter Ablauf könnte zum Beispiel sein: erst Schlafanzug anziehen, ins Bad gehen, Gesicht waschen, Zähne putzen, auf die Toilette, dann ins Bett gehen, danach wird noch eine Geschichte vorgelesen oder ein Gute-Nacht-Lied gesungen, dann das Licht ausgemacht. Ich höre schon den Aufschrei mancher Eltern... „das geht mit meinem Kind nicht!" Möglich, aber sicher gilt: Fast alle Kinder lieben Routinen, auf die sie sich einstellen und verlassen können. Sie bieten emotionale Sicherheit und Orientierung, sozugen ein „Zuhause" in der Zeit. Ein klares Bekenntnis zu Regeln hilft vielen Eltern dabei, Routinen zu etablieren.

Der Versuch, Kindern etwas von Zahnerkrankungen zu erzählen, wirkt da oft weniger, da es nur fern oder viel zu abstrakt bleibt. Und wahrgenommen wird die Karies erst, wenn sie richtig weh tut, und so lange sollten Eltern nicht warten. Aber sie sind oft hilflos und in vielen Zeitschriften kann man zu diesem Thema Ratschläge finden, die sich sogar widersprechen. Wenn sich ein Kind richtiggehen wehrt, dann sollten Eltern versuchen, den Grund dafür herauszubekommen. Vielleicht tut die verwendete Zahnbürste weh oder die Zahncreme schmeckt nicht gut (zu lecker sollte sie aber auch nicht sein, sie soll ja nicht runtergeschluckt, sondern wieder ausgespuckt werden). Das sind Dinge, die leicht zu ändern sind. Und wenn das Kind dann selber putzt, kräftig loben und vor allem dabeibleiben, und das nicht nur wegen der Kontrolle. Am besten gleichzeitig selber die Zähne putzen.

Bereits der erste Milchzahn, der etwa im Alter von sechs Monaten kommt, braucht Pflege. Die müssen natürlich die Eltern übernehmen. Babys in ihrer oralen Phase werden gerne eine altersgerechte Zahnbürste in Mund nehmen, damit spielen und darauf herumkauen. Wunderbar, dann kann Papa oder Mama mit einer weiteren Zahnbürste die ersten kleinen Zähnchen säubern. Im Oberkiefer am empfindlichen Lippenbändchen besonders aufpassen, da kann eine Bürste schnell mal weh tun, wenn einfach darüber gestrichen wird. Auf keinen Fall in Stress geraten, wenn Ihr Handeln mit Schreien quittiert wird. Babys haben hervorragende Antennen für die nonverbalen Befindlichkeiten der Menschen um sie herum. Je mehr Ruhe, Klarheit und Konsequenz Sie ausstrahlen, um so leichter wird es gehen. Mit etwa zwei Jahren kann ein Kind die Nutzung der Zahnbürste ganz spielerisch selber erkunden, wobei Erwachsene die feinmotorische Herausforderung nicht unterschätzen sollten. Nachputzen ist meistens notwendig. Unterstützend kann sich passende Musik auswirken, natürlich immer die gleiche. Vielleicht ein Kinderlied mit etwa drei Minuten Länge (Putzdauer), welches die Bürstbewegungen rhythmisch unterstützt. Eigentlich eine Selbstverständlichkeit, aber hier noch einmal extra betont; nach dem Zähne putzen gibt es keine süßen Getränke oder Essen mehr. Bei viel zu vielen Kindern ist immer noch das „Betthupferl" eine Selbstverständlichkeit – gar nicht gut. Und wenn das Kind noch so lieb darum bettelt, da müssen Eltern hart bleiben. Kommt dann der beliebte Spruch „ich habe aber noch Durst!", ist nur ein Glas klares Wasser möglich. Ja, Erziehung kann anstrengend sein, ich weiß, wovon ich spreche. Erst bei etwa 9-jährigen Kindern ist allmählich davon auszugehen, dass sie das Zähneputzen in eigener Verantwortung hinbekommen. Klar werden sie das schon früher behaupten. Eine gute Möglichkeit, das zu überprüfen, sind Tabletten (in jeder Apotheke erhältlich), die beim Kauen alle Zahnstellen färben, auf denen noch Bakterien haften. Ein eindeutiger optischer Beweis, der dann direkt weggeputzt werden kann. Schadet auch nicht, das mal bei sich selbst zu überprüfen...

MACHEN FLUORIDE DUMM?

Das könnte eine Überschrift in bekannten einschlägigen Medien sein; das vielgepriesene Fluor im Kampf gegen Karies soll sich anscheinend negativ auf unsere Intelligenz auswirken! Ist da wirklich was dran an dieser Behauptung? Dem zugrunde liegt natürlich wieder mal eine Studie; selbstverständlich zeitnah von anderen Forschungsergebnissen widerlegt. Auslöser für den „Angriff" auf die Fluoride ist eine mexikanische Studie aus dem Jahr 2012, die von der Harvard- Universität initiiert wurde. Dabei wurden nur Fluoride aus dem Trinkwasser und der Nahrung berücksichtigt, also nicht aus der Zahncreme.

Bei allen Unklarheiten ist eines sicher: Fluor ist im Prinzip ein starkes Gift. Damit steht es aber nicht alleine da, es kommt einfach auf die Dosierung an. Viele sogenannte Heilpflanzen werden bei zu hoher Dosierung für uns Menschen toxisch. Ich versuche mir bei widersprüchlichen Studienergebnissen immer selbst so gut wie möglich ein Bild zu machen. Selbst Quecksilber wurde früher zur Heilung von Krankheiten eingesetzt. Über die Wirkung von Fluorid wird bereits seit über 20 Jahren kontrovers diskutiert. So gab es 2007 eine chinesische Studie, die einen Kausalzusammenhang zwischen erhöhter Fluoridkonzentration bei Kindern und ihrem verringerten IQ festgestellt hat. Entsprechend erschien eine Arbeit 2012 im Iran, die zum gleichen Ergebnis kam. Und in Indien wurde 2015 festgestellt, dass Fluoride im Trinkwasser sich ebenfalls auf die Intelligenz von Kindern auswirken. Wie gesagt, es sind alles Studien – und ich bin ein misstrauischer Mensch, was die heutige Wissenschaft betrifft (Zu oft stehen politische und/ oder finanzielle Gründe Pate bei den Studienergebnissen). Unsere Schulmedizin verweigert tendenziell die kritische Betrachtung von Fluoriden und versucht das auch mit entsprechenden Gegendarstellungen zu begründen. Wenn es Sie interessiert – machen Sie sich selbst ein Bild davon und entscheiden Sie entsprechend.

Unabhängig von den Studien im Zusammenhang mit dem IQ kann das Ergebnis einer Untersuchung von amerikanischen Jugendlichen nachdenklich stimmen, bei der 57% an der Verkalkungsstörung Zahnfluorose litten. Dazu muss man wissen, dass amerikanisches Trinkwasser einen sehr hohen Fluoridanteil hat. In Deutschland wird das Trinkwasser übrigens nicht mit Fluoriden angereichert. Hier kommt es in der Zahnpasta üblicherweise als Natriumfluorid vor. Und nach dem Zähneputzen spucken wir es beim Spülen aus, es wird also normalerweise nicht von unserem Körper in größeren Mengen aufgenommen. An den Zähnen soll es natürlich schon ein bisschen haften bleiben, denn es schützt den Zahnschmelz – bei richtiger, altersgerechter Dosierung.

Wie immer, **die Dosis entscheidet**, ob Fluoride Gift sind. Ohne Fluoride wären wir noch als Fische im Meer unterwegs. Sie sind in geringsten Dosen notwendig, damit unser Knochengerüst überhaupt Calcium einlagern kann und dadurch stabil wird. Daher wurden Fluoride bis vor dreißig Jahren noch zur Osteoporose Behandlung eingesetzt. Bei einer Überdosierung kommt es beim Knochen zur Knochenfluorose, bei den Zähnen zur Dentalfluorose, einer Mineralisierungsstörung, die zu erhöhter Brüchigkeit führt. [23]

Für alle Skeptiker hier noch ein kleines Zahlenspiel: Würde ein Kleinkind etwa 30 mg Fluorid je Kilogramm Körpergewicht zu sich nehmen, dann wäre das tödlich. Das entspräche rund 12 Tuben Kinderzahnpasta! Wie so häufig liegt die Wahrheit vermutlich in der Mitte; in Abhängigkeit vom Alter kann Fluor bei richtiger Dosierung sich für den Körper als nützlich erweisen. Aber ein Allheilmittel für unsere Zähne ist es sicher nicht.

Zahnpflege im Alter kann schwierig werden und das mit den entsprechenden Folgen für Zähne und Zahnfleisch. Zahnprothesen sind davon nicht ausgenommen. Die Feinmotorik ist zuweilen nicht mehr so gut und man trinkt nicht ausreichend, so dass die Zähne zu wenig umspült werden. Eventuell ist ein älterer oder behinderter Mensch gar nicht in der Lage, ohne fremde Hilfe die eigenen Zähne zu pflegen oder er vergisst es einfach. Beim heutigen Mangel an Pflegekräften bleibt oft nicht genug Zeit, um sich um jeden einzelnen Menschen ausreichend zu kümmern. Hoffentlich gibt es dann Angehörige, welche die notwendigen Aufgaben übernehmen.

Termine in einer Zahnarztpraxis alleine wahrzunehmen ist meistens nur unter Schwierigkeiten möglich, also entfällt die notwendige Prophylaxe einfach. Der Bedarf an Karies- und Parodontitis-Behandlung ist speziell bei älteren Senioren mit und ohne Pflegebedarf extrem hoch. Nicht verwunderlich, dass viele an Zahnfleischbluten und Zahnverlust leiden. Professionelle Zahnreinigung wird im höheren Alter viel zu wenig in Anspruch genommen.

Die Situation für Behinderte und Senioren deckt sich in vielen Aspekten mit denen von kleineren Kindern. Wie diese wollen Menschen mit einschränkenden Handicaps nicht immer alles in einer vorgegebenen Form, nur weil es zum Beispiel der Zeitplan im Pflege- oder Betreuungsheim vorgibt. Vielleicht hatten sie ursprünglich ganz andere Gewohnheiten in Bezug auf die eigene Mundhygiene, die sie natürlich gerne beibehalten würden. Oder eine spezielle Zahnbürste mit einem leichter zu umfassenden Griff wäre hilfreich. Auch eine elektrische Zahnbürste kann eine große Unterstützung sein. Gerade bei älteren Menschen, die oft ohnedies schon körperliche Einschränkungen hinsichtlich ihrer Gesundheit haben, kann die Bedeutung der Mundhygiene nicht hoch genug angesiedelt werden. Insbesondere Herzinfarkte und Schlaganfälle, häufige Todesursachen im Alter, können ihren ursächlichen Grund in kranken Zähnen und entzündetem Zahnfleisch haben. Umgekehrt haben beispielsweise Diabetes und Herz-Kreislauferkrankungen mit entsprechenden Medikamenten Auswirkungen auf Entzündungen und Zahnschäden im Mund. Jeder Mensch ist ganzheitlich zu betrachten, Ursachen und Wirkungen sind immer sehr individuell. Ein älterer oder behinderter Mensch, der sich nicht richtig mitteilen kann, ist für alle Beteiligten eine Herausforderung. Ältere Menschen essen oft nicht mehr ausreichend viel. Vielleicht haben sie Schmerzen beim Kauen, können das aber nicht kommunizieren. Oder ein Zahn ist besonders hitze- und kälteempfindlich. Da macht Essen keinen Spaß mehr! Das Körpergewicht nimmt in Folge ab, und bei einer Mangelernährung mangelt es dann an wichtigen Nährstoffen. Also nicht einfach alles auf das Alter schieben, sondern eine Situation kritisch hinterfragen. Selbst die Artikulation, also unser Sprechen benötigt einen gesunden Mundraum. Ich habe die Kinder bereits erwähnt; es ist gar nicht so ungewöhnlich, dass auch alte Menschen die Zahnpflege verweigern. Mit Zwang oder Verärgerung erreicht man da nichts. Oft helfen gutes Zureden und viel Geduld. Vielleicht kann man, mit Unterstützung durch einen Zahnarzt, versuchen, von der Notwendigkeit der Zahnpflege zu überzeugen. Wichtig bleibt selbständiges Handeln für einen älteren Menschen. Wenn die betreute Person selbst die Zahnpasta auf die Bürste geben will, dann haben Sie doch etwas Geduld, auch wenn es etwas länger dauert; unauffällig unterstützen ist in Ordnung. Immer daran denken, wir werden alle mal alt und wir wissen nicht, wie es uns dann ergeht. Aber jeder von uns wünscht sich wohl eine respektvolle Behandlung!

PARKINSON UND KIEFERKLEMME

Parkinson-Patienten müssen mit diversen Beschwerden zurecht-kommen. Leider treten bei ihnen auch Zahn-und Zahnfleischpro-bleme gehäuft auf. Die Ursache dürfte in der gestörten Feinmo-torik zu finden sein. Reinigende Zahnputzbewegungen sind für entsprechend erkrankte Menschen sehr anspruchsvoll, weshalb die Mundhygiene häufig unzureichend ist. Warnende Schmerzsi-gnale im Mundraum werden zudem vermindert wahrgenommen. Um so dringender ist die regelmäßige Prophylaxe-Behandlung beim Zahnarzt. Da taucht eventuell ein weiteres Problem auf, das in Fachkreisen Kieferklemme genannt wird. Der Patient hat dabei das Problem, den Mund nicht ausreichend für eine Untersuchung aufzubekommen. Es ist auf jeden Fall wichtig, dass ein Parkin-son-Patient den Zahnarzt über seine Krankheit informiert. Sehr sorgfältig sollte entsprechend der Behandlungstermin gewählt werden, da bei Parkinson-Patienten die Beweglichkeit im Verlauf eines Tages stark variieren kann.

UNERWÜNSCHTES LEBEN IM MUND

Dies gleich vorweg; ein kitzelnder Gaumen hat in den seltensten Fällen un-angenehme Ursachen. Wer im Freundeskreis einen Zahnarzt hat, kennt sicher trotzdem eine Geschichte über Maden im Mund eines Patienten. Entsprechend gibt es online so einige Fotos und Kurzfilme, die Mundregionen mit Madenbefall zeigen. Wobei diese Bilder meistens aus tropischen und subtropischen Regionen stammen. Ursache ist die Fliegenmadenkrankheit, die aber normalerweise nur in einem unhygienischen Umfeld entstehen kann. Zudem muss das Immunsystem geschwächt sein, denn sonst hätte eine entsprechende Besiedlung keine Chance. Problematisch kann es sein, wenn jemand ein herausnehmbares Gebiss hat, dies nie reinigt, es vielleicht sogar schon zum Teil eingewachsen ist. Gerade im Alter neigen viele Menschen zudem zu einer verstärkten Mundatmung in der Nacht, der Mund ist also geöffnet, trocknet aus und bietet eine gute Angriffsfläche. Oft dann in Verbindung mit Entzündungen im Mund und einer geschwächten Immun-

abwehr. Es müssen aber schon mehrere ungünstige Faktoren für einem Befall mit unerwünschten Lebewesen vorliegen. In unseren westlichen europäischen Staaten ist es eher unwahrscheinlich, dass ein Zahnarzt so etwas real zu Gesicht bekommt. Aber Viele lieben diese Gruselgeschichten.

BULIMIE UND ZÄHNE

Bulimie schädigt die Zähne, und das irreversibel in mehrfacher Hinsicht. Für den Körper benötigte Nährstoffe werden Mangelware und der gesamte Mundraum wird äußerlich massiv schädigenden Angriffen ausgesetzt. Ein Zahnarzt hat die Möglichkeit, bei dem zahnmedizinischen Aspekt zu helfen. Natürlich kann er sich nur um die Symptome kümmern, wenn die ursächliche Krankheit, die Bulimie, nicht behandelt wird. Zahnärzte sind häufig die Ersten, die so eine Essstörung bemerken.

Zum Schutz des Zahnschmelzes und zur Remineralisierung können **Medikamententrägerschienen** erstellt werden, die wie eine Art zweiter Haut auf die Zähne gesteckt werden. Diese Schienen können mit hydroxilhaltiger Zahncreme beschickt werden und erzielen so eine gute Einwirkzeit auf die Zähne.

Die Mundgesundheit „spiegelt" die Gesamtgesundheit eines Körpers wider. Das ständige Erbrechen zieht sichtbare Symptome nach sich. Regelmäßig gelangt dabei Magensäure in den Mundraum, wodurch der Zahnschmelz massiv angegriffen wird. Der normale Speichelfluss ist nach dem Erbrechen verringert, die Säure kann also weder neutralisiert noch verdünnt noch schnell weggespült werden. Vorsicht ist mit sofortigem Zähneputzen geboten, wie es oft wegen dem unangenehmen Geschmack im Mund praktiziert wird. Der Zahnschmelz, bereits durch das Säuremilieu besonders leicht angreifbar, wird durch das mechanische Zähneputzen zusätzlich in Mitleidenschaft gezogen. Besser einfach nur mit klarem Wasser den Mund ausspülen und gurgeln, das hilft schon viel.

Im Laufe der Zeit können auch das Kiefergelenk und der gesamte Biss von Folgeschäden der Bulimie betroffen sein. Schon minimale Mengen an abgetragener Zahnsubstanz verändern das Zusammenspiel der einzelnen Zähne. Unser Kiefergelenk muss in Folge darunter leiden. Des Weiteren neigt ein an Bulimie erkrankter Mensch zu Zahnfleischbluten, das Zahnfleisch ist ja ständigen Angriffen ausgesetzt – die Magensäure ist eine sehr starke Säure. Parodontitis ist die logische Folge, was bei Nichtbehandlung durch einen Zahnarzt zum Zahnverlust führen kann. Oft unterschätzt wird in diesem Zusammenhang die Bedeutung der Speicheldrüsen. Da diese durch die Bulimie nur eingeschränkt arbeiten, haben es Kariesbakterien leichter, sich an den Zähnen anzulagern und bei der Verarbeitung von Essensresten Säuren zu bilden. Angriff also von zwei Seiten; direkt von den Bakterien und vom Magen her. Bei dieser Übermacht kann ein Zahn nur verlieren. Ein Zahnarzt hat Möglichkeiten zu helfen. Auch in fortgeschrittenem Stadium der Zerstörung der Zahnoberflächen gibt es passende Lösungen. Kronen, Veneers, Brücken, Implantate oder einfach eine Beißschiene – alles mögliche Optionen, damit ein an Bulimie Erkrankter wenigstens ein Gebiss ohne Beschwerden hat. Aber Vorsicht: Auch Keramikmaterialien werden durch Säuren angegriffen.

WER WILL DA SCHON LÄCHELN...

Es gab eine Zeit, da war Lächeln verpönt. Würden wir am Hofe von König Ludwig XIV. leben, dürften wir niemals unsere Zähne zeigen. Zur vornehmen Etikette gehörte ein schmallippiges Lächeln. Wer sich Porträts aus dieser Zeit anschaut, wird nie einen geöffneten Mund sehen. Ursache davon könnte gewesen sein, dass Menschen jener Epoche häufig hässlich verfärbte Zähne hatten und die meisten Gebisse mit zunehmendem Alter auch Lücken aufwiesen. Dieser Sachverhalt ist nicht weiter verwunderlich, speziell in der vornehmen Gesellschaft mit ihrer oft zuckerhaltigen Ernährung.

Lächeln signalisierte zu jener Zeit Leichtsinn, üble Manieren oder gar Wahnsinn. Eine Einstellung, die sich erst durch den Philosophen Rousseau änderte. Dank diesem Wegbereiter der französischen Revolution gewann das Lächeln in all seinen Abstufungen an Bedeutung. Gefühle durften nun durch ein charmantes Lächeln ausgedrückt werden. Optisch ansprechend war das aber verständlicherweise nur bei den wohlhabenden Menschen, die sich teure Zahnbehandlungen leisten konnten und wollten. Es begann damit in Frankreich eine Epoche, wo die brutalen, aber üblichen Zahnreißer-Methoden durch Zahnerhaltung und Prävention ersetzt wurden, da Zähne plötzlich als sehenswert galten. Eine Entwicklung, die wiederum dem Berufsstand der Zahnärzte zugute kam.

Lachen und Ästhetik

ICH TRAUE MICH NICHT ZU LACHEN

Ich lache sehr gerne. Wie sieht es mit Ihnen aus? Beneiden Sie Menschen wie zum Beispiel den Hauptdarsteller Omar Sy aus dem Film „Ziemlich beste Freunde" wegen seines hemmungslosen und ansteckenden Lachens? Mit so einem strahlend schönen Gebiss lässt es sich ja leicht so extrovertiert lachen, sagen Sie sich vielleicht. Das strahlend weiße Lachen anderer Menschen verursacht nicht selten Neid.

Ich kann Ihnen versichern: Es geht vielen Menschen wie Ihnen. Menschen, die sich scheuen, voller Inbrunst loszulachen. Ein Grund ist häufig das Gebiss. Denn nicht Jeder hat solche Idealbedingungen; Zähne in richtiger Größe, schön weiß und gerade. Beim Einen stehen die Zähne krumm im Mund, beim Nächsten beherrschen unschöne Zahnlücken das Bild. Verfärbungen, blutiges Zahnfleisch, gar mit asymmetrisch verlaufendem Zahnfleischrand kommen relativ häufig vor.

Einige Menschen haben regelrecht Angst vor einem Zahnarztbesuch. Eine Praxis wird erst im äußersten Notfall aufgesucht mit teilweise dann irreparablen Schäden oder sehr aufwendigen Sanierungen. Fortgeschrittene Karies und Parodontitis sind zudem häufig Ursache von Mundgeruch. Der macht sich natürlich unangenehm bemerkbar, wenn der Mund zu weit geöffnet wird; also werden lieber die Lippen zusammengekniffen, um ein peinliches Zurückweichen der Mitmenschen zu vermeiden.

Aber: Ihnen kann geholfen werden. Die meisten der genannten Probleme lassen sich mit zahnärztlicher Hilfe lösen. Und versprochen – es muss beim Zahnarzt nichts mehr weh tun! Ja, ich kenne das Problem selber, auch ich muss mir das immer wieder aufs Neue verstandesmäßig sagen. Meine frühkindlichen zahnärztlichen Erfahrungen haben sich mir fest eingebrannt und beherrschen mich noch immer vor jedem Besuch in einer Zahnarztpraxis. Aber die Realität belehrt mich nach und nach eines Besseren.

Ein Sonderfall zur „Verhinderung" impulsiven Lachens kann das sogenannte „gummy smile" sein. Im Prinzip ist das kein vorrangig medizinisches Problem, sondern eher ein psychisches.

„Gum" steht im Englischen für Zahnfleisch. Ein Mensch mit der entsprechenden Kiefersituation zeigt beim Lachen mehr rotes Zahnfleisch als Zähne (Zahnfleischlächeln), was im Verhältnis als unharmonisch empfunden werden kann. Unser ästhetisches Empfinden verlangt eine harmonische Symmetrie zwischen Rot und Weiß, wobei das natürlich immer ein subjektives Gefühl ist. Im Allgemeinen geht, wenn man lächelt, der Rand der Oberlippe bis zum Zahnfleischrand. Vielleicht haben Sie aber eine schmale Oberlippe in Kombination mit eher kleinen Schneidezähnen. Oder ein Zuviel an Zahnfleisch oder ein extrem stark entwickelter Oberlippenhebemuskel – alles körperliche Veranlagungen, die zum „gummy smile" führen.

Wer mit einem dieser Probleme „gesegnet" ist, will nun, wenn es denn als störend empfunden wird, natürlich wissen, ob man dagegen etwas tun kann. Das kann mit einem klaren „Ja" beantwortet werden. So lässt sich überschüssiges Zahnfleisch mit einem Laser abtragen. Und der zu starke Hebemuskel der Oberlippe kann durch eine Botox-Behandlung ausgebremst werden. Ein erfahrener Zahnarzt weiß, was in Ihrem Fall am Sinnvollsten ist. Aber als gegeben hinnehmen müssen Sie das längst nicht mehr!

EIN DUNKLER ZAHN

In der passenden Verkleidung beim Karneval ist es eine tolle Sache. Im grinsenden Sommersprossengesicht ein schwarz gefärbter Zahn, der täuschend echt nach einer Zahnlücke aussieht. Kann eine vergnügliche Sache sein, wenn wir nicht im Alltag damit „geschlagen" sind. Nun putzen wir immer ordentlich unsere Zähne, gehen brav und regelmäßig zum Zahnarzt und trotzdem; ausgerechnet der Schneidezahn wird immer dunkler. Nun, Gründe und Ursachen dafür kann es viele geben. Vielleicht sind Sie als Kind mal vom Fahrrad gestürzt und auf das Gesicht gefallen? Oder es gab einen Besuch auf der Münchner Wiesn mit ein paar Maß Bier und daraus resultierenden Gleichgewichtsstörungen? Die Ursache kann schon länger zurückliegen, Folgen in und an den Zähnen haben manchmal eine längere Vorlaufzeit. Entsprechende Ereignisse verursachen eine Entzündung im Zahn und es blutet von innen in das Dentin (Zahnbein) hinein.

Die dunkel sichtbar werdenden Färbungen sind dann Abbaupro-dukte des in seine chemischen Bestandteile zerfallenden Blutes. Am häufigsten ist die Ursache jedoch Karies oder eine undicht gewordene Füllung, denn dann beginnen die Bakterien im Zahn ihre zersetzende Tätigkeit, die ab einem gewissen Zeitpunkt mit bloßem Auge farblich sichtbar wird. Wenn eine Karies lange Zeit unbehandelt bleibt und sie sich im Zahn bis zur Pulpa vorarbeiten kann, dann stirbt der Zahn irgendwann ab und wird dunkler. Auch vorhandene intakte Zahnfüllungen verfärben sich im Laufe der Zeit und setzen sich optisch vom natürlichen Zahnschmelz ab. Oder es wurde vom Zahnarzt nicht die optimale Farbe für eine Füllung oder den Keramikersatz gewählt – auch das kann mal vorkommen.

Es gibt viele mögliche Ursachen; auch eine Wurzelkanalfüllung kann für eine Verfärbung sorgen. Um dies zu prüfen, wird der entsprechende Zahn geröntgt und eine Vitalitätsprüfung gemacht. Gut versteckt, wie alles in unserem Kiefer ist, will der Zahnarzt natürlich die Gründe eingrenzen. Vielleicht ist der Zahn an der Wurzelspitze entzündet und „meldet" farblich Alarm. Oder eine Wurzelkanalfüllung ist nicht dicht. Ist der Wurzelkanal dicht ge-füllt, dann kann der Zahnarzt einen Kofferdam anlegen und die Füllung bis auf Höhe des Zahnfleischrandes abtragen, mit einem Bleichmittel auffüllen und wieder verschließen. Nach etwa fünf Tagen wird diese Prozedur wiederholt. Das kann eventuell drei bis fünfmal notwendig sein, je nachdem, wann der gewünschte Effekt, die Anpassung der Farbe an die der Nachbarzähne, erreicht ist. Abschließend wird der Kanal wieder dicht gefüllt und der Zahn unter Umständen mit einem Veneer versehen.

ICH WILL HEIRATEN UND BRAUCHE SCHÖNE ZÄHNE

Kaum zu glauben, aber mancher Braut und manchem Bräutigam wird erst kurz vor der Hochzeit bewusst, dass man vielleicht mal etwas für die eigenen Zähne tun sollte. Oft passiert das, wenn es um die Hochzeitsfotos geht und beim Sichten von Fotografen-Homepages gab es viele strahlende Gesichter mit schönen Zähnen zu sehen. Eventuell versteckt man das eigene Gebiss im Allgemeinen lieber, wenn irgendwo eine Kamera gezückt wird. Zu erkennen ist das auf vorhandenen Fotos meistens an dem eher verkrampften Lächeln, mit dem die Defizite an den Zähnen ausgeblendet werden. Aber Hochzeitsbilder werden jahrelang wiederholt angeschaut, anders als die schnellen Schnappschüsse, die im Alltag nebenher entstehen. Und wenn extra ein Fotograf für einen der „wichtigsten Tage im Leben" gebucht ist, dann wird in die stressigen Hochzeitsvorbereitungen auch noch ein Zahnarzttermin dazwischen geschoben. Vielleicht haben die Brautleute etwas über Zahnreinigung und Bleaching gelesen und denken sich – das wird auf die Schnelle schon helfen. Klar, manchmal wirkt bereits eine Zahnreinigung wahre Wunder und nach einer Stunde kann die Praxis schon wieder verlassen werden, das optische Problem ist gelöst. Die zahnärztliche Realität sieht jedoch häufig anders aus. Denn bevor ein professionelles Bleaching durchgeführt werden kann, bedarf es eventuell mehrerer Vorbehandlungen.

Aufwendiger wäre natürlich die Erneuerung vorhandener Kronen, da können schnell man Zeiträume von einem halben Jahr notwendig sein. Bei Korrekturen von Zahnstellungen wird daraus dann schnell mal ein Jahr, hinzu können Korrekturen des Bisses kommen. Alles Maßnahmen, für die einfach Einiges an Zeit eingeplant werden muss. Eine komplette Bisskorrektur kann sich schon mal über zwei und mehr Jahre hinziehen, das ist sehr unterschiedlich und so individuell wie jeder einzelne Mensch. Darum bei Bedarf besser gleich nach dem Heiratsantrag den Gang zum Zahnarzt fest einplanen!

Abradierte, also **heruntergeknirschte Zähne lassen Sie alt aussehen**! Machen Sie sich einmal den Spaß und kürzen Sie mit einem Bildbearbeitungsprogramm die Schneidezähne bei einem „lachenden" Foto. Die Person wird um Jahre älter erscheinen! Umgekehrt sind schön ausgeprägte, nach dem goldenen Schnitt gebildete Frontzähne „molto erotico", wie ein berühmter italienischer Zahntechniker einmal sagte...so kann Facelifting auch über den Aufbau der Zähne erfolgen.

ROTWEIN, KAFFEE, TEE

Wie haben wir das doch gleich bereits im Kindesalter gelernt? „Nach dem Essen Zähne putzen...!" Kennen Sie sicher auch so. Mal abgesehen davon, dass wir das schon immer als lästig empfunden haben – so allgemein ist es aus heutiger medizinischer Sicht zudem schlicht und einfach falsch! Das klingt doch gut. Wer will schon nach einem leckeren Eis oder einem Glas Wein gleich zur Zahnbürste greifen? Aber wo liegt nun der Grund, dass die zahnmedizinische Forschung in der Vergangenheit größtenteils zu ganz anderen Aussagen gelangt ist?

Viele Nahrungsmittel enthalten Säuren oder unterstützen die Bildung von Säuren. Insbesondere Getränke wie Wein, Kaffee und schwarzer Tee verfärben auf Dauer die Zahnoberfläche. Dies ist für uns, wenn wir nicht mit chemischem Wissen „vorbelastet" sind, meistens nicht ersichtlich. Säuren haben die unangenehme Eigenschaft, dass sie die Mineralien aus der Zahnoberfläche lösen und diese weicher und damit angreifbarer zu machen. Dies führt dann beim Putzen zu kontinuierlichem Zahnsubstanzverlust.

Putzen an sich bleibt trotzdem sinnvoll, aber am besten erst eine halbe Stunde nachdem wir zum Beispiel Rotwein, Tee, Kaffee, Softdrinks oder sonstige Nahrungsmittel wie Früchte zu uns genommen haben. Denn dann hat unser Speichel die Säuren neutralisiert und der für kurze Zeit veränderte pH-Wert in unserem Mund ist wieder normal. Wer nicht solange warten kann und trotzdem „Zahnangriffen" entgegenwirken will, sollte nach dem Genuss färbender oder schädigender Nahrungsmittel einfach den Mund mit Wasser ausspülen, das hilft auf jeden Fall. Dann können sich die feinen Farbpartikel nicht so leicht an der Zahnoberfläche ablagern und in den Zahnschmelz eindringen.

MEIN MANN WEISS NICHT, DASS ICH EINE PROTHESE HABE

Es ist manchmal kaum zu glauben, mit was ein Zahnarzt alles konfrontiert wird. Dazu ein konkreter Fall aus einer Zahnarztpraxis. Eines Tages kam eine dreißigjährige Frau, die keinerlei eigene Zähne mehr im Mund hatte, sondern nur eine herausnehmbare Prothese. So etwas kann vorkommen – das Außergewöhnliche in diesem Fall war, dass sie betonte, selbst ihr eigener Ehemann und ihre Kinder wüssten nichts von der Prothese. Sie waren ihrer Aussage nach alle in dem Glauben, dass sie ein voll intaktes eigenes Gebiss habe.

Besonders ungewöhnlich daran war; diese Patientin hatte keine einzelnen haltenden Zähne mehr oder wenigstens Implantate, um die Prothese fest zu verankern. Bei Implantaten, die ja fest im Kiefer eingesetzt sind, ist es für den Laien kaum möglich, den Unterschied zu natürlichen Zähnen zu erkennen. Das ist etwas, was auch eine erstklassige herausnehmbare Vollprothese kaum

leisten kann, zumindest nicht im üblichen Kontakt in einer part-
nerschaftlichen Beziehung. Eine gute und mögliche Alternative
wäre also in so einem Fall der Einsatz von Implantaten – wenn
das eine Patientin möchte. Ich weiß allerdings nicht, welche
Wünsche die Frau in diesem konkreten Fall hatte.

KOSMETISCHES BLEACHING VS. HOMEBLEACHING

Es gibt diverse, in Apotheken und Drogerien frei verkäufliche
Bleaching-Produkte für den Hausgebrauch. Auf den ersten Blick
eine kostengünstige Alternative zum professionellen Bleaching in
einer Zahnarztpraxis. Neugierig, wie ich bin, habe ich mich natürlich näher damit auseinandergesetzt. Wichtig zunächst, man
darf keine Karies, undichte Füllungen oder Kronenränder haben.
Und das Zahnfleisch sollte natürlich auch nicht entzündet sein.
Denn sonst kann es richtig schmerzhaft werden. Die im Bleichmittel freigesetzten Sauerstoffradikale werden ihrer Bezeichnung
mehr als gerecht. Sie reagieren wirklich radikal, wo immer sich
eine Gelegenheit bietet. Sie dringen gerne an jeder undichten
Stelle in einen Zahn ein und machen sich spürbar bemerkbar.
Also, alle Produkte funktionieren dann wunderbar, wenn im
Mund alles in einwandfreiem Zustand beziehungsweise gesund
ist. Zur Sicherheit vielleicht einen Kontrolltermin beim Zahnarzt
einplanen, bevor man selber ans Werk geht? Würde ich auf jedem
Fall empfehlen, denn ich hasse jede Art von Schmerzen am Zahn.
Außerdem ist es ratsam, vor dem Bleaching eine professionelle
Zahnreinigung machen zu lassen. Das ist eine wichtige Voraus-
setzung für die optimale Wirksamkeit von Bleaching.
Nun gibt es diverse Produkte, die da beworben werden und wie
immer verspricht einem die Werbung jeweils das glückselig-
machende Heil. Da gibt es Streifen, Schienen, Stifte, Pulver und
Zahncremes. Als bequemer Menschen bevorzuge ich verständlicherweise die scheinbar einfachste Methode, ich versuche es mit
einer aufhellenden Zahnpasta. Ideal, alles in Einem. Zähne putzen

und danach schöne weiße Zähne, so liebe ich es. Ein Nachteil ist, wie sich schnell zeigt, die Zähne werden dabei nur oberflächlich gereinigt. Problematisch auf längere Sicht ist auch, dass in diesen Zahncremes Bestandteile enthalten sind, die den Zahnschmelz abschleifen so nach dem Prinzip, machen wir doch einfach die obere gefärbte Schicht ab und der Zahn erstrahlt wieder. Funktioniert sicher eine gewisse Zeit. Aber wenn ich mir vorstelle, ich schmirgele immer wieder an einem Holzstück herum...dann doch lieber nicht. Und was geschieht, wenn ich nun mal von Natur aus eine gelbliche Zahnfarbe habe? Da kann so etwas gar nicht funktionieren. Ganz unabhängig davon sind die Dosierungen an aufhellenden Wirkstoffen in einer Bleaching-Zahnpasta eher gering.

Sehr beliebt scheint auch das Bleichen mit Aktivkohle zu sein. Das ist ein schwarzes (!) Pulver, das man wie eine Zahncreme verwendet. Und tatsächlich funktioniert sowohl die Reinigung als auch die Aufhellung ganz gut. Aber die Sache hat einen Haken; auch diese Methode funktioniert wie ein Schleifpapier und raut die Zahnoberfläche auf. Und da können sich dann um so leichter Pigmente aus Nahrungsmitteln festsetzen. Also lieber nicht benutzen, wenn ich meine natürlichen Zähne ein Leben lang behalten will.

Wie wäre es denn nun mit den Bleaching Streifen? Sieht in der Fernsehwerbung ganz einfach aus. Aber ich bin offensichtlich problematisch, denn meine Zähne wollen sich einfach nicht der Form und Größe eines solchen Streifens anpassen. Eigentlich soll es ganz leicht gehen, „...Streifen auf den jeweiligen Zahn aufkleben, leicht andrücken und nach der vorgegebenen Einwirkzeit wieder abziehen". Nun, es gab auch zwei Zähne bei mir, wo es zu passen schien, aber die Zahnzwischenräume blieben davon trotzdem „unberührt". Und wehe, die Folienstreifen kommen an das Zahnfleisch, das ist nicht angenehm!
Schnell und günstig auch der Bleaching-Pen. Das in dem Stift

enthaltene Bleichmittel wird mit einem Pinsel auf die Zähne aufgetragen. Dafür braucht es eine ruhige Hand, damit Lippen und Zahnfleisch nichts abbekommen. Und ich empfehle die Anwendung ohne Zuschauer, es könnten sonst „bösartige" Fotos gemacht werden. Denn der Mund muss über die gesamte Einwirkzeit geöffnet bleiben! Die Aufhellwirkung lässt allerdings schnell nach, die Anwendung muss also häufig wiederholt werden.

Ähnlich verhält es sich mit den Nachteilen im Umgang mit Bleichmitteln und der Wirkdauer von Bleaching-Gels mit einer vorgefertigten Schiene. Auch beim Zahnarzt wird mit einer Schiene gearbeitet, sinnvollerweise wird die aber individuell passend für ihren Kiefer angefertigt.

Es gibt einen wesentlichen Unterschied all dieser frei verkäuflichen Methoden zu einem professionellen Bleaching, wie es nur bei einem Zahnarzt durchgeführt werden kann. Die Produkte dürfen eine maximal sechsprozentige Peroxid-Konzentration aufweisen. Und wenn man nun bedenkt, dass in einer Zahnarztpraxis Konzentrationen von bis zu vierzig Prozent zum Einsatz kommen... da wird schon klar, was wohl eine bessere Wirkung erzielt. Aber eben nur bei kenntnisreichem Einsatz, da sonst die ätzenden Auswirkungen auf Gaumen, Zunge und Zahnfleisch gewaltig sein können.

PROFESSIONELLES BLEACHING UND PLOMBEN

Wie schaut es bei Ihnen aus... haben Sie die schönen weißen Zähne, die auf Erfolg und blendende Gesundheit verweisen – zumindest dem vorherrschenden Zeitgeist zufolge? Nein? Tja, pflegen und putzen Sie etwa nicht richtig?

Es ist natürlich nicht so einfach, da spielen schon noch mehr Dinge eine Rolle; ganz wichtig für Sie zunächst mal: Die Farbe

Ihrer Zähne wird von der Natur vorgegeben, das heißt, Ihre Gene entscheiden darüber, ob Ihre Zähne weiß strahlen oder sie eher einen gelblichen Schimmer haben. Kinder haben in der Regel immer recht weiße Zähne, das hängt einfach mit dem Alter zusammen. Bereits in der Kindheit verfärbt sich aber das Gebiss, unter anderem auch in Abhängigkeit von der Ernährung und der Pflege der Zähne.

Noch spezieller kann das „Farbspiel" in Weiß- bis Gelbtönen im Mund sein, wenn Sie Kunststofffüllungen, umgangssprachlich Plomben genannt, oder künstliche Zähne haben. In Abhängigkeit vom Material entwickelt sich deren Farbnuance ganz unterschiedlich und weicht eventuell recht unschön von der natürlichen Zahnfarbe ab.

Die meisten von uns trinken gerne mal eine Tasse Tee oder Kaffee. Ein wunderbarer Genuss, der leider gar nicht so unverfänglich für die Farbe der Zähne ist. Genauso verhält es sich mit Rotwein. Alle genannten Genussmittel verursachen die Ablagerung feinster Farbpartikel an der Zahnoberfläche, die dann in den Zahnschmelz eindringen. Und wenn Sie Raucher sind, hat es die gleichen Auswirkungen, es kommt zu unschönen Zahnverfärbungen. Und da hilft auch keine normale Zahnpasta zur Reinigung.

Der so glatt erscheinende Zahnschmelz ist bei näherer Betrachtung unter dem Elektronenmikroskop gar nicht so glatt. Denn er besteht aus in Bündeln turmartig angeordneter ineinander verflochtener Kristallstrukturen. Diese werden Prismen genannt. Weil sie senkrecht zur Oberfläche stehen, befinden sich zwischen den kleinen Kristalltürmchen winzige Zwischenräume. In diese können Farbstoffe aus der Nahrung oder aus Getränken eindringen. Als Resultat werden die Zähne dunkler. Besonders stark färben zum Beispiel Tee und Rotwein.

Viele Menschen nutzen gerne Mundspülungen, zum Beispiel gegen Zahnfleischentzündungen. Vorbeugend werden diese oft täglich eingesetzt, was eine bräunliche Verfärbung von Zunge und Zähnen zur Folge hat. Schuld daran ist das in den Mitteln enthaltende Chlorhexidin. So meint man Gutes zu tun und wundert sich über die Folgen. Die Einnahme von Medikamenten kann ebenfalls Verfärbungen hervorrufen.

Im letzten Jahrhundert gab es nicht selten starke Zahnverfärbungen durch die Gabe von Tetracyclinen. Sie werden heute nur noch selten verwendet, z.B. bei Jugendlichen, die unter Akne leiden. Das kann zur Braunverfärbung der Weisheitszähne führen, weil diese erst in diesem Alter im Kiefer heranwachsen. [24]

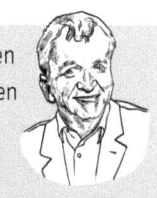

Professionelles Bleaching („In office Bleaching"), wie es in der Zahnarztpraxis durchgeführt wird, beinhaltet eine umfassende Analyse Ihrer Zähne und Ihres Mundes, um die optimale Vorgehensweise festzulegen und um zu prüfen, ob ein Bleichen überhaupt ratsam ist. Obgleich mit hochkonzentrierten Peroxiden (10-40%ig) gearbeitet wird, sind meistens mehrere Durchgänge in einer Sitzung notwendig. Dabei müssen die individuelle Zahnfarbe und vorhandene Füllungen und Kronen berücksichtigt werden. Größte Vorsicht ist geboten, damit Zahnfleisch und der Mundraum nicht von dem Bleichmittel verätzt werden. Eventuell ist eine Vorbehandlung der Bereiche notwendig. Zwecks optimaler Wirkung des Bleaching's sollte grundsätzlich vorab eine professionelle Zahnreinigung durchgeführt werden. In drei bis vier Runden von je 20 Minuten wird die Bleaching-Substanz auf die Zähne frisch aufgetragen, bis die gewünschte Aufhellung erreicht ist. Die Nutzung eines sehr starken blauen Lichts aktiviert das Bleichmittel zusätzlich.

Anders verhält es sich beim Home-Bleaching: Dem Patienten wird individuell ein exakt passender Medikamententräger (Bleaching-Schiene) angepasst, welcher für ein späteres Auffrischen oder eine Verstärkung der Aufhellung immer wieder genutzt werden kann. Ziel ist es, eine möglichst gleichmäßige Aufhellung zu erreichen. Entsprechend wird nur auf ausgewählte Zahnareale das Bleichmittel aufgetragen. Schädigend wirkt sich das professionelle Blea-ching auf den Zahnschmelz nicht aus. Sensible Patienten haben nach einer entsprechenden Behandlung für kurze Zeit eventuell ein erhöhtes Wärme-und Kälteempfinden an den Zähnen. Grund ist eine Austrocknung der Zähne während der Zahnaufhellung, welche aber durch Auftragen entsprechender Mineral-Gele aus-geglichen werden kann. Diese mindern die Empfindlichkeit und sorgen für einen zusätzlichen Schutz, indem sie die Zahnsubstanz härten. Wichtig: Füllungen und keramische Kronen werden nicht heller. Diese müssen also unter Umständen nach dem Bleaching ausgetauscht werden. Mit dem Austausch etwa 14 Tage nach dem Bleaching warten, denn moderne Materialien werden am Zahn angeklebt. Da das Bleichmittel Sauerstoff freisetzt, welcher die Klebekraft vermindert, muss dieser erst aus dem Zahn heraus-diffundieren, was bis zu 14 Tage dauern kann.

OBERLIPPENFALTEN, MARIONETTENFALTEN, PLISSEEFALTEN

Für einen jungen Menschen ist dieses Thema nicht relevant, denn meistens sind wir von diesen sogenannten „Knitterfalten" erst dann betroffen, wenn wir älter werden – und es sind eher die Frauen, bei denen zusätzlich der sich verändernde Hormon-spiegel die Hautalterung beeinflusst. Der weibliche Östrogen-spiegel sinkt mit Beginn der Wechseljahre und entsprechend der Kollagengehalt in der Haut. Gleichzeitig wird der körpereigene Feuchtigkeitsbinder, die Hyaluronsäure, nur noch vermindert produziert. Gesundheitlich sind die Fältchen unbedenklich, der psychische Faktor ist aber für viele Frauen gewaltig. Die Verän-derung der Haut hängt häufig mit der abnehmenden Spannkraft und Elastizität zusammen. Das Hautfett und das Bindegewebe in den mittleren Hautschichten schrumpfen mit zunehmendem Alter; es ist ein ganz natürlicher Vorgang. Aber in überwiegendem Maße sind äußere Faktoren wie die Mimik, die UV-Strahlung, die Schwerkraft und Genussmittel wie Alkohol oder Nikotin für die

„Spuren des Lebens" verantwortlich. Am stärksten machen sich Falten bemerkbar, wenn jemand relativ schlank ist. Also einfach ein bisschen mehr Fett und schon wird es besser? Na, vielleicht in Maßen... außerdem gibt es auch noch andere Ursachen für Mundfältchen, die zahnärztlich korrigierbar sind. Eventuell sind die Frontzähne überkront oder Sie haben eine Prothese. Da kann es vorkommen, dass die Form des Zahnbogens falsch ist oder die Zahngröße. Schon eine geringe Abweichung kann die Mimik im Mundbereich verändern.

Ein anderes unerfreuliches Thema sind ständig aufgerissene, feuchte, wunde und gerötete Mundwinkel beziehungsweise Mundwinkelfalten. Meistens ist in dem Fall die Bisshöhe zu niedrig, wofür wiederum Zähneknirschen ein möglicher Auslöser ist. Oder ein Zahnersatz ist zu niedrig angefertigt worden. Bei jedem Menschen kann etwas anders die Ursache von Oberlippenfalten sein, so dass ein Zahnarzt das individuell untersuchen muss.

Hilfreich und vor allem kostengünstig bei unerwünschten Falten rund um den Mund ist auch alles, was den Bereich trainiert. An erster Stelle die genussreiche Variante; intensives und häufiges Rumknutschen. Das fördert die Durchblutung und verursacht vollere Lippen. Das ist ernst gemeint, probieren Sie es aus! Denn es ist im Prinzip Lippengymnastik, welche die Lippen-und Gesichtsmuskulatur stärkt. Entsprechende Übungen sind auch im Internet zu finden.

Natürlich kann man auch versuchen, die Falten zu überschminken. Das Resultat wird aber immer mangelhaft bleiben, insbesondere, wenn das Gesicht aus der Nähe angeschaut wird. Manchmal wird zum Laser gegriffen. Das sollte im Einzelfall entschieden werden und das Ergebnis ist nicht von Dauer.

Bekannt als Antifalten-Wirkstoff ist Botox, mit dem sich Mimikfalten gut glätten lassen. Lokale Gesichtsmuskeln werden damit gelähmt und die Falten verschwinden. Nach etwa vier Monaten lässt die Wirkung nach und die Behandlung muss wiederholt werden. Alternativ kann Hyaluronsäure in betroffene Hautpartien gespritzt werden. Dadurch wird die Haut von innen aufgepolstert, die Falten glätten sich. Es gibt also einige Möglichkeiten, um das lästige Thema Falten anzugehen.

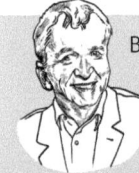 Botulinum Toxin ist **das stärkste der Menschheit bekannte Gift**. Bereits 1 Nanogramm pro Kilo Körpergewicht ist tödlich. Es wird neben der Faltenbehandlung auch verwendet, um starkes Zähneknirschen durch Reduktion der Muskelkraft zu lindern. (25,26)

Ernährung

WAS IST GUT ODER SCHLECHT FÜR DIE ZÄHNE…

… und den Menschen, der an diesen Zähnen „hängt". Zucker ist süß – und billig. Wir Menschen lieben ihn. Er wird von der Lebensmittelindustrie als Geschmacksverstärker genutzt und verlängert die Haltbarkeit von Produkten. Die Bakterien in unserem Mund lieben ihn ebenfalls. Er „unterstützt" hervorragend die Bildung von Karies und auch Parodontitis. Was vielen Menschen nicht bewusst ist; Zucker ist nicht nur in Kuchen, Schokolade und sonstigen Süßigkeiten. Tiefkühlpizza, Chips, Saucen, Ketchup – man findet ihn in fast allen Fertigprodukten, sogar in Tiefkühlgemüse. Das ist kein Geheimnis, die Information findet sich im sogenannten Kleingedruckten auf jeder Lebensmittelverpackung. Natürlich so klein geschrieben, dass wir es kaum ohne eine Lupe lesen können. Sie können es sich aber auch leicht machen, so handhabe ich es jedenfalls; ich gehe pauschal davon aus, dass in den meisten industriell verarbeiteten Lebensmitteln Zucker enthalten ist. Auch Fruchtzucker (Fructose) ist selbstverständlich von der Wirkung her einfach Zucker. Er ist nicht besser oder gesünder, nur weil wir ihn mit Obst in Verbindung bringen. Glucose, Maltose, Saccharose – es sind alles Formen von Haushaltszucker und entsprechend heißgeliebt von unseren kariesfördernden Bakterien. In Europa nimmt Jeder im Schnitt 37 Kilogramm Zucker pro Jahr zu sich!

KOHLENHYDRATE, KARIES UND DIE STEINZEIT

Kohlenhydrate, wie Stärke oder Zucker, haben eine hohe kariesverursachende Wirkung. Das liegt daran, dass die langen Kohlenhydratketten von den Enzymen im Speichel bereits in der Mundhöhle vorverdaut werden. Die Bakterien im Mund bilden daraus Säuren, die wiederum die Oberfläche der Zähne, also den Zahnschmelz angreifen und Mineralien herauslösen. So entstehen dann Löcher, also Karies, auch Zahnfäulnis genannt, in den Zähnen. Relevant sind die Häufigkeit und Zeitdauer der Aufnahme, da damit ja die Versorgung der Mundraumbakterien sichergestellt wird.

Aber wie kann es sein, dass bereits Menschen aus der Steinzeit, also vor etwa 14.000 Jahren, Karies hatten, obgleich sie eigentlich doch Jäger und Sammler waren? Grund war eine Änderung der Lebensweise. Nahrungsmittel wie Hülsenfrüchte und Eicheln, die kohlenhydrathaltig sind, ergänzten allmählich den Speisezettel und verursachten Karies. Gesteigert wurde diese Negativwirkung durch Vorratslagerung, was den Zuckeranteil zum Beispiel in Eicheln erhöhte. Mit dem Aufkommen der Bauern verstärkten sich die Probleme für die Zahngesundheit massiv. Deshalb wurde von Historikern in der Vergangenheit das Auftreten von Karies häufig mit Sesshaftigkeit und bäuerlichen Lebensbedingungen in Verbindung gebracht.

Auch der Verzehr von erhitzten Gerichten begünstigt die Zahnfäule – unter dem Aspekt, dass breiige Nahrung, wie sie beim Kochen häufig entsteht, besser zwischen den Zähnen hängenbleibt

Zucker sind **ringförmige Moleküle**. Je nach Anzahl der Ringe werden Einfach-, Zweifach- und Mehrfachzucker unterschieden. Der Haushaltszucker wird in der Chemie als Saccharose bezeichnet. Saccharose ist ein Zweifachzucker. Er ist aus den beiden Einfachzuckern Glucose und Fructose zusammengesetzt. Am häufigsten kommen Saccharose, Glucose, Fructose, Lactose, sowie Maltose aus der Aufspaltung von Stärke über die im Speichel enthaltene Amylase, vor. Den Schlüssel bei der Kariesentstehung bildet die Saccharose. Denn ausschließlich sie bildet die Grundlage für die Bildung von wasserunlöslichen Glukanen. Sie bilden das Gerüst des Zahnbelags. Innerhalb dieses Biofilms werden die Zucker von Bakterien zu Säuren verstoffwechselt. Die Säuren verbleiben im Biofilm und beginnen den Zahnschmelz zu entmineralisieren. So startet die Karies. Eine Grenze für das kariogene Potenzial liegt bei einem Zuckergehalt der Nahrungsmittel von 20 %. Ab hier steigt die Kariogenität stark an! [27,28]

Ich lasse hier die allgemeinen Auswirkungen auf unseren Körper außen vor und konzentriere mich auf die Zähne, also auf die Zahngesundheit. Die Bakterien unserer Mundflora lieben nun mal den Zucker als Nahrung und verarbeiten ihn zu Säuren, die dann unsere Zähne entmineralisieren. Andere Bakterien führen zu Schäden am Zahnhalteapparat.

Es werden zahlreiche allgemeine Auswirkungen auf die Gesundheit angenommen: Erstens sozialer Art über die Kosten, die im Gesundheits- und Pflegewesen entstehen und zweitens individueller Art. Die individuellen Kosten sind leider vielfältig: Übergewicht, Herz-Kreislauferkrankungen wie Herzinfarkt, Schlaganfall, Stoffwechselerkrankungen wie Diabetes II, Beeinflussung von Immunzellen, Entzündungen akuter und chronischer Art, Autoimmunerkrankungen, sogar schwere Verläufe der Covid-19-Erkrankung. Der simple Grund: Die Stoffwechselprodukte der Mundkeime enthalten Toxine, diese gelangen über den Mund in den Blutstrom und mit jedem Atemzug in die Lunge; herrscht hier eine Entzündung der Lungenschleimhäute vor, aggravieren diese Toxine jede Entzündung, ein multisystemisches inflammatorisches Syndrom (MIS-C)! [29–33]

Klar, wir wollen jetzt nicht einfach auf Zucker verzichten. Das ist im täglichen Leben recht schwierig und ich möchte das auch gar nicht. Ich mag Süßigkeiten und es gibt eben auch Fertigprodukte, auf die ich nicht verzichten will. Das Gleiche gilt für Bananen und Datteln. Obgleich Produkte der Natur, enthalten sie sehr viel Fruchtzucker, der aufgrund der klebrigen Konsistenz des Obstes gut an den Zähnen haften bleibt. Nicht zu vergessen die Nahrungsmittel, in denen Säuren enthalten sind; sie greifen den Zahnschmelz direkt an, das sind zum Beispiel Orangen, Äpfel und Ananas. Will ich wirklich auf all diese leckeren Sachen verzichten, wie es tatsächlich in manchen schlauen Ratgebern für Zahngesundheit empfohlen wird? Das ist keine Option für mich.

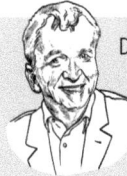 Die **Leitkeime einer Parodontitis** sind: Aggregatibacter actinomycetemcomitans, Porphyromonas gingivalis, Tannerella forythia, Treponema denticola, Fusobacterium nucleatum und Prevotella intermedia.

Was kann ich also tun? Ich achte lieber auf gute Pflege und Reinigung meiner Zähne – und auf gutes Kauen. Beim gründlichen Kauen erzeugen wir Speichel. Dieser hat die Funktion, den pH-Wert im Mundraum weniger sauer zu machen, also zu neutralisieren beziehungsweise in den Normalzustand zu bringen. Zudem wirkt Speichel remineralisierend auf unseren Zahnschmelz. Nun ist es manch einem von uns berufsbedingt nicht immer möglich, über den Tag weg die Zähne zu putzen. Kein Ersatz, aber besser als nichts sind in dem Fall spezielle Kaugummis für die Zahnreinigung, die man nach einem Essen benutzen kann. Das gleich wieder verbunden mit einer weiteren Einschränkung, denn Kaugummis sind nicht für stressgeplagte Menschen geeignet. Deren verspannte Kiefermuskulatur würde dadurch nur noch zusätzlich belastet.

Der normale **pH-Wert des Speichels** liegt knapp unter sieben. Nach Zuckerkonsum fällt er im Speichel für etwa eine Stunde unter einen kritischen Wert von 5,5 ab. Es kommt zur Demineralisation des Zahnschmelzes. Das bedeutet, jede Stunde einmal etwas zuckerhaltiges zu sich genommen (etwa ein Schluck Cola oder Limonade oder Apfelschorle, dann einmal ins Brot gebissen, später einen Keks, usw.) und schon sorgen Sie dafür, dass Ihr Speichel den ganzen Tag im sauren pH-Milieu bleibt! So entsteht dann schnell eine Karies. (34)

Nun die gute Nachricht; es gibt Zuckerersatzstoffe. Diese süßen unser Essen wunderbar, können aber nicht von den schädigenden Bakterien in unserem Mund als Nahrung genutzt werden. Bei den Inhaltsstoffangaben müssen Namen wie Sorbit, Xylit oder Erythrit zu finden sein. Ansonsten lässt sich ganz pauschal sagen; was an Nahrung gesund für unseren Körper ist, tut auch unseren Zähnen gut. Wohl Jedem bekannt – ideal ist immer eine vitaminreiche Ernährung. So ist Vitamin A ganz besonders gut für eine gesunde Mundschleimhaut. Vitamin D fördert Zahnhärtung und -wachstum, da es für die Einlagerung von Calcium und Phosphat in Knochen verantwortlich ist. Sehr wichtig für die Bildung von Dentin und das Zahnfleischkollagen ist Vitamin C, welches übergreifend für unser Immunsystem von Bedeutung ist. Da wird auch klar, wie nah Nutzen und Schädigung zum Beispiel bei Orangen, reich an Vitamin C und Säure, beieinander liegen. Deshalb finde ich es völlig übertrieben, bei Ernährungsthemen immer nur in Gut-Schlecht-Kategorien zu denken. Für die Zähne ist übrigens weniger die absolute verspeiste Zuckermenge als vielmehr die Häufigkeit der wesentliche Aspekt. Also besser auf einmal eine Tafel Schokolade verspeisen als über den Tag verteilt immer wieder ein Stückchen. Und wenn ich nun mal gerne süße Limonade trinke, dann freuen sich meine Zähne, wenn ich immer mal wieder mit Wasser nachspüle. Simpel, aber es hilft!

KAUEN UND ZAHNGESUNDHEIT

Unsere Zähne zu schonen ist kontraproduktiv. Das Kauen und das Abbeißen sind wichtig für unsere Zahngesundheit und notwendig für unsere Verdauung, die bereits in der Mundhöhle beginnt. Dieser scheinbar banale Sachverhalt beruht auf sehr komplexen Zusammenhängen in unserem Mund- und Kieferbereich, der ganz wesentlich für die Gesundheit unseres Körpers verantwortlich ist. Umgekehrt gesprochen – geht es den Zähnen schlecht, haben auch andere Körperregionen Schmerzen oder Krankheitssymptome. Wer intensiv und möglichst lange kaut, produziert neutralisierenden Speichel und regt wichtige Darmhormone und die Meridiane an. Je mehr Speichel, um so besser, denn dadurch werden die Zahnzwischenräume durchspült. Die Folge; Zucker und Säuren können nicht so leicht angreifen. Zudem erhält der Zahnschmelz auf diesem Weg wichtige Nährstoffe. Also – die Zähne arbeiten lassen, dafür sind sie da. Es gibt jede Menge kauintensive Lebensmittel. Rohes Gemüse, Fleisch, Brot, Äpfel; nehmen Sie alles, worauf Sie Lust haben.

Sehr beliebt sind mittlerweile die Obst-Smoothies. Da mögen ja Vitamine drin sein, aber wie ist es mit dem Kauen? Ein Smoothie ist natürlich lecker, aber trotzdem nicht immer empfehlenswert.

Übermäßiger Fructose-Konsum ab ca. 35g kann zu Bauchschmerzen und Blähungen führen. Dieser Wert ist durch fruchthaltige Getränke schnell erreicht! Fructose löst kein Sättigungsgefühl aus, führt aber eine große Menge an Kalorien zu, die für Übergewicht und eine Fettleber mitverantwortlich sein können. Fructose kann nur in der Leber verarbeitet werden. Nehmen wir zu viel Fructose zu uns, bildet die Leber Triglyzeride (Fette), die dort direkt oder im Fettgewebe abgelagert werden. Denken Sie auch daran, dass unser Haushaltszucker zur Hälfte aus Fructose besteht. [35]

In Mode sind entsprechende Produkte außerdem bei Eltern von Kleinkindern gekommen. Neben den negativen Kariesfolgen dieser sogenannten Quetschies, also Fruchtpürees, müssen

Kinder ja das Kauen erst einmal lernen. Das wird mit solchen Nahrungsmitteln verhindert. Und eine mangelhaft ausgebildete Kaumuskulatur wirkt sich dann in Folge auf das Sprechen aus.

Es gibt noch ein weiteres Argument für gründliches Kauen, und der könnte alle interessieren, die gerne ihr Körpergewicht reduzieren wollen. Smoothies und entsprechend verarbeitete Produkte kann jeder leicht und schnell zu sich nehmen. Das bedeutet gleichzeitig, ohne großen Aufwand viel aufgenommene Energie, also Kalorien für den Körper. Und da Sättigung auch mit dem aufgenommenen Volumen und der Zeitspanne, die für die Aufnahme notwendig ist, zu tun hat, essen beziehungsweise trinken wir häufig viel mehr, als unser Körper braucht. Ein Sättigungsgefühl setzt normalerweise erst nach 20 Minuten ein. Fragen Sie sich doch mal selber, wie viel Zeit Sie sich zum Beispiel für Ihr Mittagessen nehmen. Gemeinsames Essen mit anderen Menschen hat durch Plaudern den guten Nebeneffekt, dass man langsamer und dadurch oft weniger isst. Essen ist nie Zeitverschwendung, sondern unter körperlichen und sozialen Gesichtspunkten gesund! Essen nebenher, gar am Schreibtisch im Büro, verzögert das Sättigungsgefühl und wir essen zu viel.

In bestimmten Situationen neigen wir mehr oder weniger bewusst dazu, nicht richtig zu kauen. Eventuell tut ein Zahn weh, wenn auf ihn Druck ausgeübt wird. Also weichen wir aus und die andere Seite wird mehr belastet, was sich dann aber ebenfalls ungünstig auf die Zahngesundheit auswirken kann. Schmerzen, die beim Kauen auftreten, sollten wir am besten immer als Alarmsignal unseres Körpers ansehen mit dem Hinweis, „hier stimmt was nicht!". Also möglichst zeitnah einen Termin beim Zahnarzt einplanen. Vielleicht ist nur der Kiefer etwas verschoben oder eine Zahnkrone ist zu hoch, was wiederum den gesamten Biss stört. Schmerzen müssen nicht immer eine schlimme Diagnose bedeuten.

KLEINGEDRUCKTES AUF DER VERPACKUNG

Haben Sie eine Lesebrille? Haben Sie die in der Tasche, wenn Sie einkaufen gehen? Das ist heutzutage wichtig, wenn Sie wirklich wissen wollen, was Sie an Nahrungsmitteln einkaufen. Dies betrifft verpackte und unverpackte Lebensmittel. Seitens des Gesetzgebers gibt es klare Regeln hinsichtlich der Lebensmittel-Kennzeichnung, alles zum Schutz und zur Information der Verbraucher. Er soll exakt über Haltbarkeit, Inhaltsstoffe, Nährwert und Allergene informiert werden. Die Hersteller halten diese Vorgaben selbstverständlich ein, aber versuchen Sie mal, diese Angaben zu lesen beziehungsweise zu verstehen. Die Schrift ist so klein, dass man eigentlich eine Lupe braucht, verpflichtend ist eine Buchstabengröße von 1,2 mm, bezogen auf das kleine „x". Bei Behältnissen, die weniger als eine Fläche von 80 cm2 haben, muss die Schriftgröße gar nur 0,9 mm sein. Zudem gibt es unverständliche Zahlenkürzel. Geschmacksverstärker haben unterschiedlichste Bezeichnungen, die für die meisten von uns harmlos und natürlich klingen; oder wie hört sich für Sie das Wort Hefeextrakt an? Gerade Allergiker bekommen durch diese Substanz oft gesundheitliche Probleme, was sie, wenn sie vorab nicht aufmerksam waren, erst merken, wenn sie das entsprechende „Lebensmittel" gegessen haben. Oft ist der Betroffene dann nicht in der Lage, die richtigen Schlüsse bei der entsprechenden körperlichen Reaktion zu ziehen. Nehmen wir ein einfaches Toastbrot; versuchen Sie mal eins zu finden, in dem kein Soja enthalten ist. Soja ist gut für unseren Körper? Nun, das scheint auf recht viele Menschen speziell in unseren westlichen Ländern nicht so ganz zuzutreffen. Wissen viele aber oft nicht, Soja hat einen erstaunlich guten Ruf – böse Stimmen behaupten, das dies so sei, weil es für die Nahrungsmittelindustrie von Vorteil ist.

Die amerikanische FDA (Food and Drug Administration) empfiehlt höchstens 25 Gramm pro Tag an **Sojaprotein**. Das erreichen Sie schon bei weniger als 100 Milliliter Sojamilch. Für Soja wird einer-

Je nach Lebensmittel gibt es grundlegende Informationen und zusätzliche Pflichtangaben wie zum Beispiel Herkunft, Alkoholgehalt und Aufbewahrung. Ich denke, kein Mensch liest oder versteht das alles. Spezielle Gesundheits- und Biosiegel sollen nützlich sein und dem Verbraucher Hilfestellung und Sicherheit geben. Auch Obst und Gemüse auf dem Wochenmarkt ist kennzeichnungspflichtig, verständlicherweise muss es hier weniger ausführlich sein, da Sie die Möglichkeit haben, direkt den Händler zu fragen. Viel Wert wird auf die Angabe des Ursprungslandes und die Güteklasse gelegt.

Das tägliche Leben in deutschen Haushalten ist zu einem großen Teil von Fertigprodukten geprägt. Die Werbung suggeriert uns die Vorzüge der Tütensuppen und Komplettgerichte in Bezug auf Nährstoffe und Vitamine. Seien Sie sich dabei einfach bewusst, dass mit zunehmender Verarbeitung der Nährstoffgehalt in Lebensmitteln abnimmt. Pasteurisieren, sterilisieren und längere Lagerfähigkeit sind für unsere Gesundheit nicht förderlich. Der Anteil an gesättigten Fettsäuren ist hoch; die sind billiger als gesunde ungesättigte und verderben nicht so leicht. Dann der Zucker. Beliebt und günstig. Kaum zu glauben, in wie vielen Produkten er enthalten ist. Oder das Salz; der Durst nach einem Essen verrät Ihnen, wenn viel davon im Essen war. Oft ist in einer einzigen Fertigmahlzeit bereits mehr Salz als wir für den ganzen Tag benötigen. Hoher Blutdruck lässt in Folge bei manch Einem grüßen.

Je nach Lagerbedingungen kann tiefgekühltes Obst und Gemüse besser als Frischware sein, allerdings nur unter ernährungsphysiologischen Gesichtspunkten, also wenn die Verarbeitung, die Verpackung und der Transportweg außer Acht gelassen wird. Alle industriell hergestellten Lebensmittel benötigen diverse sogenannte Zusatzstoffe. Die zu erläutern, könnten ein eigenes Buch füllen. Denken Sie an die ganzen Geschmacksverstärker, Farbstoffe, Verdickungs- und Feuchthaltemittel, an Antioxidationsmittel, Säureregulatoren und Emulgatoren. Jeder muss für sich entscheiden, ob das für die eigene Gesundheit auf Dauer gut sein kann. Gelegentlich eine Dose Ravioli zu essen, vielleicht als Erinnerung an Kindertage, ist mit Sicherheit kein Problem. Das steckt unser Körper locker weg und sich alles verbieten lassen macht auch keinen Spaß. Seien wir uns einfach bewusst; diverse Zusatzstoffe können Auslöser und Verstärker von Allergien sein und zu diversen gesundheitlichen Problemen führen. Es gibt über 300 Zusatzstoffe, davon dürfen 47 sogar das Bio-Siegel tragen! Verbraucherschützer kommen auf über 150 unbedenkliche Lebensmittel, was einfach nur heißt, dass es bislang keine relevanten Hinweise auf Gesundheitsgefährdung gibt. Entscheiden Sie selbst, wie das zu beurteilen ist! Um das Kleingedruckte wirklich zu verstehen, muss man zunächst etwas Ahnung von Chemie haben (wer hat das schon...). Zu lesen sind in der Inhaltsangaben Tabelle die chemischen Formeln und eine mit einem „E" verbundene Nummer. Letzteres ist ein europaweit einheitlicher Code, der mit hilfreichen Apps zu entschlüsseln ist. Da die Verbraucher vor diesen Kürzeln aber mittlerweile eher zurückschrecken, sind wieder oft die richtigen Namen von Zusatzstoffen zu lesen, die anscheinend harmloser wirken. Merken sollten wir uns; Bio ist nicht automatisch gut und Chemie nicht nur schlecht. Auch ein ganz natürlicher biologischer Stoff kann übelste Reaktionen in unserem Körper auslösen!

ZÄHNE UND VITAMINE

Mundhygiene ist nicht alles. Wer sich oft schlecht ernährt, hat trotzdem Probleme mit Zahnfleisch und Zähnen. Unser Speichel benötigt neben Mineralien und Enzymen auch Vitamine für den optimalen pH-Wert, um seine ganze Schutzfunktion für den Mundraum auszuüben. Besonders wichtig sind die fettlöslichen Vitamine A und D, die wir über unsere Nahrung aufnehmen können.

Der **Vitamin-D3-Gehalt im Blut** sollte 60-100 ng/ml betragen. 20 ng/ml ist zu wenig! Damit das Vitamin ausreichend verstoffwechselt werden kann, sollten zusammen mit Vitamin K2/mk7 100-200 μg pro Tag eingenommen werden. Zum Thema Mikronährstoffe könnte man aber ein weiteres Buch füllen. [41]

Vitamin A ist wichtig für die Erneuerung von Zellen und Gewebe – also von großer Bedeutung bei Parodontitis – und stärkt Knochen und Zähne. Zudem stärkt es unser Immunsystem. Und das für die Knochen und den Zahnschmelz so wichtige Calcium braucht als Sparringspartner das Vitamin D zusammen mit K2. Mit dessen Unterstützung wird das Calcium aus der Nahrung aufgenommen und kann vom Körper verwertet werden. Wie viele Vitamine für unsere Gesundheit notwendig sind, dazu gibt es keine einheitlichen Angaben. Es hängt also immer davon ab, welchen Mediziner, Wissenschaftler, welches Gremium wir dazu befragen. Zudem ist der Bedarf verständlicherweise von unserer eigenen körperlichen Belastung abhängig. Haben wir viel Stress? Müssen wir Medikamente nehmen? Leben wir in einer besonders ungesunden Umgebung? Alle Ratschläge sind daher als Anhaltspunkte unter Berücksichtigung der je persönlichen Situation zu sehen. So kann eine chronische Erkrankung auf einen ganz bestimmten Mangel an Vitalstoffen wie Mineralien und Vitaminen hinweisen. Insbesondere zum Vitamin D gibt es sehr widersprüchliche Aussagen aus der „Wissenschaft".

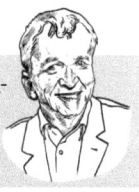
Zur natürlichen Bildung in unserem Körper wird Sonnenlicht
benötigt. Da wir uns aber nicht ausreichend nackt in der Natur
aufhalten, haben insbesondere wir „zivilisierten" Menschen
einen großen Mangel – so die Meinung aus dem einen wissenschaftlichen Lager, das zu entsprechen Vitamin D3 – Ergänzungs-
produkten rät. Die andere Partei von Wissenschaftlern hält dagegen das mit unserer Ernährung zugeführte Vitamin D für völlig
ausreichend. Was soll man jetzt befolgen? Viele vorgegebenen
Zahlenwerte erweisen sich bei genauerem Hinterfragen als recht
willkürlich gewählt und werden trotzdem in Stein gemeißelt
– bis eine neue, „wissenschaftlich fundierte" Zahl als Richtwert
präsentiert wird. „Wissenschaft ist der neueste Stand bewiesener
Irrtümer", sagt der Philosoph Andreas Tenzer. Da hilft am besten,
genau auf den Körper zu hören und das körpereigene Frühalarm-
system bei Mangelerscheinungen wahrzunehmen, sei es zum Beispiel durch anhaltenden Leistungsabfall oder durch Schmerzen.
Sehr wichtig ist das Vitamin C, dass wir ständig über unsere Nahrung zu uns nehmen sollten, da es nicht im Körper gespeichert
werden kann. Es schützt vor Zellalterung und verhindert Zahnfleischerkrankungen beziehungsweise unterstützt deren Heilung.
Unser ganzes Immunsystem braucht dieses Vitamin, damit es
im Körper gar nicht erst zu Entzündungen kommt. Manch einer
hat vermutlich schon von der Krankheit Skorbut gehört, von
der in früheren Jahren insbesondere Seefahrer betroffen waren.
Sie litten unter Zahnfleischbluten und nach einiger Zeit fielen
ihnen die Zähne aus – alles eine Folge von massivem Vitamin
C – Mangel. Auch sehr wichtig, das Vitamin B12, welches unser
Körper üblicherweise über tierische Nahrungsmittel aufnimmt.
Dies geschieht zum Teil über die Mundschleimhaut. Es unterstützt ganz wesentlich die Heilung bei kleinen Verletzungen, wie
sie immer wieder mal auftreten. Im Zusammenspiel mit Vitamin

D3 und Calcium ist Vitamin K2 von Bedeutung, und zwar für die Knochenbildung und deren Stabilität. Zudem unterstützt es die Blutgerinnung, was natürlich ebenfalls für unsere Mundschleimhaut relevant ist.

ZUCKERERSATZSTOFFE

Es gibt eine verwirrend große Vielfalt an Ersatzstoffen für Zucker, manche sind pflanzlicher Herkunft, andere werden synthetisch hergestellt. Einige davon sind tatsächlich gesünder als der normale Haushaltszucker, wobei nicht jeder Ersatzstoff zum allgemeinen Süßen geeignet ist. Der Eine löst sich nicht so gut im Tee, ein Anderer eignet sich schlechter zum Backen. Der normale Haushaltszucker ist, egal ob nun Rübenzucker, Rohrzucker oder Saccharose auf der Verpackung geschrieben steht, chemisch betrachtet im Wesentlichen immer aus den süßen, in der Natur vorkommenden Grundbausteinen Glucose und Fructose aufgebaut. Das Molekül Glukose ist in unserem Blut der für den Energiehaushalt lebensnotwendige Blutzucker.

Ein besseres, weil gesünderes Image als der gewöhnliche Haushaltszucker haben Süßungsalternativen wie Honig oder Ahornsirup. Allerdings bestehen auch sie hauptsächlich nur aus normalem Zucker, zum Teil sind wenigstens noch verschiedene Mineralien enthalten. Der höhere Preis gegenüber normalem Zucker lässt sich da nur über die Konsistenz und den Geschmack rechtfertigen – auf das Sonntagsbrötchen will ich eben nicht nur Zucker streuen. Wenn Sie sich unklar darüber sind, ob zum Beispiel in Fertigprodukten Zucker oder ein Ersatzstoff enthalten ist, hier eine kleine Hilfe. Die verschiedenen gewöhnlichen Zuckerarten mit den Grundbausteinen Glucose und Fructose haben immer als Wortendung „-ose"; also Lactose, Maltose und so weiter. Ist der Zucker verflüssigt, wird er mit dem Wort „Sirup" bezeichnet, zum Beispiel Maissirup. Lassen Sie sich nicht durch die natürlich klingenden Bezeichnungen täuschen, die

Ihnen Gesundheit – da in der Natur vorkommend –, vortäuschen sollen und Ihnen die Illusion gesunder Ernährung vorgaukeln wollen.

Zuckeraustauschstoffe zeichnen sich im Idealfall durch wenig Kalorien und geringen Einfluss auf den Blutzucker aus. Diese süßenden Stoffe sind mit einem „E" gekennzeichnet und gemäß geltenden EU-Richtlinien auf gesundheitliche Unbedenklichkeit getestet worden. Zuckeraustauschstoffe haben immer ein „it" am Ende, also Xylit oder Sorbit. Chemisch sind sie anders als „echter" Zucker aufgebaut, es sind sogenannte Zuckeralkohole. Das hat den Vorteil, dass unsere Körper sie ohne Insulin verstoffwechseln kann. Was wiederum bedeutet, dass der Blutzuckerspiegel nicht ansteigt. Und sie sind natürlich gut für die Zähne, da sie keine Karies auslösen können. Insbesondere Xylit und Maltit haben die gleiche Süßkraft wie der normale Haushaltszucker. Fertigprodukte, die mit diesen Zuckeraustauschstoffen gesüßt sind, dürfen sich zuckerfrei nennen. Das „Aber" kommt trotzdem noch hinterher; wer zu viel davon zu sich nimmt, hat, je nachdem, welcher Zuckeralkohol es ist, unter Blähungen und Durchfall zu leiden.

Neben diesen pflanzlichen Zuckeraustauschstoffen, die aus Holz, Mais oder auch Stroh gewonnen werden können, gibt es die sogenannten „künstlichen" Süßstoffe. Es sind synthetische oder natürlich gewonnene Zuckerersatzstoffe. Auch sie gehören in die Gruppe von Zuckeralternativen, die unter dem Oberbegriff Zuckerersatzstoffe gebündelt werden. Süßstoffe haben ebenfalls die Eigenschaft, sich nicht auf die Kariesbildung, den Blutzucker und die Insulinausschüttung auszuwirken und sind damit für Diabetiker geeignet. Sie werden im Prinzip unverändert vom menschlichen Körper wieder ausgeschieden, belasten also nicht mit Kalorien trotz ihrer hohen Süßkraft. Auch die künstlichen Süßstoffe haben die „E"-Kennzeichnung, die Endungen variieren allerdings. Vertraute Namen für Süßstoffe sind Stevia, Aspartam, Saccharin oder Thaumatin. Ob die Süßstoffe (und vermutlich auch die pflanzlichen Zuckerersatzstoffe) allerdings zum Abnehmen geeignet sind, ist mit einem großen Fragezeichen zu versehen. Die Werbung will einem das natürlich vermitteln. Was eher nicht erwähnt wird, ist, dass offensichtlich alle diese Stoffe für noch mehr Appetit sorgen, häufig speziell auf Süßigkeiten. Zudem scheinen sie Auswirkungen auf die Darmflora zu haben. Probieren Sie es am besten selber aus, wenn Ihnen das wichtig ist. Es lohnt sich zudem, zu hinterfragen, wie oft wir etwas nur aus Gewohnheit süßen. Weniger kann mehr sein, denn wir werden bei der normalen Nahrungsaufnahme immer noch genügend Zucker (oder Ersatzstoffe) zu uns nehmen.

Noch ein Tipp: Fragen Sie bei allen Studien zu den Themen, wer sie bezahlt hat. Die Wissenschaft ist in den seltensten Fällen unabhängig. Übrigens: Auch Salz kann eine Art Zuckerersatz sein. Salz zu süßen Getränken und Speisen gegeben, kann es die bereits vorhandene Süße verstärken. Bietet sich besonders gut bei Wassermelonen an. Einfach mal ausprobieren.

ZÄHNE UND GETRÄNKE

Es sind nicht immer nur Cola und Limonade, die schlecht für unsere Zähne und für unsere Gesundheit sind. Häufig wird an erster Stelle der viele Zucker als Problem genannt – was natürlich stimmt, so viel braucht unser Körper nicht. Wobei Zucker im Prinzip nicht schlecht und als Energielieferant für unseren Körper wichtig ist.

Unser Gehirn benötigt **20 Gramm Glucose am Tag**.

Obstsäfte enthalten ebenfalls Zucker – Fruchtzucker – und zudem Ascorbinsäure (Vitamin C). Auch Getränke wie Kaffee, Tee oder Wein können gesundheitliche Auswirkungen haben. Hier sind es die Säuren, welche die Zähne angreifen. Weggelassen wird meistens die Information, dass in unserem Mund durch die vorhandenen Bakterien ständig aus dem Essen Säuren gebildet werden, unser Körper also damit bestens vertraut ist und damit umzugehen weiß. Ideal ist im Mund ein relativ neutraler pH-Wert, also um die sieben, damit der Zahnschmelz nicht demineralisiert wird. Für den Geschmack wird bei Limonade oft Zitronensäure zugefügt, wodurch der pH-Wert bei etwa drei liegt, also im sauren Bereich. Merken können wir das, weil die Zahnoberfläche sich etwas rauer oder pelziger für die Zunge anfühlt. Das ist normal, sollte nach der Zahnreinigung aber wieder verschwinden. Vergessen werden, wenn entsprechende Zahn-Horrorszenarien medial aufbereitet werden, die eventuell enthaltenen Vitamine und weiteren guten Inhaltsstoffe in Getränken, über die sich unser Körper sehr wohl freut. Lassen wir uns nicht verrückt machen durch die in der Presse so beliebten dramatischen Nachrichten, die dann gar noch wissenschaftlich untermauert werden durch Zahnarzt-Zitate, welche meist aus dem Zusammenhang gerissen sind. Und Limonaden, die damit werben, dass überhaupt kein Zucker enthalten sei, werden garantiert etwas Anderes für die Süße zugefügt haben. Manche dieser Substanzen können massive Hungergefühle auslösen. Wird darüber geredet? Nein, natürlich nicht, denn nur Zucker ist „böse". Es lohnt sich immer, etwas genauer hinzuschauen und sich nicht verrückt machen zu lassen. Eventuell stehen bei solchen Aussagen wirtschaftliche Interessen, von einer entsprechenden Lobby forciert, dahinter. Ein Mediziner würde das vielleicht ganz anders beurteilen.

Fast nichts, was wir täglich so zu uns nehmen, ist nur gut und gesund und insbesondere bei größeren aufgenommenen Mengen können auch immer wieder unangenehme Begleiterscheinungen auftreten, sei es ein aufgeblähter Bauch oder saures Aufstoßen. Das können wir jedoch selbst sehr einfach testen. Vielleicht zum Beispiel mal nicht eine Flasche Limonade auf einmal austrinken, sondern erst einmal nur ein Glas und dann abwarten, ob sich die gleichen körperlichen Beschwerden einstellen.

Und wenn es um das Abnehmen geht, also um die Kalorien, ist eine Cola nicht „gewichtiger" als zum Beispiel ein Grapefruitsaft; ein Glas Cola hat etwa 84 kcal, ein entsprechendes Glas mit Grapefruitsaft 122 kcal. Kaum zu glauben, oder? Lieber zum Obst greifen, das ist viel besser als der Saft davon. Gerade durch die Verarbeitung zu Saft bleiben viele Vitamine, Mineral- und Ballaststoffe auf der Strecke. Pressen, Hitze und pasteurisieren haben ihnen den Garaus gemacht. Etwas anders ist es bei kaltgepressten Säften, da sie eben nicht erhitzt und durch Pasteurisierung haltbar gemacht werden. Oder noch besser, den Fruchtsaft ganz frisch im eigenen Entsafter herstellen. Enthalten ist allerdings neben der Glucose (Traubenzucker) immer auch die Fructose (Fruchtzucker), der von jedem Dritten nicht so gut vertragen wird. Die Aufnahme von Fruchtzucker löst außerdem kein Sättigungssignal aus. Bei einem Zuviel an Fructose wandert diese in die Leber und wird zu Fett umgewandelt. Alles eine Frage der Menge. Saft kann schnell mal zu viel sein, wenn es gegen den Durst getrunken wird, bei Obst wird Einem das eher selten passieren. Gegen den Durst ist pures Wasser immer die beste Lösung, und das nicht nur für die Zahngesundheit!

ORANGENSAFT ÄTZT ZÄHNE WEG?

Frischer Orangensaft ist gesund. Das muss zunächst mal gesagt sein! Unsere Zähne sind im Wesentlichen aus Calciumsalzen aufgebaut, enthalten also Calcium, Phosphat und Fluorid. Und so hart unser Zahnschmelz auch sein mag, gegen Säuren kommt er, wenn sie die Chance haben, länger einzuwirken, nicht an. Deshalb ist der pH-Wert unserer Mundflora und die Umspülung mit Speichel so wichtig. Natürlich sieht ein „Säureangriff" im Mund nicht wie in einem Horrorfilm aus; bei Kontakt einer Substanz mit einer hochprozentigen Säure steigt da ja immer gleich Rauch auf und nach kurzer Zeit ist alles weggeätzt. In unserem Mund ist es ein langsamer Vorgang, und der findet selbstverständlich nur statt, wenn der Schutz und die Zahnpflege unzureichend sind. Säuren sind ebenso in anderen Säften enthalten und noch viel mehr davon ist in frischem Obst. Deshalb jetzt auf Früchte verzichten? Würde wohl kaum jemand machen. Sonst müssten wir außer auf den leckeren Geschmack auch auf die guten Vitamine verzichten, die unser Körper mag. Wenn wir gesund sind und eine gute Mundflora haben, wird unser Körper die Angriffe auf den Zahnschmelz, bei dem Calcium herausgelöst und Fluor durch andere chemische Gruppen ersetzt wird, wieder rückgängig machen. Vorausgesetzt, die angreifende Säure gewinnt nicht die Oberhand. Deshalb ist das Zähneputzen so wichtig, wobei dies möglichst nicht zu zeitnah nach dem Genuss von Orangensaft erfolgen sollte. 30 Minuten zu warten ist sinnvoll oder einfach zunächst ein Glas Wasser trinken, das verdünnt den Säuregehalt im Mund ganz schnell.

EIN GANZ BESONDERES KRAUT: PETERSILIE

Unsere Zähne finden nicht alles toll, was wir essen. Über Petersilie, am besten roh, nicht gekocht, werden sie begeistert sein. Das Heilkraut war schon in der Antike bekannt und wird entsprechend in vielen Ländern auch heute noch verwendet. Denn da ist alles drin, was unserem Körper gut tut. Unter anderem Fluorid, Folsäure, Calcium, Vitamin A, Vitamin C, Vitamin K und Karotin. Das heilsame Kraut hat dreimal so viel Vitamin C wie eine Zitrone! Auch der Fluoridwert ist sensationell hoch. Also jede Menge Vitamine, Spurenelemente und Mineralstoffe, die gut für das Zahnfleisch, die Schleimhäute, die Knochen und den Zahnschmelz sind. Mund- und Rachenraum werden gestärkt dank der vielen antibakteriellen Wirkstoffe und Antioxidantien. Also ein hervorragendes „Nahrungsergänzungsmittel". Marketing-Experten würden es als Superfood bezeichnen (Dann würde es aber wohl bedeutend mehr kosten)! Ursprünglich fand man Petersilie nur im Mittelmeerraum, insbesondere in den nordafrikanischen Ländern. Im Laufe der Zeit breitete es sich dann über das Mittelmeer in den Norden aus.

Dieses wunderbare Kraut hat zudem noch eine weitere nützliche Eigenschaft, die viel zu wenig bekannt ist. Ein großes Tabu-Thema ist für Viele ist Mundgeruch. Relativ viele Menschen plagen sich damit herum; oft müssen Partner und sonstige Menschen in ihrem Umfeld darunter leiden. Ursache sind meistens Bakterien im Mundraum, eine ungünstige Speichelzusammensetzung, aber auch weitere Erkrankungen wie Diabetes, Lebererkrankungen oder Verdauungsprobleme.

Diverse Zahncremes und Mundwasser mit dem Versprechen, für besseren Atem zu sorgen, gibt es zu kaufen. Leichter, kostengünstiger und insgesamt gesünder geht es mit – Petersilie! Neben seinem frischen Aroma hemmt sie das Bakterienwachstum und wirkt sich günstig auf den pH-Wert des Speichels aus. Nette Begleiterscheinung könnte sein, dass Petersilie früher auch als Aphrodisiakum für Männer und Frauen galt... entsprechend die Bezeichnung „Geilwurz" im Volksmund. Es ist also viel zu einschränkend gedacht, Petersilie nur als Gewürz zu sehen.

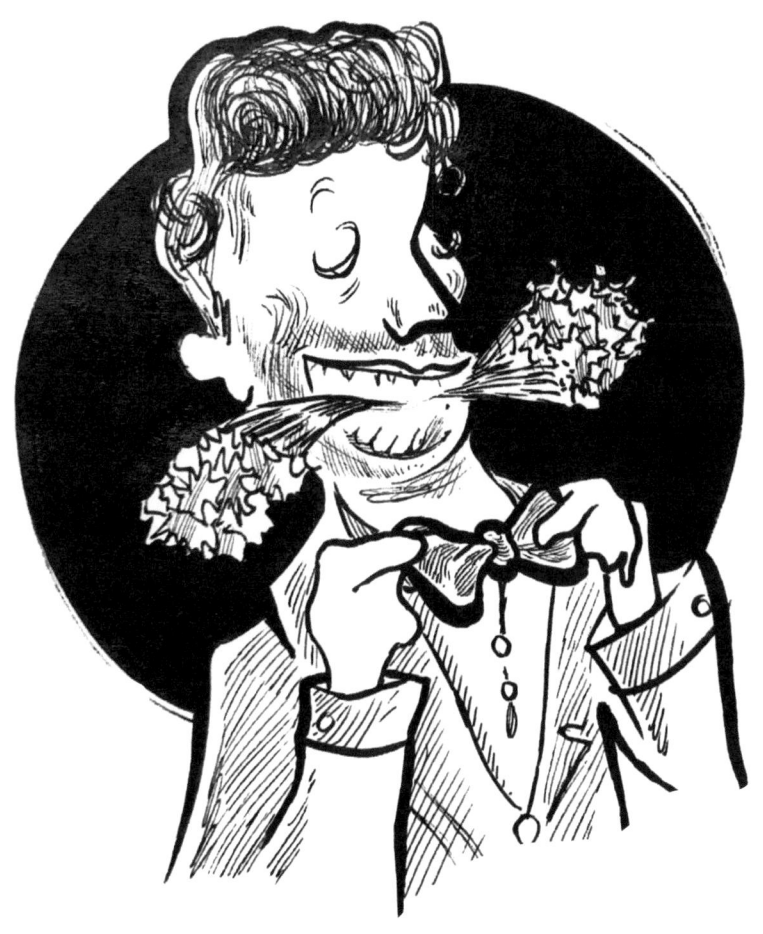

ENTHALTEN POMMES FRITES GENUG VITAMIN C?

Ganz unreflektiert geantwortet lautet die Antwort ja! Es kommt eben auf die Menge an. Drei Pommes-Schälchen an der Bude (600g) decken unseren Tagesbedarf an Vitamin C. Klingt gut? Es kann nicht schaden, an die damit aufgenommenen Kalorien durch das Frittieren zu denken. Oft werden ungesunde Transfette verwendet und das für die Knusprigkeit verantwortliche Acrylamid, das dabei entsteht, ist stark gesundheitsgefährdend. Trotzdem sind die frittierten Kartoffelstücke hinsichtlich Vitamin C - Gehalt besser, als wenn die Kartoffeln in heißem Wasser gekocht werden. Auch bei 165 Grad heißem Frittierfett überlebt ein Großteil der Vitamine – entgegen landläufiger Meinung. Das liegt an dem plötzlichen Temperaturschock. Dabei werden die Enzyme gestoppt, die beim Kochen üblicherweise die Vitamine abbauen. Wer zuhause Tiefkühl-Pommes macht, kann dafür den Backofen oder die Heißluftfritteuse nutzen. Dabei wird viel weniger Fett benötigt. Auch Ofenkartoffeln sind ein guter Vitamin-Lieferant. Wer gerne Bratkartoffeln mag und nicht auf die Vitamine verzichten will, für den gibt es dazu einen kleinen Trick; die Kartoffeln nicht vorkochen, sondern roh als sehr dünne Scheiben in die Pfanne geben. Dauert vielleicht etwas länger als normal, schmeckt aber genauso gut. Kartoffeln enthalten mit etwa 17 mg pro 100 g übrigens mehr Vitamin C als ein Apfel mit seinen ca. 12 mg! Musste ich jetzt einfach noch sagen, weil ja Obst immer so uneingeschränkt am besten sein soll...

ÜBERGEWICHT

Den Meisten wird ein zu hohes Gewicht nicht völlig egal sein, insbesondere den Frauen nicht, die häufig sehr kritisch mit sich selbst umgehen – im Gegensatz zu den Männern. Über den BMI können Sie Ihr Gewicht ja leicht einordnen. Dabei ist die Konstitution eines einzelnen Menschen zu berücksichtigen. Der Wert eines Hochleistungssportlers mit vielen Muskeln ist anders zu beurteilen als der eines untrainierten Menschen. Auch der Taillenumfang kann in die Beurteilung einbezogen werden und das Alter spielt natürlich ebenfalls eine Rolle. Je nach persönlicher Veranlagung kann Übergewicht Auswirkungen auf das Selbstwertgefühl und die körperliche Gesundheit haben. Die diversen Ursachen für zu hohes Körpergewicht wie ungesunde und zu reichhaltige Ernährung oder Stress, verbunden mit zu wenig körperlicher Bewegung, seien nur erwähnt. Gene, hormonelle Schwankungen und Medikamente können ebenfalls ihren Beitrag zu Übergewicht leisten. Aber was hat Übergewicht mit Zähnen zu tun?

So haben offensichtlich Menschen mit der genetischen Disposition für viele Pfunde eine andere Mundflora als Normalgewichtige. Es wird vermutet (bislang keinesfalls bewiesen), dass krankheitsfördernde Mundbakterien, die auch für Zahnfleischerkrankungen verantwortlich sind, sich ungünstig auf das Gewicht auswirken; Entzündungen im Mundraum mit den entsprechenden Bakterien also bei der Entstehung von Übergewicht mitwirken. Es sind also nicht nur die entzündungsfördernden Stoffe im Fettgewebe, die den Mundraum angreifen, der Weg funktioniert vermutlich auch anders herum. Insbesondere Jugendliche mit Adipositas beziehungsweise Fettleibigkeit haben häufiger Parodontitis. Übergewichtige leiden vermehrt an Diabetes. So stellen es ja auch Gesundheitsorganisationen wie zum Beispiel die WHO dar. Diabetiker haben ein stark erhöhtes Risiko, an Erkrankungen des Zahnfleisches und des Zahnhalteapparates zu leiden. Das sind längst nicht mehr nur alte Menschen, auch viele Jüngere leiden bereits an Diabetes – und wissen es oft nicht.

Regelmäßige Zahn-Prophylaxe sollte für Menschen, bei denen leicht Parodontitis auftreten kann, eine Selbstverständlichkeit sein, um wenigstens diesen gesundheitlichen Aspekt unter Kontrolle zu haben. Der Zahnarzt kann zu Ernährung und Mundpflege beraten, das hilft zumindest, Entzündungen und Karies im

Mundraum zu verhindern. Jedes kleine Puzzleteil für die Gesamtgesundheit zählt.

DIÄTEN

Ich bin kein Freund davon, das sage ich gleich mal vorne weg.
Es gibt so viele Ernährungstrends und Diäten, dass wohl kaum
ein Mensch noch durchblickt. Ich kann Sie beruhigen, auch die
Wissenschaftler und Fachleute gestehen immer mal wieder, dass
sie weit davon entfernt sind, das Thema wirklich ganzheitlich zu
verstehen. Die umfassend ideale Ernährung für uns Menschen
scheint es nicht zu geben; Afrikaner, Chinesen oder Europäer sind
hinsichtlich der ernährungsphysiologischen Bedürfnisse keineswegs identisch. So scheint das viel gepriesene Soja in unseren
westlichen Breiten häufig für Allergien verantwortlich zu sein,
auch wenn dem die Nahrungsmittelhersteller entschieden widersprechen. Asiaten scheinen mit Soja weniger körperliche Probleme zu haben.

In regelmäßigen Abständen wird eine neue Diät in den Himmel
gelobt, sei es, weil sie besonders fettarm ist, sei es, weil sie auf
fleischliche Eiweiße verzichtet. Alles immer mit tollen wissenschaftlichen Studien unterlegt und mit unglaublichen Heilsver-
sprechen hinsichtlich der zu erreichenden Körperfigur, der Gesundheit oder sonstigen körperlich oder auch seelisch relevanten
Aspekten. Da gibt es dann die Steinzeit-Diät (Paleo), deren Fans
auf naturbelassene und kaum zuckerhaltige oder kohlenhydrat-
reiche Produkte schwören. Bei Low Carb gibt es keine Kohlenhydrate wie Nudeln oder Brot mehr. Dann die Keto-Diät; man isst
nur noch Proteine und Fette, also Fleisch, Fisch, Eier, Avocado,
Nüsse und so weiter. Keine Nudeln, nur wenige Obstsorten, keine
Süßigkeiten. Soll sogar für Zähne und Zahnfleisch ganz gut sein.
Aber wer redet von der Übersäuerung des Körpers mit den daraus
resultierenden Folgen? Zu dem unangenehmen Mundgeruch,

der dabei entsteht, schweige ich lieber mal. Die Rohkost-Diät ist wohl selbsterklärend. Die Aufzählung an Diäten lässt sich lange fortsetzen. Ganz hart werden alle Fleischesser von Vegetariern und Veganern verurteilt. „Glaubenskriege"; brauchen wir die? Das Wohlbefinden ist aus meiner Sicht das wichtigste Kriterium. Hören Sie auf ihre körpereigenen Signale.

Die Definition der WHO für **Gesundheit** lautet: „Ein Zustand vollständigen körperlichen, seelischen und sozialen Wohlbefindens und nicht nur das Freisein von Krankheit oder Gebrechen."

Insbesondere Veganer müssen auf die ausreichende Versorgung mit Nährstoffen achten. Da sie keine Milchprodukte essen, fehlt es oft am Zahnbaustoff Calcium. Vitamin B12 gibt es fast nur in tierischen Produkten. Vitamin D, Eisen, Jod, Zink – alles Nährstoffe, die kaum in pflanzlicher Nahrung vorkommen und eventuell über Nahrungsergänzungsmittel aufgenommen werden sollten.

Wir Menschen sind Allesfresser (siehe Kapitel CMD, Löwe-Kuh). So hat sich der menschliche Körper über Jahrtausende hinweg entwickelt. Für jede Form dauerhafter, zu einseitiger Ernährung ist er nicht ausgelegt. Unsere Zähne, unser Kiefer, unser Magen und unser Darm haben bestimmte Forderungen an die Nahrung, die wir zu uns nehmen und die gilt es zu erfüllen, wenn wir gesund bleiben wollen. Wir essen Zucker und Honig, wir essen Früchte, Fleisch und Gemüse und trinken Softdrinks. Das alles ist gut, wenn es in Maßen genossen wird. Das machen wir auch, weil es uns schmeckt und unserer Psyche gut tut. Ich denke, es ist immer eine Frage der Menge und der Ausgewogenheit in dem, was wir zu uns nehmen. Abwechslung beim Essen ist meistens gut, dann kann sich kein Teil zu negativ auswirken – wer will schon dauerhaft auf Pommes frites und Eiscreme verzichten? Muss ja nicht jeden Tag sein.

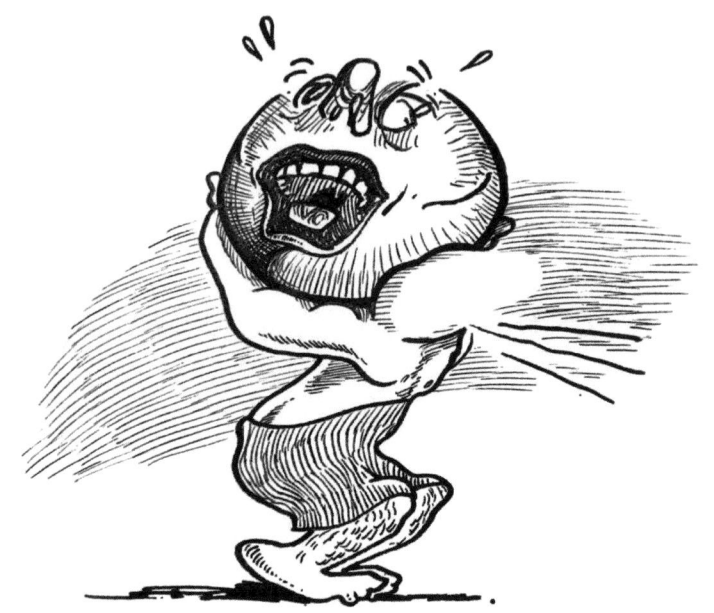

Craniomandibuläre Dysfunktion (CMD)

HÜFTGELENK, ATLAS UND ZÄHNE

Unser Kieferbereich hat über die Kiefergelenke und den Atlas eine Verbindung bis hinunter zu unserem Becken und darüber hinaus. Einerseits über die Wirbelsäule, aber auch über die Muskeln und die Faszien. Wir können das an uns selber spüren. Spannen wir Mund und Kiefer an, spüren wir diese Anspannung auch im Hüft- und Beckenbereich. Wenn wir den Unterkiefer bewusst entspannen, ihn einfach „hängen" lassen, fühlen wir das bis hinunter ins Kreuzbein. Es ist richtig schwer, das Becken anzuspannen und gleichzeitig den Kiefer zu entspannen. Das macht manche Beschwerden wie Kopf-, Schulter- und Rückenschmerzen verständlicher. Eventuell haben Sie immer wieder Schmerzen im Beckenbereich und trotz orthopädischer und physiotherapeutischer Behandlung verschwinden diese nicht dauerhaft. In so einem Fall kann es Sinn machen, sich den Mund- und Kieferbereich genauer anzuschauen. Ein überstrapaziertes Kiefergelenk oder abgeschliffene Zähne sind dann schon sehr aussagekräftig. Immer wieder zeigt sich, dass durch eine entsprechende zahnmedizinische Behandlung Schmerzen in anderen Körperregionen verschwinden können.

Eine Schwangerschaft kann durch das Tragen des Kindes Form und Stellung des Beckens verändern. Dies hat Einfluss auf die ganze Faszienstruktur. Zuweilen treten Vernarbungen in diesen Körperbereichen auf, die sich dann über die Faszien bis in den Kiefer auswirken können.

Unser Körper ist ein sehr komplexes System, wie diese Beispiele zeigen. In diesem Zusammenhang ist die Zahn-Organ-Theorie interessant. Gemäß dieser muss bei Knieschmerzen nicht zwingend ein Gelenkproblem vorliegen. Es kann auch eine unbehandelte entzündete Zahnwurzel verantwortlich sein, gemäß der Zahn-Organ-Theorie wäre es ein Eckzahn. Und bei Magenproblemen muss nicht immer der Verdauungstrakt schuld sein. Patienten mit, über lange Zeiträume hinweg andauernden, körperlichen Beschwerden sollten sich mal fragen, ob die Ursache der Erkrankung vielleicht ganz woanders liegt. Entzündungen im Mundraum, Zahnfehlstellungen und Karies haben immer wieder erstaunliche Auswirkungen auf den ganzen Körper, wenn sie behandelt werden. Ein Arzt ist entsprechend gefordert, ganzheitlich zu denken und für jeden Menschen individuell nach geeigneten Lösungen suchen; idealerweise steht er dafür im Austausch mit Kollegen aus anderen Fachgebieten.

Ist zum Beispiel bei Rückenschmerzen die zugrundeliegende Ursache das Gebiss, stehen Orthopäden vor einem nicht alleine zu lösenden Problem. Die Schmerzen lassen nach erfolgter Rückenbehandlung zwar etwas nach, treten aber oft bereits nach kurzer Zeit wieder auf; weil der Kiefer beziehungsweise der Biss der wahre Schuldige ist. Es liegt dann eine Craniomandibuläre Dysfunktion vor.

Gibt es im Kiefer Fehlbelastungen, versucht unser Körper das mit Hilfe unserer Muskeln auszugleichen; was zum Beispiel zu Verspannungen in den Schultern führen kann. Als Folge davon verkürzen sich die Muskeln der Wirbelsäule einseitig. Diese wiederum stehen in Verbindung mit dem Becken. Eine gewisse Zeit kann der Körper das Kieferproblem auf diese Art ausgleichen, aber irgendwann wird die Belastung zu groß und man hat Schmerzen, zum Beispiel zunächst im Rücken – und sucht dann einen Orthopäden auf, der dann wahrscheinlich eine Beinlängendifferenz feststellt. Und so geht es weiter, es werden nur Symptome behandelt.

Natürlich kommen als mögliche Ursache außer dem Kiefer auch eine Fehlhaltung oder Stress in Frage. Trotzdem ist es häufig ratsam, die Zähne im Fokus bei körperlichen Beschwerden zu haben. Eventuell sind sie ein Teil des Problems, insbesondere bei chronischen Schmerzen. Seien Sie sich einfach der Tatsache bewusst: Craniomandibuläre Dysfunktion kann unter anderem für Bandscheibenvorfälle, Kniegelenks- und Hüftarthrosen mitverantwortlich sein. Wäre es nicht schön, wenn eine Hüftoperation durch eine Gebisskorrektur mit Hilfe einer Aufbissschiene und der Anpassung der Zähne überflüssig gemacht würde? Es kann natürlich auch umgekehrt ablaufen; so kann eine geschädigte Hüfte mit entsprechend falscher Körperhaltung zu Problemen im Kieferbereich führen.
Nacken-, Rücken- und Kopfschmerzen werden auch durch den Atlas, den 1. Halswirbel verursacht. Wenn der nur ein bisschen aus dem Lot gerät, hat das eventuell schmerzhafte Folgen für den ganzen Körper. Bereits eine Geburt kann eine entsprechende

Fehlstellung auslösen. Stürze, ein Schleudertrauma – vieles kann den Atlaswirbel verschieben. Die meisten Menschen haben eine schlechte Haltung vor dem Computer, sie schieben mehr oder weniger bewusst den Kopf nach vorne, was zu einer Asymmetrie in der Körperhaltung führt. Der Schwerpunkt des Kopfes mit seinen fünf bis sechs Kilogramm Gewicht verschiebt sich entsprechend, was unter anderem einen Beckenschiefstand nach sich ziehen kann.

Übrigens sind bei fast keinem Menschen die Halswirbel vollkommen symmetrisch, was nicht zwingend zu Beschwerden führen muss. Entsprechende Entspannungsübungen und Training der Muskulatur haben stets eine gute vorbeugende Wirkung. Seien wir uns bewusst; der Atlas hat eine Sonderstellung mit folgenreichen Auswirkungen auf den gesamten Körper.

DIE ZÄHNE, DER SCHLAF UND DAS BETT

Gibt es die ideale Schlafposition? Vermutlich nicht, denn jede Haltung hat beim Schlafen Vor-, aber eben auch Nachteile.

So können Zahn- oder Kieferschmerzen durch eine falsche Schlafposition verursacht werden. Menschen, die oft auf der Seite oder dem Bauch schlafen, scheinen davon besonders häufig betroffen zu sein. In dieser Körperlage mit dem Gesicht eher nach unten muss der Druck auf den Kiefer über die Muskeln ausgeglichen werden. Das führt zu Verkrampfungen und Schmerzen in Kopf, Nacken und Rücken. Auch der Lymphabfluss, welcher für den Transport der Schadstoffe aus dem Körper sorgt, wird dadurch behindert. So scheint die Rückenlage die optimale Schlafposition zu sein.

Allerdings gibt es auch wissenschaftliche Erkenntnisse dahingehend, wie sinnvoll eine Seitenschlaflage für die Gesundheit ist. Denn diese Schlafposition begünstigt offensichtlich die Entfernung von Abfallprodukten und Toxinen aus dem Gehirn. Ein

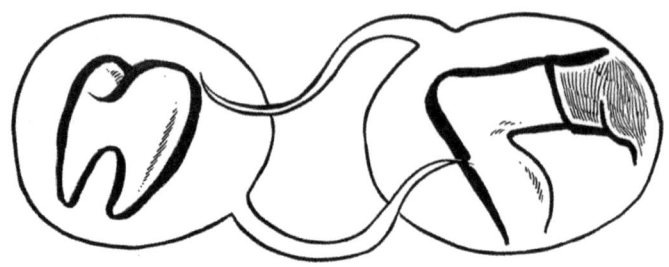

Vorgang, der jede Nacht im Schlaf stattfindet. Vermutlich schützt uns das vor neurologischen Erkrankungen wie zum Beispiel Parkinson und Alzheimer.

Im Prinzip ist es von der Natur gut gelöst, dass wir uns mehrmals jede Nacht unbewusst von der Rücken- in die Seitenlage und eventuell auch in die Bauchlage drehen. Wichtig ist dann aber, dass wir ein gutes Bett haben. Eine Matratze kann zu hart oder zu weich sein, Ein Kissen zu hoch oder zu flach. Der Körper und die Wirbelsäule wollen sich im Schlaf erholen. Für diese lebensnotwendige Regeneration müssen sich Muskeln entspannen können. Um das zu erreichen, braucht der Körper Unterstützung. Dies unter anderem durch eine Unterlage, die an den richtigen Stellen nachgibt und an anderen stützt. Ist ein Bett zu weich, liegen wir wie in einer Hängematte, die Wirbelsäule ist gekrümmt, Schultern und Hüfte sind eingezwängt. Auch ein zu hartes Bett belastet und führt zu Verkrampfungen mit daraus resultierenden Schmerzen, wenn der Körper nicht in manchen Bereichen einsinken kann. Ihr Körper versucht im Schlaf ständig, eine erholsame Position zu finden. Wenn das nicht gelingt, sind Sie am darauffolgenden Tag wie gerädert.

Kennen Sie das? Sie übernachten in einem Hotel, wachen nachts immer wieder auf, wälzen sich hin und her und stehen am Morgen mit Kopf- und Nackenschmerzen auf. Ursache ist oft ein für sie ungeeignetes Kopfkissen, welches für die schmerzhaften Verspannungen verantwortlich ist. Natürlich ist so etwas nie die alleinige Ursache. Das richtige Kissen und die optimale Matratze sind zwar wichtig für unser Wohlbefinden, sie sind aber nur eine

Seite der Medaille. Der häufig viel wichtigere Aspekt ist unser tägliches Leben als Ganzes. Leiden wir unter Stress? Müssen wir ständig die Zähne zusammenbeißen? Haben wir genügend Bewegung? Sind wir ausreichend an der frischen Luft? Tun wir kontinuierlich etwas für den Erhalt und den Aufbau unserer Muskeln? Insbesondere eine gut trainierte Muskulatur vermag viel auszugleichen und stabilisiert unseren Körper besser im Schlaf. Und wer nicht unter ständigem Stress zu leiden hat, wird auch nicht von nächtlichem Kieferknirschen geplagt.

MEINE VORDERZÄHNE WERDEN IMMER SCHIEFER

Vielleicht hatten Sie als Kind eine Zahnspange, weil Ihre Zähne schief standen? Über einen längeren Zeitraum war der Besuch beim Kieferorthopäden für Sie dann völlig normal. Irgendwann war Ihre Zahnstellung soweit korrigiert, alle Zähne standen schön gerade, mehr oder weniger an der richtigen Stelle im Mund. Und dann nun stellen Sie im Laufe der Jahre fest, dass Ihre Vorderzähne gar nicht mehr so gerade stehen. Ihr Kiefer verändert sich im Laufe des Lebens ständig, und das in Abhängigkeit von Ihren Verhaltensweisen und Gewohnheiten. Auch der Durchbruch von Weisheitszähnen kann so Einiges

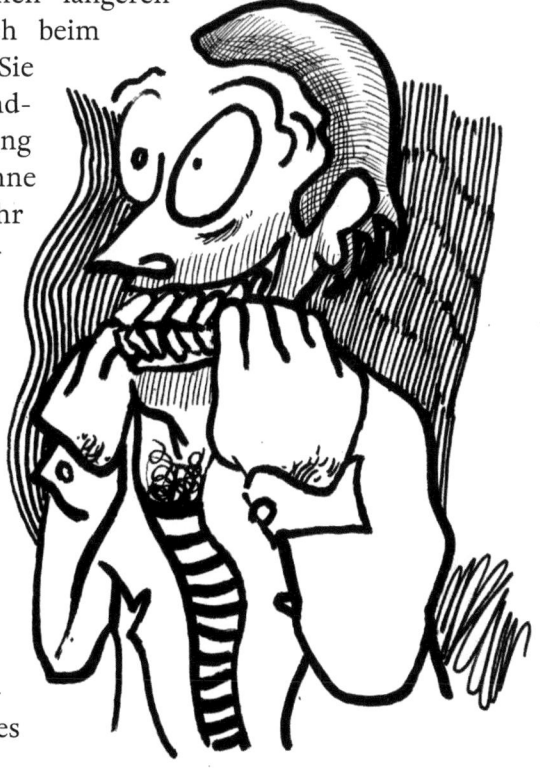

auslösen. Oder Stress mit dem daraus resultierenden Zähneknirschen und -pressen. Eine Parodontitis kann ebenfalls Verursacher sein; sie führt zu einer entsprechenden Schädigung des Zahnhalteapparates. Die Zähne lockern und verschieben sich, bis sie bei Nichtbehandlung ausfallen. Eine Lücke im Gebiss sorgt für weitere Asymmetrie im Mund, welche der Kiefer ausgleichend auffängt mit der Verschiebung einzelner Zähne, um wieder einen möglichst guten Gegenpart für einen Zahn zu schaffen.

Vordergründig betrachtet mag eine Zahnfehlstellung ein rein optisches Problem sein. Ohne hier auf mögliche psychische Aspekte näher einzugehen gibt es aber sehr wohl Gründe, ein Zahnkorrektur vorzunehmen. Schon ein einzelner schiefer Zahn kann weitreichende Probleme im Mund verursachen. Oft kommt es durch Fehlstellungen zu mehr Karies, da es schwieriger ist, das Gebiss optimal von Essensresten zu befreien – Mundgeruch ist dabei eine der relativ harmlosen Folgen. Und wenn Zähne infolge der Fehlstellung regelmäßig am Zahnfleisch entlang schrammen, entstehen leicht Entzündungen. So entsteht eine Kettenreaktion mit möglichen Folgen für den ganzen Körper. Vielleicht reicht schon die Entfernung der noch verdeckten oder bereits durchbrechenden Weisheitszähne, die gegen die vorderen Zähne drücken. Oder eine Aufbissschiene, bei Nacht getragen, sorgt für die dringend notwendige Entspannung im Kiefer.

MEIN MUND GEHT NICHT ZU!

Haben Sie schon mal einen Bandscheibenvorfall im Mund gehabt? Die Frage ist ernst gemeint, denn im Prinzip ist es nichts anderes, was da im Kiefer passieren kann – er verrenkt sich. Die Folge davon ist, dass der Mund nicht mehr geschlossen werden kann. Man nennt das dann eine Kiefersperre. Ausgelöst wird diese zum Beispiel durch starkes Gähnen oder wenn man in einen sehr großen Apfel beißt. Auch ein Unfall kann natürlich die Ursache sein. Was passiert da? Das Kiefergelenk ist das vielseitigste aller

Gelenke in unserem Körper. Es kann sowohl Drehbewegungen als auch Gleit- und Seitbewegungen ausführen. Kaubewegungen sind normalerweise immer eine Kombination aus Gleit- und Drehbewegungen. Die beiden Kiefergelenke des Unterkiefers sollten selbstverständlich optimal zusammenspielen, denn schon kleinste Abweichungen auf einer Kieferseite können schmerzhafte Folgen haben.

Das Kiefergelenk ist **das einzige paarige Gelenk im Körper**. Jede Bewegung der einen Seite hat über die Verbindung durch den Unterkiefer immer eine Mitbewegung der anderen Seite zur Folge.

Das Gelenk mit seinem Gelenkkopf und der Gelenkbahn wird durch eine faserige knorpelige Zwischenscheibe, den Diskus, in eine untere und obere Kammer unterteilt. Wenn nun der Mund zu extrem aufgerissen wird, kann es passieren, dass das Kiefergelenkköpfchen zu weit nach vorne über den Diskus hinausrutscht. Von selbst kann es dann nicht mehr zurückgleiten. „Wissende" Mitmenschen wollen dann gerne zuweilen helfen und mit einer kräftigen Ohrfeige die Ausrenkung rückgängig machen. Aber das ist falsch und gefährlich! Also, auch wenn sie gerne drauf verzichten würden – ein Zahnarztbesuch lässt sich kaum vermeiden.

MEIN MUND GEHT NICHT AUF!

Das Gegenteil einer Kiefersperre ist die Kieferklemme. Genauso unangenehm, denn dann kann der Mund nur unvollständig, eventuell nur einen oder zwei Finger breit geöffnet werden. Oft sind dafür Muskelverspannungen oder Entzündungen im Kiefergelenk verantwortlich. Das optimale Zusammenspiel von Kaumuskulatur und Kiefergelenk ist gestört.

Sind Sie ein leidenschaftlicher Kaugummi-Kauer? Ständiges Kauen kann zu Überlastung in der Kaumuskulatur führen, und das einseitig oder beidseitig. Meistens wird die Kieferklemme durch ein entzündetes Kiefergelenk verursacht, aber es könnte auch mal eine Kieferfraktur vorliegen. Weitere Möglichkeiten sind entzündliche Prozesse in der Mundhöhle, oder ein Weisheitszahn quält sich gerade an die Oberfläche. Und schon reagiert unser Körper auf die, im Eigeninteresse handelnde, klügste Art, er „verordnet" uns Ruhe; in dem Fall mit der unangenehmen Folge, dass der Mund einfach nicht mehr geöffnet werden kann. Das ist ein natürlicher Reflex des Körpers, dagegen haben wir selber keine Chance und oft schützen uns solche körpereigenen Reaktionen vor unvernünftigem Handeln. Gemäß dem beliebten Spruch „ein Mann kennt keinen Schmerz" würden insbesondere wir Männer unseren Kiefer einfach weiter belasten ohne Rücksicht auf die Folgen. Wobei Männer seltener unter einer Kieferklemme leiden, öfter sind es die Frauen, die von CMD betroffen sind. Wie sich eine Kieferklemme anfühlt, hat Mancher schon erlebt, wenn er eine Betäubungsspritze bekommen hat. Nicht sehr angenehm, aber zum Glück nur vorübergehend.

Kieferklemme und -sperre sind außerordentlich komplexe Themen und kommen zum Glück nicht so häufig vor. Entsprechend fehlt vielen Zahnärzten für die richtige Behandlung die nötige Erfahrung. Im Idealfall schicken sie so einen Patienten in eine Zahnklinik oder zu einem Manual-Therapeuten.

Was kann ein erfahrener Zahnarzt tun? Zunächst wird er dafür sorgen, dass die Kiefermuskulatur sich entspannt. Patienten sind in dieser Verfassung häufig sehr aufgeregt. Da helfen schon eine leichte Betäubung oder der Einsatz von Lachgas und eventuell Hypnose. Mit dem richtigen Griff, dem „Hippokrates-Handgriff", und etwas Dehnung lässt sich ein solcherart verspannter oder ausgerenkter Kieferbereich wieder mobilisieren. Mit einer Schiene kann das ganze abschließend entlastet werden. Wahrscheinlich ist die Schiene über einen längeren Zeitraum hinweg notwendig, um den ganzen Biss wieder in optimale Form und Ordnung zu bringen.

Unser Körper ist in seinem ganzheitlichen Zusammenspiel einfach genial perfekt – für erstklassige Leistung setzt das wie bei einer guten Maschine voraus, dass alles einwandfrei funktioniert. Die reibungslose Funktion ist da bereits gestört, wenn zum Beispiel der Biss durch eine Zahnlücke einseitig zu niedrig oder zu hoch ist. Kaum vorstellbar, aber bereits bei 1/100 mm Höhenunterschied zwischen zwei Zähnen werden wir mit entsprechenden Folgen konfrontiert, wenn es nicht durch einen Zahnarzt korrigiert wird. Jetzt verstehen Sie auch, warum ein Zahnarzt sie nach einer erfolgten Zahnbehandlung auf Farbpapier beißen und mit den Zähnen herumreiben lässt (zumindest hoffe ich, dass Ihr Zahnarzt das immer bei Ihnen macht). Es ist für die Feinjustierung ihres Bisses notwendig. Deshalb wird an einer neu gelegten Füllung oder einer neuen Krone noch herumgeschliffen, denn sonst sind die Probleme, die nach gewisser Zeit auftreten würden, bereits vorprogrammiert.

BREITMAULFROSCH ODER PFERDEGEBISS?

Kennen Sie den „Goldenen Schnitt"? Eventuell aus dem Kunstunterricht in Ihrer Schulzeit? Er gilt in der Kunst, er entfaltet seine Wirkung in der Architektur, in der Botanik, in unserem Körper bis hin zum Gesicht, unserem Mund, den Zähnen untereinander und jedem Zahn in sich. Die meisten Menschen empfinden ein Gebiss als harmonisch, wenn die zwei ersten oberen mittleren Schneidezähne zu den jeweils daneben liegenden Schneidezähnen und den folgenden Eckzähnen eine Breite im Verhältnis von 1,618 zu 1,0 zu 0,618 haben.

Zahnschema – Wie werden die Zähne in Deutschland nummeriert? Zunächst werden die Zähne in vier Quadranten aufgeteilt. Der erste Quadrant ist die rechte Seite im Oberkiefer, der zweite links oben, der dritte links im Unterkiefer und der vierte rechts unten. Die Zähne selbst werden beginnend von der Mittellinie jeweils von 1 bis 8 durchgezählt. Der

rechte obere mittlere Frontzahn hat also die Nummer 11, der Eckzahn 13, der Weisheitszahn die Nummer 18. Wobei wir nicht sagen Elf oder dreizehn usw., sondern
Eins-Eins, Eins-Drei, Eins-Acht, usw. In den USA wird beginnend beim rechten
oberen Weisheitszahn über links oben, dann links unten und schließlich rechts
unten endend beim Weisheitszahn von 1 bis 32 durchgezählt.

Des Weiteren muss für die ganzheitliche Harmonie die Mund-
form, die Lippengröße, der Unterkiefer und der Zahnfleischanteil
beim Lachen mitberücksichtigt werden. Und bei Frauen werden
eher runde, bei Männern eckige Konturen als schön empfunden
– in unserem westlichen Kulturkreis. Also alles ganz schön kompliziert.

Solche Kriterien lassen unser Unterbewusstsein blitzschnell auf
andere Menschen reagieren. Ist Ihnen das vertraut? Sie lernen
jemanden persönlich kennen oder sehen die Person im Fernse-
hen und verspüren sofort Ablehnung, Vorsicht, Zuneigung oder
andere Gefühle, Sie können gar nicht anders? Nehmen Sie zum
Beispiel den ehemaligen Talkmaster Stefan Raab. Haben Sie ein
Bild von ihm vor Ihrem inneren Auge? Dieses breite Grinsen,
bei dem man vielleicht an einen sympathischen frechen Jungen
denkt. Das Gefühl sagt einem, der ist schon nett, aber besser mal
aufpassen, dass er Dir keinen Streich spielt. Er ist, umgangssprachlich gesagt, der klassische „Breitmaulfrosch" mit diesen zu breit
aufgestellten Schneidezähnen. Die perfekte Zahnstellung muss es
also nicht immer sein. Reizvoll kann ja gerade die Abweichung
sein wie zum Beispiel die kleine Zahnlücke bei dem Supermodel
der 90er-Jahre, Kate Moss.

Die Anmutung „Breitmaulfrosch" hatte vor wenigen Jahrzehnten noch einen ganz anderen Hintergrund, und zwar schlechte
Zahnprothesen, die nicht optimal an die jeweilige Gesichts- und
Kieferform angepasst waren. Als Kassenleistung gibt es so einfache Totalprothesen nach wie vor, sie sind im Praxisalltag aber
nur noch selten anzutreffen, da in den letzten Jahren weit bessere
Lösungen für fehlende Zähne entwickelt wurden.

Manch einem ist vielleicht auch die Bezeichnung „Pferdegebiss" bekannt. Man denkt dabei an die großen vorgeschobenen Zähne eines Pferdes, wenn es zum Beispiel mit einem Apfel gefüttert wird. Nun, mit dieser Zahngröße kann ein Mensch nicht aufwarten, trotzdem erscheinen Einem Zähne in einem menschlichen Mund zuweilen zu groß. Es kann sein, dass die Zahnhöhe nicht stimmt oder die Zähne zu große Zahnzwischenräume aufweisen und der Goldene Schnitt nicht eingehalten wird. Letzteres tritt verstärkt mit zunehmendem Alter auf, wenn sich der Zahnfleischrand (im Zahnzwischenraum Zahnfleischpapillen genannt) zurückbildet. Alles ist auch hier wieder im Verhältnis zum gesamten Gebiss zu sehen.

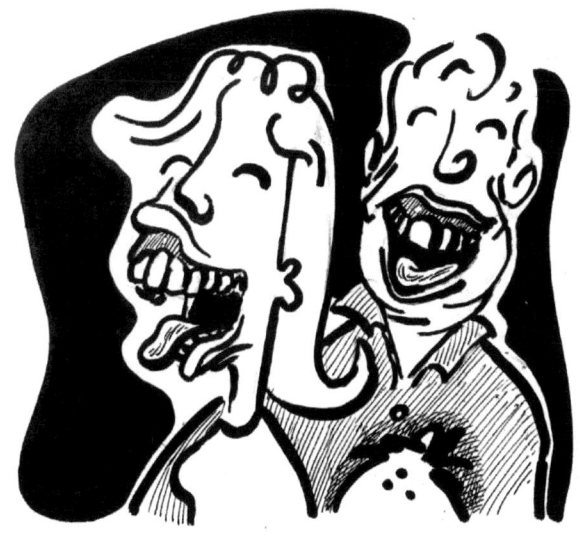

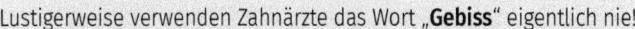

Lustigerweise verwenden Zahnärzte das Wort „**Gebiss**" eigentlich nie!

Vielleicht sind alle anderen Zähne viel kleiner; Schneidezähne wirken dann übergroß. Oder das Zahnfleisch überlappt nicht weit genug den Zahnhals. Dahinter steckt immer die Frage nach der Gesamtharmonie. Der analytische Blick der ästhetisch erfahrenen Zahnärzte ist gefragt, um gemeinsam mit dem Patienten die ideale Lösung zu finden.

MEIN KIEFER KNIRSCHT UND KNACKT

„Es knirscht und knackt in unserem Land"… das klingt doch wie aus einem Märchen. Hier geht es natürlich um unsere Zähne und den Kiefer, klar. Denn die Zähne müssen für eine „moderne Volkskrankheit" den Blitzableiter spielen; es geht um den täglichen Stress, den wir mehr oder weniger stark erleben, den Dauerstress, also nicht den kurzzeitigen Stress aufgrund einer aufregenden Situation.

Stress ist nicht immer negativ! Schon Hans Selye, der „Vater der Stressforschung" hatte vor über achtzig Jahren den Stress unterteilt in Unterforderung, **Eustress und Disstress**. Unterforderung äußert sich in Frustration, Müdigkeit und Langweile. Im Eustress sind wir konzentriert, motiviert und voller Energie. Das Denken läuft wie geschmiert. Im Distress sind wir nervös, erschöpft, ausgelaugt. Alles ist zu anstrengend – bis zum Burnout. [42]

Wie oft steckt hinter dem Stress ein persönlicher Perfektionswunsch, den wir erfüllen wollen. Und unser Körper muss Wege finden, um den inneren Druck im wahrsten Sinne des Wortes abzubauen. Dann knirscht es im Gebälk beziehungsweise in den Zähnen. Wenn wir entspannt sind, treffen unsere Zähne nur beim sogenannten Leerschlucken – also, wenn wir nichts essen oder trinken und einfach einen Schluckreflex haben – direkt aufeinander. Im Knirschmodus reiben die Zahnreihen sich aneinander.

Beim Kauen treffen die Zähne nicht direkt aufeinander!

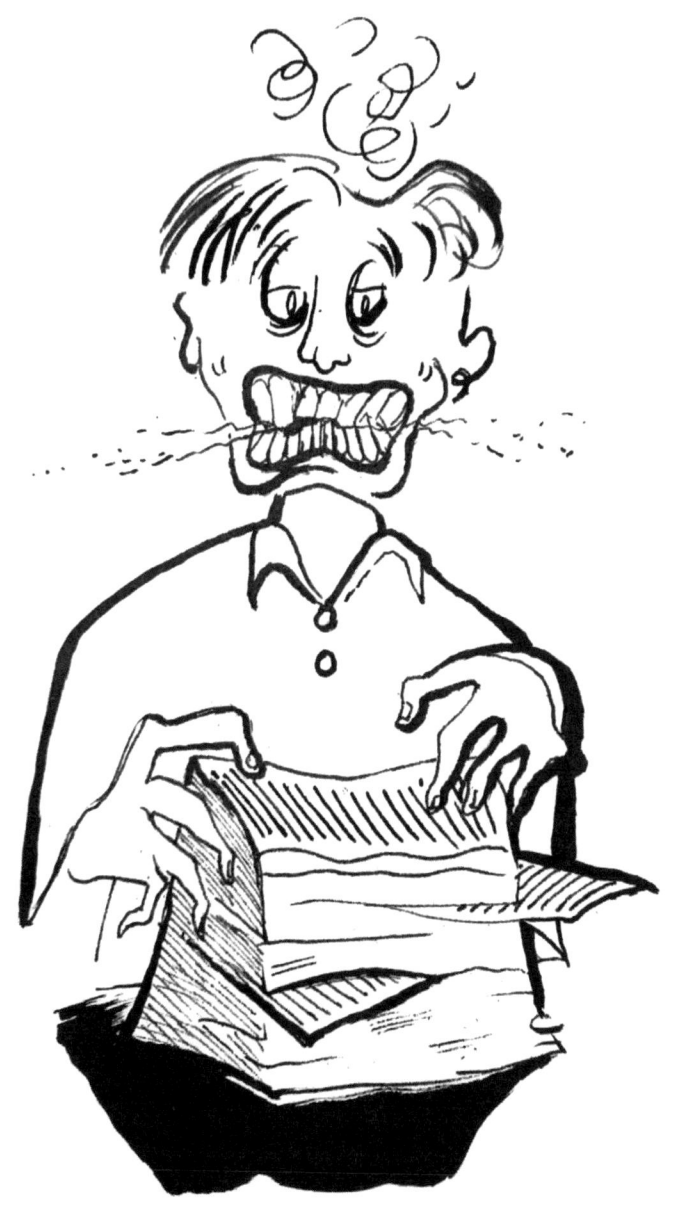

Bei Männern ist es häufig zu hören, Frauen pressen eher die Zähne aufeinander (Zähne zusammenbeißen). Und gerade Männer glauben häufig nicht, dass sie knirschen, denn sie haben ja – ihrer eigenen Meinung nach – keinen Stress. Die Zähne geben dann häufig eine andere Auskunft mit schwer zu widerlegenden optischen und eventuell schmerzenden Tatsachen. Stress ist eine allgegenwärtige „Business"-Krankheit, zumindest in Deutschland. Da sieht es zum Beispiel in Schweden besser aus – deren Leben scheint demnach um Einiges entspannter zu laufen.

Geknirscht wird Tag und Nacht. Im Schlaf wird Vieles verarbeitet, daher kann nächtliches Knirschen stundenlang gehen und dabei bis zu einer halben Tonne Druck im Kiefer aufgebaut werden. Kein Wunder, das zuweilen eine Lautstärke wie beim Schnarchen erreicht wird.

Physikalisch korrekt verwenden wir als Größeneinheit für eine Kraft natürlich die Einheit Newton.

OHRGERÄUSCHE

Was hat mein Ohr mit meinen Zähnen zu tun, werden sich Viele fragen. Die räumliche Nähe und die nervliche Verflechtung sind der Grund dafür, dass die wirkliche Ursache für Beschwerden nicht immer eindeutig zuzuordnen ist.

Projektionsorte: Von sogenannten Triggerpunkten aus werden Schmerzen häufig zu mehr oder weniger weit davon entfernt liegenden Orten projiziert. **Triggerpunkte** sind Verhärtungen meistens in der Muskulatur, können aber auch in der Knochenhaut, in Bändern und Sehnen auftreten. Beispiele: Triggerpunkte im Muskulus temporalis (Schläfenmuskel) lösen Zahnschmerzen in den oberen Backenzähnen aus, Triggerpunkte im Muskulus Digastricus (zweibäuchiger Muskel) führen zu Schmerzen der unteren Schneidezähne. Schmerzen der Stirn oder hinter den Augen werden häufig vom Muskulus Sternocleidomastoideus (einem Halsmuskel, der vom Schlüsselbein zum Nacken zieht) oder auch vom Muskulus temporalis getriggert.

Eines der bekanntesten Probleme ist der sogenannte Tinnitus. Betroffene leiden unter anhaltendem oder wiederkehrendem Pfeifen, Summen und anderen Geräuschen im Ohr. Manch einer plagt sich seit Jahren damit herum, oft kommt es in Folge dann noch zu psychischen Problemen. Erster Ansprechpartner bei Ohrgeräuschen und -schmerzen ist meistens der HNO-Arzt, um die möglichen Ursachen einzugrenzen.

Auf den ersten Blick scheint da kein Zusammenhang mit den Zähnen zu bestehen. Es kann aber zum Beispiel der Durchbruch der Weisheitszähne oder das Kiefergelenkköpfchen eine Ursache für Beschwerden im Ohr sein. Wenn das Kiefergelenk zum Beispiel durch Knirschen nach hinten und oben gedrückt wird, entsteht im Ohr eine Reizung über den Nerv Chorda tympani, der ein zentralnervöses Symptom im Gehirn auslöst. Wenn das erkannt wird, können in den ersten sechs Monaten meist sehr gute Behandlungserfolge erzielt werden, Ohrgeräusche und sogar Tinnitus verschwinden wieder. Wichtig ist daher schnelles Handeln, denn unser Zentralnervensystem „lernt" immer dazu, so dass bei Nichtbehandlung die Hörstörungen irreversibel chronisch werden können.

Die Chorda tympani enthält auch Fasern des parasympathischen Nervensystems. Sie liegt in naher Beziehung zum Kiefergelenk. So könnte eine Erklärung denkbar sein, warum Bruxismus beziehungsweise eine CMD sich auf die Stimmung und den Wachheitsgrad auswirken.

RÜCKENSCHMERZEN

Einen seiner stärksten Muskeln, den Masseter, hat der Mensch im Kieferbereich!

Der M. masseter ist gemessen am Querschnitt der stärkste Muskel des Menschen. Dies liegt an einem besonderen, gefiederten Aufbau seiner Muskelfasern. Diesen Aufbau hat nur der M. masseter.

Würde man diesen Kaumuskel proportional angepasst zum Beispiel im Oberschenkel einsetzen, könnte wir damit vermutlich über ein Haus springen. Kein Wunder, dass dieser Muskelprotz auch für sehr unangenehme Schmerzen verantwortlich ist. Außer zum Beißen und Kauen ist er für das Sprechen und Lachen notwendig. Durch wiederholte Fehlbelastung kann eine Überlastung auftreten, welche zu Verkürzungen und Verhärtungen des Muskels führen. Häufig strahlen Kaumuskelschmerzen auf die Zähne aus, was zum Beispiel Zahnschmerzen verursachen kann. Meistens helfen schon gezielte Entspannungsübungen, und die Schmerzen verschwinden.

Unbedingt sollte der Biss überprüft werden. Auch anhaltendes Kieferknirschen geht einher mit einer Ermüdung der Kaumuskeln und wirkt sich zugleich negativ auf die Zähne aus. Durch die Verkürzung des starken Masseter-Muskels spannt sich in Folge der Rückenmuskel, der kräftemäßig da nicht mithalten kann und nachgeben muss.

Die Nacken-, Schulter- und Rückenmuskeln bilden die Gegenspieler zu den starken Kaumuskeln, da ziehen sie auf Dauer den „kürzeren". Daher treten Beschwerden eher in diesen Muskeln auf.

Das führt dann zu Rückenschmerzen, die bis in die Beine ausstrahlen können. Bekannt ist dieser Zusammenhang bereits seit den 1990er-Jahren durch Veröffentlichungen des New Yorker Arztes Harold Gelb.

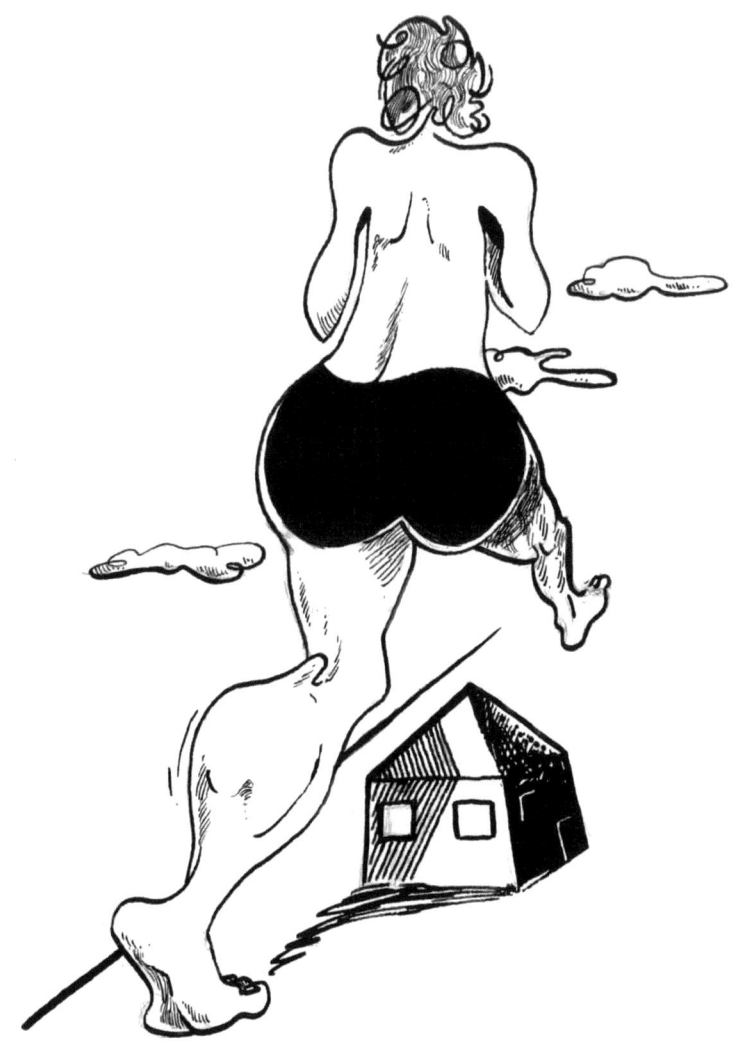

197

Die Lösung für die Zähne ist meistens eine Aufbissschiene. Mit ein bisschen Geduld verschwinden nicht nur die Schmerzen am Kopf, sondern vielleicht auch an Nacken, Schultern, Rücken und Beinen. Eine gute Anamnese wird die wirklichen Schmerzverursacher entlarven.

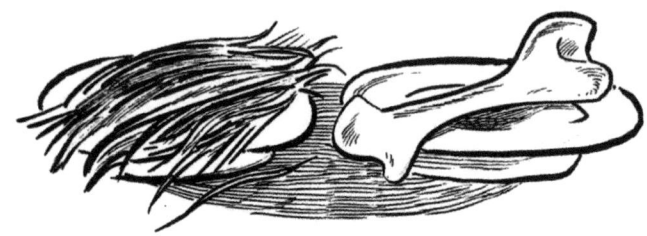

KAUEN WIE DIE KUH ODER ZUBEISSEN WIE DER LÖWE

Jedes Gebiss ist an die Art der Nahrung und deren Aufnahme bestens angepasst. Menschen ernähren sich meistens von tierischen und pflanzlichen Stoffen. Raubtiere wie Löwen ernähren sich praktisch nur von Fleisch, Kühe nur von Gras, Heu und Stroh. Entsprechend ist die Beißkraft des Kiefers und die Mund- beziehungsweise Maulöffnung daran angepasst. Einen Knochen zu durchtrennen stellt andere Anforderungen an Zähne als ein Grasbüschel abzureißen.

So hatte der Biss eines Tyrannosaurus Rex die kaum vorstellbare Kraft von 5800 Kilogramm pro Quadratzentimeter. Das Löwengebiss ist mit einem reinen Scharniergelenk ausgestattet. Das bedeutet, das es keine seitlichen Kaubewegungen erlaubt. Nur Auf- und Abwärtsbewegungen sind möglich. Die reichen aber völlig aus, um Fleischstücke abzureißen und ohne Mahlvorgang herunterzuschlucken. Eine spezielle Zahnstellung – und form erzeugt zudem eine sogenannte „Brechschere" bei den Backenzähnen. Diese haben spitze Zacken und zerteilen wie eine Schere die Nahrung. Zudem ist der Zahnschmelz extrem hart um eben auch

Knochen zerteilen zu können, besonders wichtig für Aasfresser wie die Hyänen.

Eine Kuh hat hingegen nicht einmal Schneidezähne im Oberkiefer, ein Hornplatte reicht als Gegenpol für die unteren Schneidezähne. Dafür hat sie ausgeprägte Backenzähne, die flach und ohne Zahnhöcker sind. Damit sich die Nahrung optimal mühlsteinartig zerkleinern lässt, ist nur ein kaum ausgebildetes Kiefergelenkköpfchen vorhanden.

So sind extreme, weit ausladende, horizontale Unterkieferkaubewegungen möglich.

Zwischen diesen beiden Extremen hat sich unser menschliches Gebiss entwickelt. Wir können den Mund nicht so weit aufreißen wie ein Löwe, dafür ermöglicht uns unser Kiefergelenk auch leicht seitliche Bewegungen für das mahlende Kauen. Die menschlichen Backenzähne haben anders als ein reines Pflanzenfresser Gebiss kleine Zahnhöcker, die uns damit für die Aufnahme unterschiedlichster Nahrung prädestinieren. Wobei wir Menschen wirklich zwischen Extremen wie Kuh und Löwe liegen, denn wir können weder sehr hartes Gras zermahlen noch Knochen zerbeißen.

Unsere **Kiefergelenksanatomie** lässt derart ausladende Kaubewegungen nicht zu. Das Kauprinzip des Menschen ist nicht das Zerreiben, Zermahlen oder Zerstampfen, sondern wir zerschneiden unsere Nahrung in einer beinahe vertikalen Richtung! Eine erzwungene Ausnahme bilden Totalprothesenträger, wenn die Prothesen nicht mehr gut haften.

Also **liebe Veganer**, bereitet Eure Nahrung am besten so vor, dass Ihr sie nicht durch allzu heftige horizontale Bewegungen zerlegen und aufbereiten müsst und denkt dabei immer an die Substitution mit Vitamin B12 und – weniger bekannt – mit Jod, um einem Mangel vorzubeugen. Auch Tiere produzieren das Vitamin B12 nicht selbst. Es wird von Einzellern (Archaea) im Darm produziert.

Erdgeschichtlich betrachtet vermuten Forscher, dass jedes Zahnhöckerchen mal ein eigener Zahn war, der im Laufe der Evolution auf der Zahnleiste mit anderen Zähnen verschmolzen ist. Speziell diese Höckerchen sind sehr wichtig und müssen exakt passen. Schon minimalste Abweichungen in Form und Größe stören den Biss und können zu Problemen im Kiefer und damit beim Kauvorgang führen.

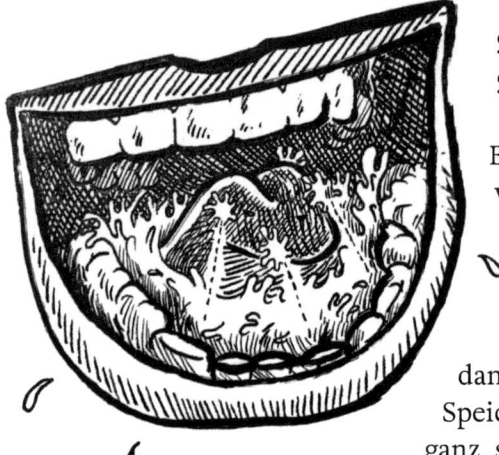

SPEICHELFLUSS UND SCHLUCKBESCHWERDEN

Beim Schlucken sind etwa 50 verschiedene Muskeln beteiligt. Kein Wunder, dass es bei so einem komplexen Vorgang manchmal zu Problemen kommt. Und wenn dann außerdem noch zu wenig Speichel erzeugt wird, kann auch ganz schnell ein Fremdkörper im Gaumen hängenbleiben.

Insbesondere in den 1960er-Jahren wurden bei Kindern, wenn sie oft erkältet waren, die Mandeln und Polypen im Hals entfernt. Im Laufe der Zeit verändern sich diese Operationsnarben. So kann sich eine Art Kraterlandschaft bilden mit Hügeln und Tälern, in der Nahrungspartikel leicht hängen bleiben. Wenn dann noch der Speichel nicht optimal fließt, wie es ab einem gewissen Alter zunehmend vorkommt, kann sich dieser Rachenbereich zu einem ständigen Problemherd entwickeln.

Mangelnder Speichelfluss mit der damit einhergehenden Mundtrockenheit hat viele Ursachen. Sie kennen den Ausspruch: „Da bleibt mir die Spucke weg!" Grund kann Stress oder Angst sein, das vegetative Nervensystem schlägt Alarm und alle Körperressourcen werden für einen „Notfall" bereitgestellt. Die Produktion von Speichel wird in so einem Moment als zweitrangig angesehen und gestoppt. Andere Gründe für eine geringe Speichelerzeugung können Medikamente sein. Oder in Anlehnung an Nierensteine die sogenannten Speichelsteine. Sie verhindern einen guten Zufluss in der Mundhöhle. Vielleicht schnarchen Sie? Dadurch trocknet der Mund aus, weil durch den Mundraum geatmet wird. Nachts ist die Speichelproduktion ohnehin stark reduziert. Normalerweise ist Mundtrockenheit nur eine vorübergehende Beeinträchtigung. Sollte sie anhalten, eventuell verbunden mit weiteren Beschwerden im Mund- und Rachenraum, kann eine Krankheit dafür verantwortlich sein. Der Mangel an Speichel behindert das Kauen, Schlucken und Sprechen und erhöht das Kariesrisiko, da der für die Zähne notwendige kontinuierliche Spülvorgang fehlt.

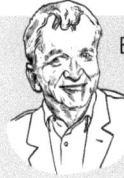 Eine persönliche Beobachtung ist, dass es bei Mundtrockenheit in Kombination mit Blutdrucksenkern vermehrt zu **Zahnhalskaries** kommt. Eine Regel für ausreichende Wasseraufnahme ist 30ml/kg Körpergewicht am Tag, je nach körperlicher Tätigkeit kann es aber auch mehr sein.

Grundsätzlich hilft es immer, über den Tag weg verteilt regelmäßig Flüssigkeit zu sich zu nehmen, um den Mundraum feucht zu halten.

Eine chronische Speichelüberproduktion tritt eher selten auf. Machen Sie mal die Augen zu und stellen Sie sich vor, Sie beißen in eine Zitrone. Dann ist ein verstärkter Speichelfluss völlig normal. Sollte er aber über einen längeren Zeitraum anhalten, sollte man nach Ursachen suchen, denn dann ist er eventuell doch ein Symptom für eine zu behandelnde Krankheit. Auch zu viel Aufregung oder Nervosität im Alltag kann ein Grund sein. Als Begleiterscheinungen von starkem Speichelfluss werden rissige Lippen, Schluckbeschwerden, Dehydratation und Fehlstellungen von Zähnen diskutiert. Was kann ich tun, um starken Speichelfluss zu verringern? Meiden Sie Kaffee, Alkohol und scharfe Speisen, also alles, was den Speichelfluss anregt. Und, auch wenn es unlogisch klingt, trinken Sie viel Wasser.

Nach dem Kauen und Einspeicheln und dem damit einhergehenden Vorverdauen wird der Schluckvorgang „automatisch" eingeleitet. Vom Mund gelangt die Nahrung über die Speiseröhre in den Magen. Damit dies perfekt klappt, erfolgen reflexartig körpereigene Abläufe, die wir nicht bewusst wahrnehmen. Wir merken nur, wenn etwas nicht stimmt, wenn wir uns verschlucken oder husten. Dann gab es eine „Fehlfunktion" in unserem normalerweise perfekt funktionierenden Körper. Nahrungspartikel oder einfach unsere Spucke haben versehentlich eine falsche Abzweigung in die Luftröhre genommen und den Weg in Richtung Lunge eingeschlagen. Zum Glück wehrt sich unserer Körper dagegen und spuckt den Fremdkörper wieder aus. Bei manchen Menschen klappt dieser Reflex nicht so gut, es gelangt etwas in die Lunge, was da nicht hingehört und verursacht eine Entzündung. Dies passiert meistens bei älteren Menschen, weshalb diese verstärkt anfällig für Lungenerkrankungen sind. Eine große Anzahl von Schlaganfallpatienten, Parkinson- und Demenzkranken hat Probleme mit dem Schlucken, ohne dass der notwendige Hustenreflex ausgelöst wird. Wenn eine Lungenerkrankung in Kombination mit Schluckbeschwerden vorliegt, kann die Nahrungsaufnahme zu Atemnot führen und wird deshalb mehr oder weniger bewusst gemieden. Bei anhaltenden Schluckstörungen sollte genau nach der Ursache gesucht und geprüft werden, was der beste Behandlungsansatz ist.

BABYS SCHLUCKEN ANDERS ALS ERWACHSENE

Das sogenannte viszerale Schlucken ist bei Babys normal und notwendig. Um an der Mutterbrust saugen zu können, müssen sie einen dauerhaften Unterdruck erzeugen, damit die Milch fließen kann. Dafür nutzt der Säugling seine Zunge, um an der Brustwarze alles abzudichten. Zu diesem Zeitpunkt sind meistens keine oder nur wenige Zähne vorhanden. Das Schluckmuster verändert sich im Normalfall bis zum Durchbruch der letzten Milchzähne, also bis etwa zum vierten Lebensjahr. Danach sollte beim Schlucken die Zunge im Mundraum beziehungsweise am Gaumen liegen und der Kiefer geschlossen bleiben. Wird das viszerale Schluckmuster beibehalten, so wird das Dyskinesie genannt. Dabei kommt es zu einem frontal oder seitlich offenen Biss. Es gibt primäre und sekundäre Dyskinesien. Erstere führen verursachend zu Gebissanomalien, Zweitere beruhen auf bereits vorhandenen Zungen- und Kieferanomalien. Eine primäre Dyskinesie kann meistens logopädisch behandelt werden. Falsche Funktionsmuster werden korrigiert und die richtigen muskulären Abläufe trainiert. Allerdings können auch Daumenlutschen, psychische Probleme oder eine behinderte Nasenatmung Verursacher sein. Bei der sekundären Dyskinesie ist eine kieferorthopädische Behandlung unumgänglich, da dann eine Zahn- oder Kieferfehlstellung vorliegt. Wobei sehr genau geprüft werden sollte, was die optimale Behandlung ist.

Wie im Fall eines Kindes, wo laut erster Diagnose die Kieferknochen operiert werden sollten, um den optimalen Biss zu bekommen. Für den Jungen wäre es eine aufwendige und schmerzhafte Prozedur geworden, die zum Glück durch eine zweite medizinische Beurteilung abgewendet werden konnte. Ein Funktionstraining, welches in späteren Jahren um eine Kieferspange ergänzt wurde, war ausreichend. Glück gehabt. Heute hat der mittlerweile junge Mann ein perfektes Gebiss mit Zähnen, die genau richtig an der vorgesehenen Stelle im Kiefer sitzen.

MEIN MANN SCHNARCHT – ICH WILL AUSZIEHEN

Ja, es stimmt, Männer schnarchen wirklich mehr als Frauen, das hat unter anderem auch hormonelle Gründe. Im Alter nimmt das

Schnarchen zu. Es kann sogar gefährlich für die Gesundheit sein, oft ist es aber einfach nur lästig, insbesondere für den Partner. Denn die Lautstärke ist zuweilen enorm und wenn dazu noch längere Atemaussetzer kommen, macht sich so mancher Partner auch Sorgen, ob noch alles in Ordnung ist. Also schauen wir mal genauer hin, was es damit eigentlich auf sich hat.

Zunächst mal ist „normales" Schnarchen von einer Schlafapnoe abzugrenzen. Einfaches Schnarchen stört, muss aber nicht der Gesundheit schaden. Die Geräusche entstehen gerne in Schlafrückenlage, der weiche Gaumenbogen senkt sich von oben zu stark auf die Zunge oder diese fällt einfach nach hinten und versperrt den normalen Atemweg zur Luftröhre – natürlich auch in Kombination. So kann es zu Atemaussetzern kommen, welche jedoch erst ab einer gewissen Häufung kritisch werden. Aus diversen Studien ist bekannt, dass starke Schnarcher eine erhöhte Neigung zu Herzkreislauferkrankungen haben. Nicht weiter verwunderlich, denn wenn ich zu wenig Atemluft in die Lunge bekomme, nehme ich auch weniger Sauerstoff auf, was wiederum die Blutgefäße und das Gewebe allgemein schädigt. Also besser nicht auf die leichte Schulter nehmen, wenn es am Morgen Beschwerden von dem Partner oder der Partnerin gibt. Sollten Sie morgens zudem noch müde sein oder im Laufe des Tages immer wieder mal kurz einnicken, dann heißt es: Sofort zum Arzt! Vermutlich leiden Sie unter einer Schlafapnoe. Das bedeutet bei der obstruktiven Ausprägung von Schlafapnoe einige Atemaussetzer in der Nacht, bei der jedes Mal Ihr körpereigenes Alarmsystem hochgefahren wird. Das Herz startet durch, erhöht seine Leistung, der Blutdruck steigt, die Atemmuskeln im Brustkorb und im Zwerchfell werden aktiviert, im Prinzip werden sie geweckt und schnappen regelrecht nach Luft.

Arousals bei der **obstruktiven Schlafapnoe** (OSA):
Durch Atemstillstände im Schlaf verringert sich der Sauerstoffgehalt im Blut, während die Kohlendioxidkonzentration zunimmt. Als Folge kommt es zu Weckreaktionen. Sie finden im Schlaf statt und werden

daher nicht bewusst wahrgenommen oder erinnert! Diese Alarmzustände führen zu beschleunigten Körperfunktionen wie einer Pulserhöhung und Ausschüttung der Stresshormone Adrenalin und Cortisol. Das kann mehrmals bis extrem häufig pro Nacht geschehen! Die normale Folge der Schlafphasen wird gestört, die Regeneration und Erholung können nicht in vollem Ausmaß stattfinden.

Schon das alleine kann einem unbedarften Zuhörer Angst machen. Danach schläft man meistens wieder ganz normal weiter und weiß am nächsten Morgen nicht einmal etwas davon. Nicht verwunderlich, dass ein Mensch am darauffolgenden Tag müde ist, denn dieser Vorgang kann sich viele Male pro Nacht ereignen. Eine weitere Form ist die sogenannte zentrale Schlafapnoe, die ärztlich abgeklärt werden muss.

Wie kommt es aber nun zur obstruktiven Schlafapnoe? Wie immer gibt es viele mögliche Ursachen, aber eine wichtige Rolle scheint Übergewicht dabei zu spielen. In Verbindung mit dem entsprechenden Alter, sind das beim Mann schon mal sehr ungünstige Voraussetzungen. Rauchen und Alkohol verstärken dieses Phänomen. Beruhigungsmittel und Schlaftabletten werden vielleicht zur Entspannung eingenommen? Sie entspannen, keine Frage, aber eben auch den Gaumen und den Zungenmuskel mit den entsprechenden Folgen. Insbesondere dann, wenn man gerne auf dem Rücken schläft und die Zunge der Schwerkraft folgt. Andere körperliche Gegebenheiten wie eine krumme Nasenscheidewand, ein kleiner oder nach hinten fallender Unterkiefer, eine große Zunge, vergrößerte Mandeln oder Fettablagerungen im Halsbereich verstärken den Effekt. Die Müdigkeit und Unkonzentriertheit sind da zunächst noch harmlos. Vielleicht wird es in der Partnerschaft als störend empfunden, dass die sexuelle Lust oft eingeschränkt ist und es zu Erektionsstörungen kommt?
Ein Arzt kann ambulant oder in einem speziellen Schlaflabor das Ausmaß der Schlafapnoe bestimmen. Oder er gibt Ihnen leihweise ein Gerät für zu Hause mit, welches Sie für den Test ein bis zwei Nächte anlegen, um Ihren Schlaf zu analysieren.

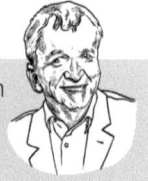

Halsumfänge bei Männern über 43cm, bei Frauen über 40cm können bereits ein Risiko für eine OSA sein. Also am besten gleich ab vor den Spiegel und mit einem Maßband checken!

Also unbedingt den Hausarzt, HNO-Arzt oder Zahnarzt aufsuchen, um zu einer Diagnose zu kommen und Gegenmaßnahmen ergreifen zu können. Denn irgendwann kann es zu spät sein.

Je nach Schwere müssen dann geeignete Maßnahmen eingeleitet werden. Das fängt häufig mit der Gewichtsreduktion an. Spezielle, vom Zahnarzt angefertigte Schienen, die den Unterkiefer vorne fixieren, helfen oft. Jeder Fall ist anders, vielleicht reicht schon eine Unterstützung, um die Rückenschlafhaltung zu vermeiden. In ernsteren Fällen helfen eine spezielle Überdruckatemmaske oder eine Operation.

Auch erhöhter Blutdruck kann Ursache einer Schlafapnoe sein. Bluthochdruck wiederum ist mitverantwortlich für Herzinfarkt und Schlaganfall.

Die ursächliche Korrelation von Infarkten mit einer Schlafapnoe wird „gerne" übersehen und als altersbedingt abgetan. Sie haben sicher schon gehört, dass ältere Menschen gehäuft in den frühen Morgenstunden so gegen fünf Uhr im Schlaf sterben. Da hatte der innere „Weckalarm" ausgesetzt und es nicht mehr geschafft, wieder durchzustarten, es waren vielleicht einfach zu viele Aussetzer im Laufe der Jahre. Schlafapnoe wird auch als Ursache für plötzlichen Kindstod vermutet.

Besteht der Verdacht einer Schlafapnoe, so ist es ratsam zunächst über ein wie eine Uhr tragbares Gerät (ein spezielles Pulsoximeter) über Nacht den Puls, das Schnarchen und die Sauerstoffsättigung zu überprüfen; manche Geräte können auch den Kohlendioxidgehalt messen und die Atemfrequenz. Erhärtet sich der Verdacht auf eine behandlungsbedürftige Schlafapnoe, kann im Schlaflabor eine wesentlich exaktere Diagnostik erfolgen.

Wechselwirkung
Zähne und Körper

ALLES FLIESST… AUCH DIE ZAHNSTELLUNG?

Ein schöner, aus der Esoterik abgeleiteter Gedanke; wie das Wasser eines Flusses, das an uns unaufhaltsam vorbeizieht… allerdings kann bei den Zähnen und dem Gebiss auch mal was in die falsche Richtung fließen. Wie, dann lassen sich Probleme im Mundraum gar nicht einfach auf das Alter schieben?

Der Zustand unseres Gebisses korreliert nicht zwingend mit unserem Alter. Im Prinzip kann auch ein Hundertjähriger gute Zähne und gesundes Zahnfleisch haben. Trotzdem haben natürlich unser Lebenswandel und unsere gesamte gesundheitliche Situation einen Einfluss. Denn in unserem Körper darf im Prinzip nichts isoliert betrachtet werden – auch wenn unser deutsches Gesundheitssystem mit den ganzen Spezialisten so aufgebaut ist. So hat zum Beispiel eine kaputte Hüfte mit einer entsprechend erfolgten Hüft-Operation Einfluss auf den Rest des Körpers, auf die Beine und Füße, den Rücken und auch auf den Kauapparat. Im Lauf unseres Lebens verkleinern sich zum Beispiel die Bandscheiben, was sich direkt auf den Kiefer und seine Funktion auswirkt. Jede Veränderung an einer Stelle im Körper hat Einfluss auf andere Körperbereiche. Und an dieser Stelle gibt es gleich noch einen „Zahn zu ziehen", der immer wieder gerne von Patienten vorgebracht wird: Im Kieferknochen gibt es keine Osteoporose! In dem entsprechenden Kapitel dieses Buches werde ich das näher ausführen. Trotzdem ist es eine Tatsache, dass sich bei vielen Menschen im Laufe des Lebens Einiges im Mundraum verändert. Sei es Parodontose, sei es eine Zahnlücke mit daraus resultierenden Zahnverschiebungen, ursächlich verbunden mit der häufigen Ursache Stress. Dieser beeinflusst ganz besonders unsere Gesundheit als Ganzes und entsprechend auch die Zähne.

Um den Gedanken gleich weiterzuführen; seelische Belastungen verursachen Zähneknirschen, die Zähne werden regelrecht abgeschliffen. Und kürzere Zähne machen rein optisch älter, schon eine minimale Veränderung der Zahnhöhe erzeugt diese subjektive Wirkung. Das kann bereits bei sehr jungen Menschen der Fall sein! Verursacher ist eben nicht das Alter, sondern belastende Lebensumstände. Dem optischen Eindruck lässt sich entgegenwirken, wenn der Zahnarzt die Zahnhöhe wieder „aufbaut", wodurch sich die Mimik verbessert. Lifting geht also auch über die Zähne!

ZÄHNE UND POTENZ

Einem geschenkten Gaul schaut man nicht ins Maul? Wäre manchmal vielleicht besser... bei Pferdeauktionen wird jedenfalls ganz genau ins Maul geschaut; und da weiß man warum. Denn schöne, gesunde Zähne sind ein Spiegelbild des gesamten Gesundheitszustandes des Körpers.

Das gilt nicht nur für Pferde. Siege im Hochleistungssport sind bei der heutigen Leistungsdichte nur mit einem gesunden, funktionsoptimalen stomatognathen System möglich!

Im Prinzip beurteilen wir unsere Mitmenschen zunächst nach Äußerlichkeiten, nach der Haltung und auch nach dem Geruch. Das geschieht unbewusst. Es hat aber eine derart große Bedeutung, dass diese Handlungsweise in uns genetisch fest verankert ist. Animalisch ausgedrückt – für die Fortpflanzung suchen Menschen mehr oder weniger unbewusst immer einen potenten und gesunden Partner! Als wir noch in Höhlen wohnten, ging es ums nackte Überleben, ein starker Partner schützte und brachte Essen

auf den Tisch der Höhle. Heutzutage nicht mehr relevant? In Studien wurde belegt, dass etwa jedes dritte Kind von Eltern, die in einer festen Beziehung leben, ein sogenanntes Kuckuckskind ist, also nicht vom Ehemann stammt. Da sorgt der Ehepartner für die wirtschaftliche Absicherung, der Kindsvater für die optimalen Gene. Unter rein naturwissenschaftlichen Gesichtspunkten absolut nachvollziehbar und richtig. In unserer zivilisierten Gesellschaft darf das natürlich nicht laut ausgesprochen werden...
Es geht um die Weitergabe unserer Gene. Der Körper ist zum Beispiel ständig bakteriellen Angriffen ausgesetzt, die unser Immunsystem abwehren muss.

In den meisten atherosklerotischen Veränderungen finden sich orale Keime. (43-47)

Greifen nun Bakterien im Mundraum die Zahnoberfläche und das Zahnfleisch an und werden nicht aufgehalten, dringen sie in unser Gefäßsystem ein und verkleben es. Die Durchblutung wird durch diese Ablagerungen gestört, die Zuflüsse verengt und schließlich verstopft. Auch die Zuflüsse im Penis, in der Prostata, in der Blase! So wird nachvollziehbar, dass einem Zahnputzmuffel beziehungsweise einem Menschen mit einem schlechten Gebiss Impotenz droht; durchaus bereits im Alter von 30-40 Jahren. Männer mit dauerhaft entzündetem Zahnfleisch leiden doppelt so oft an Impotenz wie Männer mit gesunden Zähnen! Leider wird ein Potenzproblem, wenn es denn überhaupt von einem Patienten angesprochen wird, so körperübergreifend nur selten gesehen und behandelt. Der typische Mann findet sich einfach mit der Situation ab, geredet wird darüber in den meisten Fällen nicht. „Mann" versucht es vielleicht mit diversen Potenzmittelchen, anstatt die wirkliche Ursache anzugehen. Ja, da könnte durch einen regelmäßigen Zahnarztbesuch so manche körperliche Einschränkung beseitigt werden... und eine Partnerin würde eventuell von der Unsicherheit erlöst, warum sie nicht mehr eine so „aufrichtende Wirkung" auf ihren Partner hat.

Wie sieht es denn bei den Frauen aus? Man weiß aus wissenschaftlichen Studien, dass ein Zusammenhang zwischen Frühgeburten und Parodontitis besteht. Auch da zeigen offensichtlich entsprechende Bakterien aus dem Mundraum ihre Wirkung.
Und – an dieser Stelle sei es nochmals laut gesagt: Ein Blick auf Zähne und Gebiss ist sehr aussagekräftig, nicht nur bei Pferden!

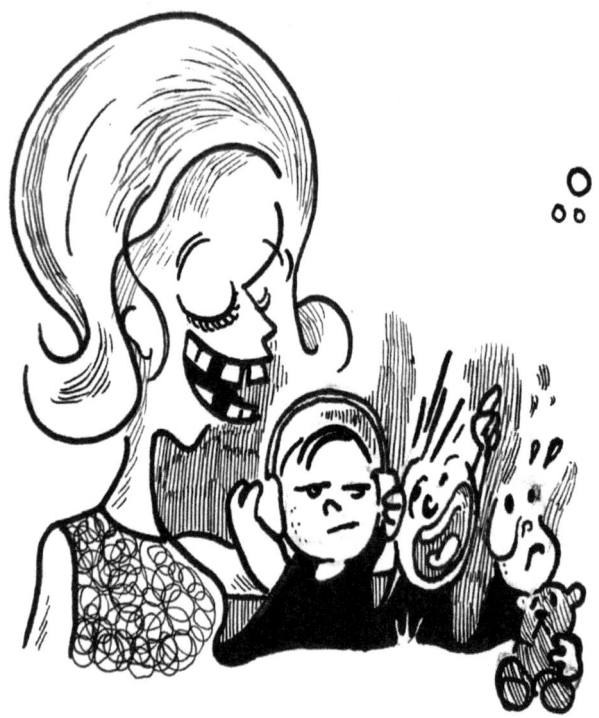

JEDES KIND – EINEN ZAHN?

Jedes Kind kostet einen Zahn – an der Aussage ist was dran. Es liegt aber vor allem an der Frau selber. Schwanger sein und Mutter werden ist eine gewaltige Umstellung für den Körper, die innerhalb kürzester Zeit abläuft. Der komplette Hormonhaushalt wird an die „anderen Umstände" angepasst. Die einen Hormone werden hoch-, die anderen heruntergefahren. Jede Frau, die dies schon erlebt hat, weiß, wovon ich rede. Als „unbeteiligter" Mann lernt man dann Auswirkungen wie Schweißausbrüche, plötzliche Stimmungsumschwünge und eventuell auch mehr sexuelle Lust kennen.

Und ganz klar, die Hormone haben Auswirkungen auf das Bindegewebe im Mundraum. So wird während einer Schwangerschaft das Bindegewebe um die Zähne lockerer. Aus diesem Grund ist es sehr ratsam, wenn Schwangere alle drei Monate zur Zahn-Prophylaxe bei ihrem Zahnarzt gehen. Das gilt bis zum Abstillen. Wie bereits im vorigen Kapitel angesprochen, haben auch die Bakterien in der Mundflora einen nicht zu unterschätzenden Einfluss auf den heranwachsenden Fötus. Ähnlich ist es während des monatlichen Zyklus, es kommt verstärkt zu Zahnfleischbluten.
In früheren Zeiten, als Prophylaxe noch ein „exotisches" Fremdwort für viele Menschen – auch für Zahnärzte – war, hatten die meisten Frauen und Männer Parodontitis und oft mit 35-40 Jahren bereits so starken Zahnverlust, dass eine Prothese nötig wurde. Aber das muss zum Glück heutzutage nicht mehr sein!

40 JAHRE KEINE PARODONTITIS, WARUM JETZT?

Eine Parodontitis hat keine Eile, sie kann ganz allmählich voranschreiten, je nachdem, wie aggressiv die Bakterien in der Mundflora sind. Sie kann sich über viele Jahre hinziehen, ohne dass sie mehr als eventuell gelegentliches Zahnfleischbluten verursacht. Aber daraus resultierende Zahnfleischtaschen sind wie Rost, sie verschwinden nicht einfach von selbst, sondern nur, wenn die Ursache beseitigt wird.
Wie bereits angesprochen haben Hormone Einfluss auf die Ausbreitung von Parodontitis. Wir wissen aus der zahnmedizinischen Forschung mittlerweile, dass Testosteron keinen Einfluss hat und bei Frauen nach den Wechseljahren die Probleme im Mundraum

auch nachlassen. Nicht zu unterschätzen ist die genetische Komponente. So kann es sein, dass ein Patient keine Karies hat, dafür aber starke Parodontitis. Kariesbakterien unterscheiden sich stark von Parodontitis Bakterien. Letztere sind anaerob. Auf Karies reagieren wir zudem relativ schnell – Schmerzen lassen sich nicht so leicht ignorieren! Die wollen wir weghaben, also suchen wir einen Zahnarzt auf. Parodontitis? Die spüren wir meistens nicht, außer wenn diese schleichende chronische Erkrankung gerade mal ganz akut auftritt. Ab und zu gibt es auch heute noch Zahnärzte, die zwar einen kariesgeschädigten Zahn, nicht aber die Zahnfleischtaschen behandeln. Diese Praxen bieten oft gar keine spezielle Parodontitis-Behandlung an. Etabliert hat sich diese ja „erst" im deutschen zahnärztlichen Alltag vor 20-30 Jahren...

Ich kann es nicht oft genug betonen; die schädlichen Bakterien aus der Mundflora sind mitverantwortlich für Ablagerungen in unseren Gefäßen, was bekanntermaßen zu den häufigen Todesursachen Herzinfarkt und Schlaganfall führt. Wollen Sie da wirklich noch eine Parodontitis ignorieren?
Übrigens... sind sie Raucher? Auch das behindert die Durchblutung in der Mundhöhle und begünstigt damit die Entstehung von Parodontitis.

MUNDGERUCH

Eine peinliche Sache, dieser Mundgeruch. Die meisten Menschen hoffen, keinen schlechten Geruch auszuatmen. Dennoch kann es Jedem mal passieren. Für viele Mitmenschen in unserem Kulturkreis gilt bereits Knoblauchatem als unangenehm. Gründe gibt es, wie so häufig, viele.
Die häufigste Ursache, die etwa 80% ausmacht, ist Ihnen, lieber Leser dieses Buches, bereits bestens vertraut. Es sind die schädlichen Bakterien im Mund, die Parodontitis oder Karies verursachen können. Bakterienzersetzung sorgt für unangenehme Gerüche. In

dem Fall hilft eine zahnärztliche Behandlung, mit der das Geruchsproblem wahrscheinlich schnell in den Griff zu bekommen ist. Vertrauter ist uns von Bakterien verursachter Geruch, wenn wir schwitzen. Der Schweiß an sich ist geruchsneutral. Was wir dann als Schweißgeruch wahrnehmen, ist die bakterielle „Arbeit" auf unserer Haut, auch da sind die vorhandenen Bakterien für den eventuell unangenehmen Geruch verantwortlich.

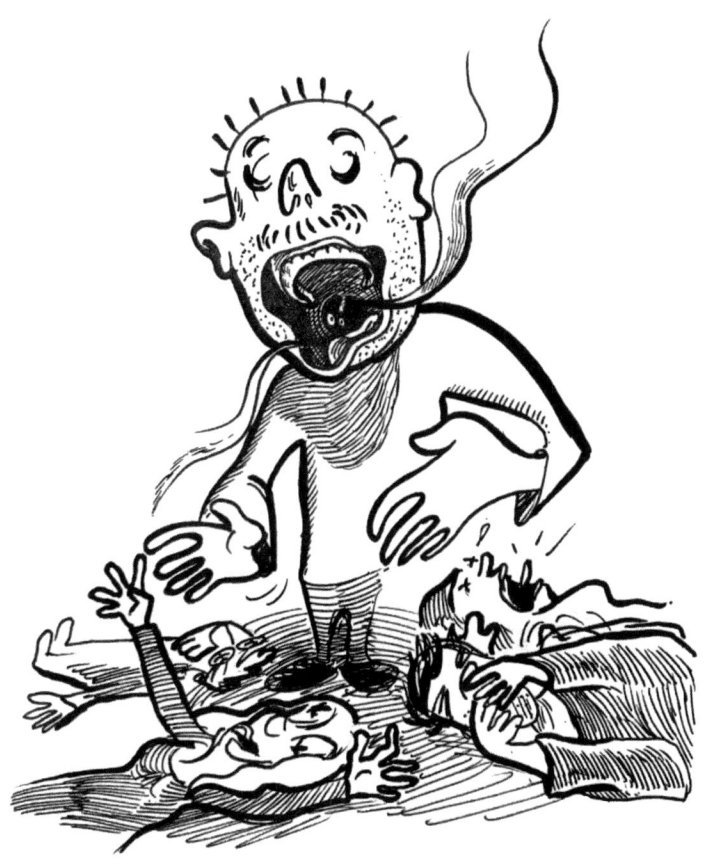

Bakterien im Mundraum haben außer zwischen den Zähnen einige weitere „Verstecke", um ungestört aktiv sein zu können. Wer tief zerfurchte Rachenmandeln hat, bietet ideale Bedingungen für ungehemmte Vermehrung anaerober Keime – dann riecht es trotz bester Mundhygiene. Tiefe Furchen oder „Zotteln" in der Zunge bieten ähnliche Bedingungen, das sind Lieblingsplätze für die Keime. Spezielle Mundschabegeräte brauchen wir in dem Fall nicht unbedingt, es reicht ein normaler Teelöffel, mit dessen Rand lassen sich die Bakterien abschaben.

Hilfreich ist immer eine ausreichende Flüssigkeitszufuhr, sie kann Unerwünschtes wegspülen. Für guten Atem also immer genug trinken, da reichen häufig kleine Schlucke Wasser. Wer Kaffee trinkt, erzeugt im Mund Oxidationsprodukte, das mag vom Geruch her auch nicht Jeder. Ideal ist alles, was den Speichelfluss anregt. Darum sind Bitterstoffe in Nahrungsmitteln eine gute Sache. Überhaupt hat jede Nahrung, die wir zu uns nehmen, Auswirkungen auf unseren Körper und unsere Mundflora. Eine weitere, aber seltenere Quelle für üblen Mundgeruch kann eine Nebenhöhlenentzündung oder der Magen sein. Manch einer kennt Sodbrennen oder den süßlichen Keton Geruch, wie er bei Diabetikern entsteht.

HERZINFARKT

Bevor es zu einem richtigen Herzinfarkt kommt, gibt es diverse kleinere Alarmsignale. Das sind eben nicht nur die immer angesprochenen Schmerzen im Brust- und Armbereich. Ein weiteres

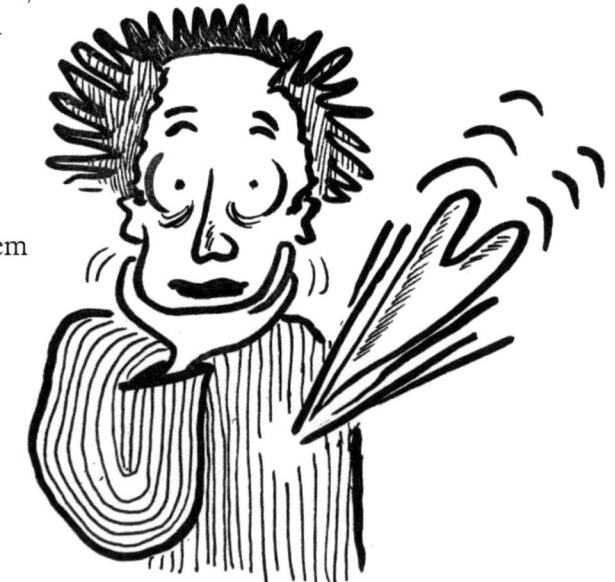

wichtiges Signal können Unterkieferschmerzen sein. Dies nicht nur bei Menschen, die unter Schlafapnoe leiden. Schuld können mal wieder die Plaque-Bakterien aus dem Mund sein. Sie verkleben unsere Arterien, was unter anderem zu Gefäßverengungen im Hals führen kann. Das wirkt sich auf den Kiefer aus, entsprechend zieht sich da alles zusammen und es kommt zu den angesprochenen Unterkieferschmerzen. Besonders stark können sie infolge von körperlicher Anstrengung auftreten, nachvollziehbar als Folge des angeregten Blutkreislaufs. Die Standardantwort vieler Mediziner bei dieser Art von Beschwerden wird sein, dass diese Kieferschmerzen stressbedingt sind und auf einen Burn Out schließen lassen. Ein erfahrener Arzt wird bei dem Wort Stress an das Zähneknirschen denken und seinen Patienten zum Zahnarzt schicken. Dieser kann feststellen, ob es direkte zahnmedizinische Ursachen für die Kieferschmerzen gibt. Falls nicht, wird er Sie zum Kardiologen schicken, um einen drohenden Herzinfarkt auszuschließen. Seit ein paar Jahren gibt es in einigen Krankenhäusern sogenannte „Chest Pain Units", also Brustschmerzabteilungen. Das sind auf Herzinfarkt spezialisierte Notfallambulanzen, die rund um die Uhr von jedem Menschen auch ohne Überweisung aufgesucht werden können.

SCHLAGANFALL

Ein Schlaganfall kann Folgen haben, an die vordergründig wohl niemand denken wird. Beispielhaft der Fall eines relativ jungen Patienten, der infolge eines Schlaganfalls im Koma lag. Im Laufe der Zeit sind diesem Menschen alle Zähne im Mund verfault. Das Problem ist in so einem Fall die Mundhygiene, die zu kurz kommt, weil deren Bedeutung nicht erkannt wird.

Es gibt mehrere Tests, die in der Mundhöhle durchgeführt werden können. Es kann auf das Vorhandensein der Leitkeime einer Parodontitis überprüft werden. Der pH-Wert des Speichels kann bestimmt werden. Ein Test auf das Enzym aMMP-8 gibt Hinweise auf eine aktivierte Parodontitis und in Richtung des Verlaufs einer Corona Erkrankung. COVID-19-Patienten mit einer Parodontitis müssen drei bis viermal häufiger auf die Intensivstation und sterben neunmal häufiger. Also jetzt die PZR in höherer Frequenz als sonst durchführen lassen, statt sie zu verschieben, ist richtig! (48,49) An wurzelbehandelten Zähnen kann auf das Vorhandensein von Schwefel- und Eiweißtoxinen (Leichengifte) getestet werden. (10,11,50)

Ein Thema, das mit der Überalterung unserer Gesellschaft zunehmen wird. Denn gerade bei pflegebedürftigen Menschen kommt es zu zerstörerischen Entwicklungen im Mundraum. Dem Pflegepersonal wird für die gründliche regelmäßige Mund-hygiene bei den häufig auch motorisch eingeschränkten Patienten zu wenig Zeit eingeräumt. Und nach und nach werden dadurch diverse weitere Krankheiten ausgelöst. Wenn bei einem Patienten im Speichel erhöhte Werte von anaeroben Bakterien gemessen werden, so erhöhen diese nicht nur das Kariesrisiko, sondern verursachen außerdem verstärkt Parodontitis. Aus dem Mund gelangen die Bakterien ins Blut mit weitreichenden möglichen Folgen wie zum Beispiel Schlaganfall.

DIABETES

Lassen Sie bei Ihrem Zahnarzt Ihren Blutzuckerwert messen? Oder kennen Sie ihn? Diabetes ist eine Volkskrankheit in Deutschland, die keineswegs nur ältere Menschen betrifft. Viele wissen nicht einmal, dass sie Diabetiker sind. Neben einer vermutlich genetischen Veranlagung (Diabetes Typ1) kommt bei Diabetes Typ2 ein ungesunder Lebensstil (Übergewicht) und ein höheres Lebensalter dazu. Ich will jetzt hier nicht auf die verschiedenen Ausprägungen eingehen, sondern die zahnmedizinische Seite näher erläutern.

Allgemein sind Diabetiker anfälliger für Entzündungen – auch im Mundraum. Daher ist es sinnvoll, dass sie in kürzeren Abständen zur zahnmedizinischen Prophylaxe gehen. Bei Patienten mit Diabetes, die länger nicht beim Zahnarzt waren, kann sich der unbeobachtete Zahnhalteapparat schnell sehr stark entzünden. Das führt eventuell zu so massivem Knochenabbau, dass innerhalb kürzester Zeit mehrere Zähne gezogen werden müssen. Grund ist die ungünstige Bakterienbesetzung im Mundraum, welche bei Diabetikern besonders schnell ansteigt. So etwas muss aber nicht passieren. Für einen Diabetiker ist es außerordentlich wichtig, dass er gut „eingestellt" ist. Andernfalls werden innerhalb kürzester Zeit die Gefäße infolge der vermehrt anfallenden Abfallprodukte bei Diabetes angegriffen. Durch die Minderdurchblutung entstehen Ablagerungen an den Gefäß-wänden.

Zahntaschen und Zahnverlust sind bei schlecht eingestellten Diabetikern bereits in jüngeren Jahren keine Seltenheit. Früher wurde Diabetikern zum Beispiel kein Implantat eingesetzt, da die Wahrscheinlichkeit von Entzündungen im Kieferumfeld zu groß war. Heutzutage kann ein Diabetiker die eigenen Werte ständig kontrollieren und auf Abweichungen im Insulinhaushalt sofort reagieren. Gerade Parodontitis ist oft ein frühes Alarmsignal, dass die Zuckerwerte nicht stimmen. Ein schneller Pikser-Test, den auch der Zahnarzt machen kann, gibt Gewissheit. Manche Blutzuckermessgeräte informieren sogar über den geschätzten HbA1c-Wert. Dieser Langzeitwert gibt den Blutzuckerspiegel der letzten sechs Wochen an. Das erlaubt Rückschlüsse darüber, ob die Diabetesbehandlung an die aktuelle Situation besser angepasst werden muss. Der Wert sollte zwischen 4,5 und 6% liegen. Was einem vermutlich kein Allgemeinmediziner sagen wird; bereits eine gute Zahnpflege kann den Wert um 0,4% senken. Und wer eine bereits vorliegende Parodontitis wegbekommt, kann die Zahl um einen Prozentpunkt senken. Alternativ können Sie auch jeden Tag eine längere Strecke joggen, das hat die gleiche Wirkung. Sie dürfen also wählen: Täglich 8 km laufen oder einmal pro Tag gründlich die Zähne putzen und die Zahnzwischenräume reinigen. Wobei trotz allem bei den meisten Diabetikern eine professionelle Zahnreinigung im kurzen Abstand von zwei bis drei Monate eine Notwendigkeit bleibt.

OSTEOPOROSE –
ZÄHNE UND KNOCHENAUFBAU

Unser Körper handelt effizient; was er braucht und nutzt, bleibt erhalten und funktioniert lebenslang. Vielleicht kennen Sie das – die ganz spezielle Steifigkeit Ihrer Glieder morgens nach dem Aufstehen. Ein paar gezielte Dehnübungen und schon geht es wieder besser. Ein Beispiel können wir uns da an Katzen nehmen; bei denen gehört es instinktiv zum „Programm", sich immer wieder zu dehnen und zu strecken, um geschmeidig zu bleiben. Warum soll etwas am Körper funktionsfähig erhalten bleiben, wenn es nicht benutzt wird? Eine Maschine zum Beispiel, die längere Zeit nicht läuft, setzt Rost an, die Schmiermittel an Kontaktstellen verharzen und werden zunehmend schwergängiger, bis Teile irgendwann nicht mehr bewegt werden können. Um das zu vermeiden, pflegen wir diese Maschine regelmäßig, viele das eigene Auto besser als sich selbst.

Wir bestehen, zumindest aus Sicht der westlichen Schulmedizin, aus vielen „Einzelteilen" – aus Knochen, Fasern, Muskeln, Haut. Ist es nicht faszinierend, wie all das tagtäglich miteinander funktioniert? Ganz bewusst wahrnehmen das die Meisten von uns erst, wenn es irgendwo „klemmt", wenn etwas nicht rundläuft und gar Schmerzen verursacht. Im Prinzip ist es sinnvoll, dass vieles in unserem Körper reflexartig und automatisch abläuft und wir uns nicht ständig damit beschäftigen müssen. Und so passiert es dann, dass wir die „Wartung und Pflege" unseres Körpers vernachlässigen. Selbstverständlich haben wir gehört, wie wichtig Bewegung, Sport und Ernährung sind. Die Meisten von uns stimmen dem auch zu. Vielleicht haben wir momentan einfach nicht genügend Zeit für Sport. Unser Körper ist da sehr tolerant, er gleicht diese Nachlässigkeit eine ganze Weile aus. Aber irgendwann ist es genug. Vielleicht wird eine Körperregion erst einmal etwas unbeweglicher, die Muskeln werden an ungenutzten Stellen abgebaut. Klassischer Problemfall ist unser Rücken, der sich gerne mal mit Schmerzen meldet. Er ist nicht auf ständiges sitzen im Büro ausgelegt. Wird er nicht ausreichend bewegt und gestärkt, kommt es zu Verspannungen, Nackenschmerzen und auch zu Osteoporose. Etwas, was zum Beispiel im Kiefer nie passieren wird. Denn solange wir leben, essen und kauen wir. Damit ist eine ständige funktionelle Belastung gegeben. Und das ist das beste Mittel gegen Osteoporose! Der Mundbereich ist ein sehr wichtiger Bereich im Körper, den es zu erhalten gilt. Und für Alle, die diesen Überlegungen skeptisch gegenüberstehen: für Astronauten wurden spezielle Trainingsgeräte für den Aufenthalt in einer Raumkapsel entwickelt. Denn man stellte nach den ersten bemannten Raumflügen bereits fest, dass die Knochenmasse von Astronauten, die sich eine Zeit lang in der Schwerelosigkeit aufhalten, stark reduziert ist.

Dazu noch eine wissenschaftliche Hypothese: Das für den Knochenaufbau wichtige Calcium im Körper wird immer zuerst dorthin geschickt, wo es wirklich benötigt wird. Auch eine Erklärung dafür, warum im Kieferknochen keine Osteoporose vorkommt.

Vitamin D3 hat so zahlreiche Beteiligungen an Stoffwechselvorgängen, dass schon eher von der Vorstufe zu einem Hormon als von einem Vitamin gesprochen werden muss. Am bekanntesten ist seine Wirkung auf die Knochenbildung und -regeneration. Gleichermaßen bedeutsam ist seine Wirkung in der Prophylaxe von chronischen Erkrankungen, der Ausbreitung von metabolischen Krankheiten wie des Diabetes mellitus und von Herz- Kreislauferkrankungen! Doch damit nicht genug: Ein positiver Einfluss in der Vorbeugung bakterieller und viraler Erkrankungen über eine Stärkung des Immunsystems ist ebenfalls gegeben! Selbst Entzündungen wie Parodontitis können reduziert werden. (41,51-54)

NASE UND ZÄHNE

Von der Natur ist das bei uns Menschen bestens geregelt – die normale Atmung erfolgt durch die Nase. Pro Tag atmet ein erwachsener Mensch etwa 25.000-mal ein und aus, und das ganz automatisch. Geregelt wir das in unserem Stammhirn, der entwicklungsgeschichtlich betrachteten ältesten Hirnregion. Feine Härchen in unserer Nase filtern Fremdkörper aus der einströmenden Luft, feuchten sie an und erwärmen sie. Die Art der Atmung, also ob sie über den Mund oder über die Nase erfolgt, hat viele weitreichende Folgen für den gesamten menschlichen Organismus. Zum Beispiel ist für gutes Riechen die Nase verantwortlich, wo über die Schleimhaut Gerüche identifiziert werden. Ganz besondere Bedeutung kommt den Nasennebenhöhlen bei der Aufbereitung der Atemluft zu. Die Luft wird gefiltert, angefeuchtet und auf die körpergerechte Temperatur gebracht. Lunge und Bronchien werden so vor zu kalter Luft geschützt.
Auch Kohlendioxid, welches in der Lunge benötigt wird, sammelt sich in den Nebenhöhlen. Zudem wird da mit Hilfe spezieller Enzyme Stickstoffmonoxid gebildet, welches extrem wichtig für unser Atmungssystem ist. Vermischt mit der Atemluft unterstützt es die Sauerstoffverteilung und -sättigung im Körper. Auch der Blutdruck, das Immunsystem, das Schmerzempfinden sowie das Nervensystem werden vermutlich davon beeinflusst. Stickstoffoxid und Kohlendioxid sind wichtig für die Sauerstofffreigabe vom Hämoglobin in den Lungenflügeln. Man nennt dies den Bohr-Effekt.

Bei der Mundatmung entfallen alle diese unterstützenden Funktionen und Aufgaben. Die Sauerstoffsättigung des Blutes hat einen um 10-15% geringeren Wert. Das verdeutlicht, dass sich eine länger anhaltende Mundatmung für den Körper eher schädlich auswirkt. Denn die Schutzmechanismen der Nase werden dabei umgangen. Feinste Partikel und Keime können ungehindert über den Mundraum eindringen. Halsschmerzen, trockene Schleimhäute und Kieferhöhlenentzündung sind mögliche Folgen. Die Atemluft gelangt direkt in die Lunge.

Die Mundatmung wird gerne bei unzureichender Sauerstoffaufnahme infolge von starker körperlicher Belastung, in stressigen Situationen oder während des Schlafens genutzt. Auch bestimmte Zahnstellungen, zum Beispiel „Hasenzähne", begünstigen die Mundatmung. Oder die Lippenmuskulatur ist einfach zu schwach. Bei der Atmung durch den Mund geht der aufbereitende Effekt verloren und hinzu kommt, dass der Mundraum austrocknet.

Die Mandeln können, soweit noch vorhanden, ihre Aufgabe im Rachenraum nur unvollständig ausüben. Sie sind dann wie eine zu kleine Armee und werden von den bakteriellen und viralen Angreifern einfach überrannt und auf dem Weg Richtung Lunge gleich noch mitinfiziert. Früher wurden häufig zu groß geratene Mandeln operativ bei Kindern entfernt, weil sie Erkältungskrankheiten oder Mittelohrentzündung aufgrund unzureichender Belüftung über die Tuben begünstigten.

Ich entstamme dieser Generation, in der viele Menschen ganz ohne die schützende Barriere für den hinteren Rachenbereich und Hals leben. Dies mit der Folge, dass ich nur ein bisschen kalte Luft durch den Mund einatmen muss, und schon bekomme ich Halsschmerzen. Joggen in der kühleren Jahreszeit verbietet sich da von selbst. Deshalb schlafe ich in der kalten Jahreszeit nie bei offenem Fenster, denn wie so viele Menschen atme ich nachts vermehrt durch den Mund. Dadurch wird es sehr trocken im Rachenraum, worüber sich dann die krankmachenden Bakterien und Viren bei mir freuen.

Aber ein bisschen Training kann oft schon helfen, wieder primär durch die Nase zu atmen. Denn manchmal ist die Atmung durch den Mund einfach eine Angewohnheit, die man irgendwann mal entwickelt hat. Es lohnt sich, darüber mit dem Arzt beziehungsweise Zahnarzt zu reden. Vielleicht sind Sie sich einer falschen Atemtechnik gar nicht bewusst. Wie bereits beschrieben hat ja auch das Schnarchen, was die meisten Menschen nur einfach als störend bezeichnen würden, sehr wohl Auswirkungen auf die gesamte Gesundheit.

AUGEN UND ZÄHNE

Hier wird wirklich nichts ausgelassen... was haben denn nun die Augen mit den Zähnen zu tun, werden Sie sich fragen? Bei Augenschmerzen wird wohl kaum ein Mensch den Zahnarzt aufsuchen. Also ich jedenfalls nicht. Entsprechend überrascht war ich, als mein Zahnarzt mir hier einen Zusammenhang veranschaulichte. Er erläuterte mir, dass, wenn jemand über plötzliches schlechtes Sehen und Schmerzen in oder hinter den Augen klagt, dies ein Symptom einer CMD, also einer Craniomandibulären Dysfunktion, sein kann. Ein Augenarzt wird den Patienten daher durchaus bei Augenhintergrundschmerzen zum Zahnarzt überweisen. Es kann nicht oft genug betont werden, dass für ein Symptom an einer Körperstelle die Ursache an einer ganz anderen liegen kann. Zum Glück gibt es immer mehr Ärzte, die über den Tellerrand des eigenen Fachbereichs schauen und offen für andere Krankheitsursachen mit den geeigneten Behandlungsmöglichkeiten sind. Dabei müssen sie nicht alles selbst können oder wissen, aber bereit sein, sich mit Ärzten aus anderen medizinischen Fachbereichen auszutauschen.

Bei entsprechenden Augensymptomen kann die Ursache eben auch im Kieferbereich liegen. In einem solchen Fall können diese Schmerzen – nervlich ist unser Körper und insbesondere der Kopf ja bestens vernetzt – sogenannte Projektionsschmerzen sein, die vom Kiefer verursacht werden.

Hilfreich für den Zahnarzt kann ein Ophtalmoskop sein, ein Gerät zur Untersuchung des Augenhintergrunds. Normalerweise ist dieses Gerät in jeder Augenarzt-Praxis zu finden, aber manche Zahnärzte, die einen Schwerpunkt in der CMD-Behandlung haben, verfügen ebenfalls über dieses Gerät. Damit lässt sich der Durchmesser von Arterien und Venen in der Netzhaut messen, was Rückschlüsse auf den Stressfaktor eines Patienten erlaubt.

Die A/V-Ratio: Sie kennen es, wenn Sie unter Stress stehen: Der Puls beschleunigt sich, Sie beginnen zu schwitzen, weil der Sympathikus sich hochfährt. Sie gehen in den Kampf-, Flucht- oder Starremodus über. Die Hände und Füße werden kalt, weil sich die arteriellen Gefäße kontrahieren. Diesen Stress kann der Zahnarzt (natürlich nicht nur der) daher leicht an der A/V-Ratio am Augenhintergrund feststellen, denn hier stellen sich die Arterien ebenfalls eng! Die „kalten Füße" kommen also auch im Gehirn an! Das zu erkennen geht recht einfach: Mit einem Augenspiegel kann er am

Augenhintergrund an einer bestimmten Stelle das Verhältnis des Durchmessers von einer bestimmten Arteriole zu einer bestimmten Venole messen. Dabei ist ein Verhältnis von 1:1,5 normal, bei Stress kann es dann schon mal 1:3,5 sein. [55]

RAUCHEN UND ZÄHNE

Dass Rauchen unsere Gesundheit schädigt, wissen wir alle. Weniger bekannt ist, wie sich das Rauchen auf unsere Zähne und unser Zahnfleisch auswirkt. Denn Tabakrauch unterstützt die schnelle Vermehrung von Bakterien im Mund. Ein Raucher „outet" sich meistens zunächst durch die Zahnverfärbungen. Die Zähne haben eine gelblich-braune Farbe, die von den im Tabakrauch enthaltenen Teerstoffen kommt. Selbst gründliches Zähneputzen verhindert das nicht, da die Farbpigmente in den Zahnschmelz und sogar in das darunterliegende Dentin eindringen. Die bräunlichen Ablagerungen, die sich natürlich besonders gerne an eventuellen Rissen und Kanten im Zahnschmelz festsetzen, bieten mit ihrer rauen Oberfläche beste Voraussetzungen für aggressive, kariesverursachende Bakterien.

Viel schlimmer ist aber die stark erhöhte Parodontitis-Gefahr, da das Zahnfleisch von Zigaretten-, Zigarren- und Pfeifenliebhabern leichter von Bakterien zu erobern ist. Der Grund ist ganz einfach. Über die Schleimhaut im Mund gelangt das giftige Nikotin in die Blutbahn, wodurch sich die Gefäße zusammenziehen und die Durchblutung des Zahnfleischs eingeschränkt wird. Das wiederum führt zu einer geschwächten Immunabwehr, so dass sich das Zahnfleisch leichter entzünden kann. Viel tückischer ist jedoch, dass Probleme am Zahnfleisch oft erst erkannt werden, wenn es schon fast zu spät ist, der Zahnhalteapparat sich bereits abgebaut hat und Zahnverlust droht. Es ist nicht verwunderlich, dass dieser Zerfall nicht gleich bemerkt wird. Infolge der verminderten Durchblutung – deutlich sichtbar an dem eher blass-gräulichen Zahnfleisch – kommt es nicht so schnell zu Zahnfleischbluten, dem eindeutigen Anzeichen von Parodontitis. Pauschal lässt sich sagen, Raucher leiden eher unter Zahnverlust! Rauchen verschlechtert die Zahngesundheit gravierend. Zahnfleischtaschen sind tiefer, Wurzelbehandlungen häufiger, Zahnfleischentzündungen heilen langsamer und Implantate halten schlechter, da leichter Entzündungen am daran anliegenden Zahnfleischsaum entstehen.

Es geht nicht darum, mahnend den Finger zu erheben, weil ein Mensch wider besseres Wissen gerne raucht. Gut ist es sicher, die genannten zahnmedizinischen Aspekte zu kennen. Selbstverständlich sollte für Raucher zweimal im Jahr ein Zahnarztbesuch sein, verbunden mit einer professionellen Zahnreinigung. Je nachdem, wie tief das Nikotin bereits in die Zahnoberfläche eingedrungen ist, sind weiße Zähne in den meisten Fällen allerdings nur eingeschränkt wieder erreichbar. Da hilft dann auch kein Zahn-Bleaching. Zahnersatz sollte nach Möglichkeit aus Keramik hergestellt werden, da dieses Material weniger anfällig für Verfärbungen ist. Die glatte Oberfläche der Hightech-Keramiken verhindert Plaque-Ablagerungen.

Das Umfeld von Rauchern leidet oft unter dem Mundgeruch, der einerseits von ausgeatmeten Tabakbestandteilen, die sich in den Atemwegen abgelagert haben, andererseits von leicht flüchtigen Schwefelverbindungen herrühren. Mildernde Umstände sollten gelten, wenn rauchende Frauen gemäß ihrem hormonellen Zyklus ihren Eisprung haben. Denn dann ist der Wert flüchtiger Schwefelverbindungen um das zwei bis vierfache erhöht.

Mundhöhlenkrebs kommt öfters vor, als die meisten Menschen denken. Viele wissen nicht einmal, dass es ihn gibt. Etwa 13.000 Fälle werden jedes Jahr alleine in Deutschland diagnostiziert. Bekannter sind jedoch Rachen-, Speiseröhren- und Lungenkrebs. Langsam und relativ unbemerkt entwickelt sich Mundkrebs. Im Prinzip kann er an jeder Stelle des Mundes entstehen, meistens aber am Mundboden oder an der Zunge. Aber es können auch die Lippen oder die Wangen, das Zahnfleisch oder der Gaumen betroffen sein. Die meisten Karzinome im Mundraum beginnen in der obersten Schicht der Mundschleimhaut, dem Plattenepithel, seltener sind die Schleimhautdrüsen betroffen. Wie kann es dazu kommen?

Im Gesicht treten v.a. allem oberhalb der Lippengrenze meistens Basalzellkarzinome (Basaliome) auf. Sie bilden selten Metastasen, wachsen aber weiter und sollten deshalb behandelt werden, meistens durch eine operative Entfernung.

In der Mundhöhle und an der Unterlippe treten eher Plattenepithelkarzinome auf. Da sie Metastasen bilden, sollten sie schnellstens entfernt werden, um dies zu verhindern. Dann sind die Heilungschancen viel größer!

Eine häufig vorkommende, meistens weiße, fleckige und nicht abwischbare Verhornung der Mundschleimhaut wird als Leukoplakie bezeichnet. Oft wird sie durch eine mechanische Reizung durch eine schlecht sitzende Prothese oder eine scharfe Zahnkante ausgelöst. Also wird der Reiz beseitigt und die Leukoplakie bildet sich zurück. Falls nicht, sollte sie entfernt werden, denn in manchen Fällen kann sie entarten.

Den meisten Menschen fallen da sofort die Raucher ein, die statistisch auch tatsächlich den größten Anteil der Erkrankten ausmachen. Es kann aber auch eine genetische Veranlagung vorliegen. Mangelnde Zahn- und Mundhygiene, schlechte Ernährung, mechanische Reizungen durch scharfe Zahnkanten oder ein Zungenpiercing spielen als Auslöser ebenfalls eine Rolle.

Bleiben wir erst einmal bei dem Hauptauslöser, dem Tabak, unabhängig davon, ob er geraucht oder gekaut genossen wird. Als Karzinomauslöser wirkt hier das Nikotin, welches ursächlich dafür verantwortlich ist, dass das Mundepithel keratinisiert, also verhornt, es kommt zu einer sogenannten Leukoplakie mehr oder weniger zellentartet. Potenziert wird die Ausprägung von Mundkarzinomen durch starken, eventuell gleichzeitigen Alkoholkonsum, denn der macht die Mundschleimhaut durchlässiger für schädigende krebserregende Substanzen. Da Mundkarzinome im Anfangsstadium meistens keine größeren Beschwerden oder gar Schmerzen verursachen, werden sie häufig erst in einem späteren Stadium entdeckt. Dabei bestehen gerade im Anfangsstadium sehr gute Heilungschancen. Und wer sich seinen Mund zum Beispiel beim Zähneputzen aufmerksam anschaut und auf Schleimhautdefekte achtet, kann selber auffällige Veränderungen erkennen. Nicht normal wären eine weiße und rote fleckige Mundschleimhaut oder Schwellungen. Und Blutungen sind natürlich auch nicht normal. Eine Schwellung an der Wangeninnenseite, weil ausversehen beim Kauen draufgebissen wurde, ist natürlich unbedenklich und verschwindet nach wenigen Tagen. Und Aphten sind lästig, schmerzhaft und trotz allem meistens harmlos. Rheumatischen Ursprungs ist zum Beispiel die Lupus-Erkrankung mit schmerzhaften Veränderungen an Gaumen, Wange, Zunge und Lippe. Sie verdankt ihren Namen der Hautrötung an Wangen und Nasenrücken. Man sollte sich nicht verrückt machen, aber trotzdem auf Veränderungen achten; sie sollten innerhalb von 14 Tagen wieder verschwinden.

Wer unsicher ist oder einen Verdacht ausschließen möchte, hat in einem Zahn- oder HNO-Arzt den richtigen Ansprechpartner. Sie sind prädestiniert dafür, Karzinome im Mundraum zu erkennen und geeignete Maßnahmen einzuleiten. Denn auch im Mund sind viele Erkrankungen nicht sofort eindeutig zuzuordnen und bedürfen einer gezielten Analyse bis hin zu einer Gewebeprobe. Ein durch Lupus verändertes Zahnfleisch ist zum Beispiel nicht mit einer Parodontitis oder mangelnde Zahnhygiene erklärbar. Sprech- und Schluckbeschwerden, Schmerzen im Mundraum, verminderte Geschmackswahrnehmung, schlecht verheilende Wunden an der Lippe und Schwellungen im Hals-/ Kieferbereich sollten unbedingt ernst genommen werden. Die Art der Behandlung richtet sich je nach Schwere von sehr sanften Methoden bei einer frühen Erkennung bis hin zu späteren Stadien, wo dann operiert oder bestrahlt werden muss oder eine Chemotherapie notwendig ist. Und da eine Chemotherapie massiv das Immunsystem in Mitleidenschaft zieht – die Zellteilung wird dabei gestoppt – sollte eine begleitende Zahnprophylaxe im Abstand von 6 Wochen stattfinden. Eine Notwendigkeit, auf die von vielen Ärzten nicht hingewiesen wird. Aber im ersten Stadium der Behandlung bei Mundkrebsverdacht wirkt bereits gute Mundhygiene, gesunde Ernährung sowie die Stärkung der Mundflora durch geeignete Präparate unterstützend.

Vorbeugung, gerade wenn jemand zu der angesprochenen Risikogruppe wie der Raucher gehört, ist unbedingt ratsam; das heißt, regelmäßige, halbjährliche Kontrolle der Zähne, des Zahnfleischs und des ganzen Mundraums durch einen Zahnarzt.

GEBISS UND WIRBELSÄULE

Wer Probleme mit dem Rücken hat, geht zum Orthopäden. Für Zähne und Gebiss ist der Zahnarzt zuständig. Dem würden die meisten Menschen wohl zustimmen und handeln auch im Allgemeinen danach. Zwar wissen Ärzte aus den beiden medizinischen Spezialgebieten mehr oder weniger über die enge Korrelation zwischen Kiefer und Wirbelsäule Bescheid, wie diese jedoch bei entsprechenden Beschwerden zu berücksichtigen ist, scheint oft unklar. Eine engere Zusammenarbeit zwischen den medizinischen Disziplinen wäre wünschenswert. Dabei können nach dem heutigen wissenschaftlichen Stand ein Großteil der Wirbelsäulen- und Hüftprobleme mit einer Craniomandibulären Dysfunktion zusammenhängen. Hier zeigt sich, wie problematisch die ausgeprägte Spezialisierung in der Medizin für die Gesundheit von Patienten sein kann. Die ganzheitliche Betrachtung entfällt, kaum noch ein Arzt schaut noch über den Tellerrand. Wünschenswert wäre, dass Zahnärzte mit Orthopäden, Osteopathen und Physiotherapeuten zum Wohle des Patienten viel mehr zusammenarbeiten. Ganz viele Rückenschmerzen werden durch einen falschen Zusammenbiss ausgelöst; und umgekehrt!

Es ist eigentlich logisch: Der Mensch befindet sich als **Zweibeiner** in einem labilen Gleichgewicht. Ist der Biss schief, so muss also irgendwo im Körper etwas anderes ebenfalls schief werden, um dieses labile Gleichgewicht halten zu können. Sonst würden wir ja umkippen! Der Ausgleich eines schiefen Bisses findet dann über absteigende Funktionsketten tiefer im Körper statt, etwa in den Schultern, im Rücken oder im Becken. Umgekehrt gibt es aufsteigende Ketten. Symptome treten dann häufig dort auf, wo sich auf- und absteigende Ketten im Körper schneiden!

Auch ein Beckenschiefstand ist häufig nicht auf unterschiedliche Beinlängen zurück zu führen, sondern kann seine Ursache im Kiefer haben. Da braucht es dann nicht immer die anscheinend alternativlose Hüftoperation oder Schuhe mit verschieden hohen Absätzen oder Einlagen. Michael Riedel hat viele Patienten, die eine jahrelange Krankengeschichte vorweisen können und nie von ihren Schmerzen dauerhaft kuriert werden konnten. Bei nicht ursachengerechter Behandlung kann eine Skoliose zu vorzeitigem Verschleiß der Wirbelgelenke und Bandscheiben führen. Physiotherapien mögen kurzzeitig für Linderung der Schmerzen sorgen. Wenn das ursächliche Problem aber nicht gelöst ist, fangen die Schmerzen nach wenigen Tagen bis Wochen wieder an, was durch Schonhaltungen ausgeglichen wird. Der Körper wird sich immer wieder selbständig bemühen, Disbalancen im Körper auszugleichen, sei es durch Knochenverschiebungen oder Muskelanspannungen. Bereits Bein- oder Hüftverschiebungen im Millimeterbereich wirken sich auf unseren Biss aus. So erklärt sich, welche Wirkung bereits einfache Schuheinlagen haben können, die in den wenigsten Fällen nur ein paar Millimeter hoch sind. Es wird verständlich, warum sich ein Biss, nachdem er einmal perfekt eingestellt worden war, sich nach einigen Jahren wieder stark verändert haben kann.

Bei einer ganzheitlichen Betrachtung des Körpers muss das aber nicht sein, weil dann von Beginn an zum Beispiel ein Becken-problem berücksichtigt und behandelt wird. Ein Zahnarzt, der mit CMD vertraut ist, wird Sie deshalb immer nach Nacken- oder Rückenschmerzen fragen und sich Ihr Becken und Ihre Körper-haltung anschauen. Nach erfolgter zahnärztlicher Anamnese, die entsprechende Probleme ans Licht bringt, bekommt der Patient– bei Bedarf in Abstimmung mit einem Orthopäden – oft eine Auf-bissschiene. In regelmäßigen Abständen muss diese überprüft und gegebenenfalls angepasst werden, bis der Biss wieder stimmt. Eine Schie- nentherapie dauert in der Regel 6 Monate. Wird die Schiene nicht getra-gen, kann es zu einem Rückfall kommen. Ein Beckenschiefstand kann erneut auftreten. Klar ist; je länger ein Verschleiß an Wirbeln und Hüfte unbehandelt vorliegt, um so geringer sind die Erfolgsaussichten. Kaum zu glauben, auch jahre-lange chronische Rücken-schmerzen können – bei richtiger ursachengerech-ter Behandlung – ver-schwinden!

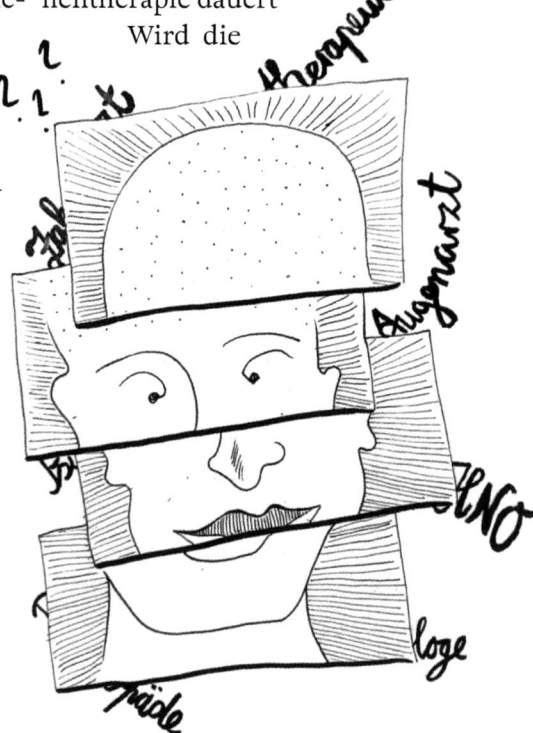

WANN BRAUCHE ICH WELCHEN ARZT?

Patienten haben es nicht leicht. Denn die Entscheidung, zu welchem Arzt man bei Beschwerden geht, ist häufig nicht ganz klar. Manches scheint eindeutig wie zum Beispiel Knie-, Rücken- oder Ohrenschmerzen. Aber Schmerzen an einem bestimmten Körperteil bedeuten nicht zwangsläufig, dass auch dort die Ursache zu finden ist. Und dann wird es kompliziert, denn ein ärztlicher Spezialist sucht meistens primär nur danach, was in seinem medizinischen Fachgebiet liegt.

Normalerweise ist zunächst Ihr Hausarzt, also ein Allgemeinmediziner Ihr erster Ansprechpartner. Er kennt Sie am besten, mit ihm haben Sie über Jahre hinweg eine Vertrauensbasis gefunden. Er müsste gut beurteilen können, was ein Symptom in Ihrem Fall für Möglichkeiten in sich birgt. Er sollte aus einer gewissen Distanz und gleichzeitig Nähe den Überblick haben und Ihre Behandlung mit gezielter Überweisung zu Fachärzten koordinieren. Die Realität sieht heute meistens anders aus. Den klassischen, erfahrenen Hausarzt gibt es häufig nicht mehr, er wandert nur noch im Eiltempo durch mehrere Sprechzimmer und schaut oft mehr auf seinen Computer als auf Sie, wenn er Ihnen gegenübersitzt. Dabei sollte er seinem Patienten besser in die Augen schauen, in Mimik und Bewegung „lesen", das wäre die ursächliche Aufgabe eines guten Arztes. Es ist ihm aus seinem Verhalten gar nicht unbedingt ein Vorwurf zu machen, das Verrechnungssystem der Krankenkassen und die vielen, jedes Jahr zunehmenden bürokratischen Anforderungen zwingen ihn regelrecht zu einem solchen Verhalten. Auch wenn man das ja nicht öffentlich sagen darf (ich darf, ich gehöre ja nicht zu dieser Berufsgruppe und habe mir aber das Abrechnungssystem genauer angeschaut). Jeder Arzt, jedes Krankenhaus und jeder Mensch, der in der Pflege tätig ist, arbeitet gegen die Uhr. Zeit ist Geld. Heilung und Betreuung scheinen erst an zweiter Stelle stehen zu dürfen. Und die seit Jahrzehnten gebetsmühlenartig wiederholte Aussage, dass Ärzte zu viel Geld verdienen würden, wird durch ständige Wiederholung nicht wahrer. Vielleicht war es einmal so, heute stimmt es sicher nicht mehr.

Gehen wir von diesem unerfreulichen Thema weg, schauen wir wieder auf Sie, was können Sie tun? Wichtig ist ein kritisches Hinterfragen von dem, was Ihr jeweiliger Arzt macht. Zu schnell werden einfach Tabletten gegeben, welche mit dem beschriebenen Symptom in Verbindung gebracht werden können. Dann wird abgewartet, ob es hilft und falls nicht, wird mit einem anderen Medikament weitergemacht. Das finden Sie etwas zu flapsig dargestellt? Na, vielleicht haben Sie einen Arzt, der eine rühmliche Ausnahme darstellt. Zuweilen geht so etwas mit gesundheitlichen Beschwerden jahrelang, längst hat sich der Patient mit den ständigen oder den wiederkehrenden Schmerzen abgefunden und kann sich gar nicht mehr vorstellen, mal wieder beschwerdefrei zu leben.

Das Problem dahinter ist die oft mangelhafte Zusammenarbeit von Ärzten verschiedener Fachrichtungen. Unser Körper ist von einer Komplexität, die viele Mediziner immer wieder zu vergessen scheinen. Jeder spezialisierte Mediziner versteht wahrscheinlich nur einen Bruchteil von diesem genialen Zusammenspiel. Natürlich gibt es immer wieder neue Erkenntnisse, aber auch die sind nur ein kleines Mosaiksteinchen. Als die Wissenschaft das menschliche Genom im Jahre 2001 vollständig sequenziert beziehungsweise entschlüsselt hatte, glaubte sie, nun alles über den menschlichen Bauplan zu wissen. Das Gegenteil war der Fall. Es wurde trotz einzelner neuer Erkenntnisse deutlich, wie viel wir nicht wissen, was wir alles nicht verstehen und mit der Bedeutung von allen Genen sind wir noch längst nicht vertraut. In diesem Zusammenhang sei nur die Epigenetik mit ihren vielen unbeantworteten Fragen genannt. Selbstverständlich ist es gut, in kleinen Schritten weiter vorzudringen in die Geheimnisse des Lebens. Aber an dieser Stelle nun meine Bitte an alle Ärzte: Springen sie über Ihren Schatten und arbeiten Sie enger mit Kollegen anderer Fachrichtungen zusammen, tauschen Sie sich mehr aus bei Ihren Erkenntnissen: Denn es gilt hier ganz besonders; gemeinsam sind Sie als Ärzte stärker – für eine bessere Gesundheit Ihrer Patienten. Wenn selbst ein zynischer, ruppiger, überheblicher Diagnostiker wie der TV-Arzt Dr. House das hinbekommt...

MASSAGE

Kneten, Reiben, Drücken, Streicheln, Klopfen – alles typische Behandlungsformen in der Massage, die eine der ältesten Heilmethoden der Menschheit ist. Diese Form der manuellen Therapie dient der Symptom-, nicht der Ursachenbehandlung. Eine Massage kann nicht alles leisten, ist aber sehr hilfreich, insbesondere im Vorfeld einer Krankengymnastik. Mit Hilfe einer Massage lässt sich die Muskulatur entspannen, die Durchblutung steigern und der Zellstoffwechsel im Gewebe verbessern. Sie hilft bei Stress, unterstützt die psychische Entspannung und wirkt entsprechend blutdrucksenkend. Ganz instinktiv fassen wir uns ja auch selber an schmerzende, verspannte Körperstellen, reiben und drücken daran herum, um die Beschwerden zu lindern.

Die Wirkung von Massage ist schon lange bekannt. So wurde in China bereits 2600 v. Chr. Massage als Heilmethode angewendet. Wie so oft in der Geschichte verlor diese Behandlungsform über die Jahrhunderte hinweg wieder an Bedeutung. Dank Hippokrates kamen immerhin römische Gladiatoren in den Genuss und im Europa des 16. Jahrhunderts machte es der Arzt Paracelsus erneut zu einer bedeutenden, die Heilung unterstützenden Methode. Heutzutage werden in der manuellen Therapie meistens die klassische Massage und die Lymphdrainage genutzt.
Was hat das jetzt mit den Zähnen zu tun, werden Sie sich fragen? Nun, bei Rücken-, Nacken- und Kieferproblemen versucht die Muskulatur im Allgemeinen ausgleichend zu wirken, was zu

Dauerbelastung und Schmerzen führen kann. Kurzzeitig hilft hier eine Massage, die Ursache ist damit aber nicht verschwunden. Der häufige Auslöser Stress oder eine Fehlstellung der Zähne regiert weiterhin Ihr Leben und ihren Körper.

Sehr **effektiv zum Stressabbau** ist immer noch Ausdauertraining, auch wenn in letzter Zeit wieder sehr stark das Krafttraining propagiert wird. Ziel des Ausdauertrainings ist nicht, dass sie ausgepowert sind am Ende des Trainings! Schon wieder der Leistungsgedanke, mit viel Willen machen Sie das ein paar Mal, aber dann kommen die Ausreden...schon wieder Stress! Laufen Sie so, dass Sie am Ziel denken, sie hätten noch locker weiterlaufen können. Machen Sie eine **Meditationseinheit** daraus! Ruhiges, langweiliges Tempo, vielleicht mit Pulsuhr, Puls 130-140 so etwa (Für genaueres gibt es Literatur, Internet oder natürlich Sportmediziner). Wenig sinnvoll ist Muskeltraining an einer Maschine. Es ist zu eindimensional, die Muskeln außen herum werden paradoxerweise sogar gehemmt. Fitness ist Kraft, Ausdauer, Flexibilität, Koordination und natürlich Einstellung. Die Beinpresse oder ein Bizepscurl werden Sie nicht fit machen. Das ist hier sehr verkürzt dargestellt, ich möchte zum Nachdenken anregen und das Spektrum der Möglichkeiten erweitern.

Sie knirschen eventuell mehr oder weniger bewusst mit den Zähnen, Ihre Kiefermuskulatur ist dauerverspannt, was sich wiederum auf den kompletten Körper auswirkt. Insofern kann eine Krankengymnastik sinnvoll sein, um den Bewegungsapparat zu aktivieren, dies verbunden mit einem Besuch bei einem Zahnarzt, um Biss und Kiefergelenk zu überprüfen.

Viel zu oft und zu schnell finden sich Menschen damit ab, Beschwerden mit Schmerztabletten zu unterdrücken, sich kurzzeitige Linderung mit Massagen zu verschaffen, anstatt nach den Ursachen zu suchen. Ab einem gewissen Alter wird das immer wichtiger. Ich selbst habe bereits die Erfahrung bei einer physiotherapeutischen Behandlung gemacht, dass mir mit Hinweis auf mein Alter vermittelt wurde, vorhandene Beschwerden hinzunehmen, als wenn sie eine unumkehrbare Tatsache seien. Dank der von mir selber initiierten Suche nach möglichen Ursachen und deren Beseitigung bin ich heutzutage trotz „meines Alters" wieder komplett beschwerdefrei, in diesem Fall war es der Rücken. Einer Aufbissschiene und gezielten Muskelübungen sei Dank.

Unabhängig davon; Massage tut einfach gut und man sollte sich immer mal wieder eine gönnen – außer bei Thrombose oder fieberhaften Infekten. Aber das ist ein anderes Thema.

SCHILDDRÜSE UND ZÄHNE

In der klassischen medizinischen Lehre gilt es bislang als nicht eindeutig bewiesen, aber wie so häufig gibt es dazu unterschiedliche Betrachtungen. In der Ganzheitsmedizin ist es selbstverständlich, von Wechselbeziehungen zwischen verschiedenen Bereichen und Organen im menschlichen Körper auszugehen. So sind in der chinesischen Medizin die im Körper verlaufenden Meridiane von großer Bedeutung, da über sie der Energiefluss im Körper erfolgt. Halten Sie das für Unsinn? Macht nichts, man muss nicht daran glauben. Ich persönlich habe damit schon erstaunlich gute Erfahrungen gemacht, obwohl ich es vermutlich nicht wirklich verstehe. Aber egal, Hauptsache, es hilft.

Unsere Zähne sind selbstverständlich davon auch betroffen, obgleich es keine eindeutigen Meinungen dazu gibt, mit welchen Organen sie in Beziehung stehen. Sind gemäß der chinesischen Lehre Meridiane in ihrem Energiefluss gestört, kann es zu Krankheiten kommen. So führt demnach eine Zahnentzündung zur Erkrankung an anderer, diesem Zahn zugeordneter Stelle im Körper, zum Beispiel der Schilddrüse. Das kann in beide Richtungen geschehen, so kann auch die Schilddrüse für die Erkrankung eines Zahnes verantwortlich sein. Das zeigt, wie wichtig es ist, dass ein Zahnarzt seine Patienten nicht auf den Kieferbereich beschränkend beurteilt, sondern dessen Gesundheit als Ganzes anschaut.

Was sind nun mögliche Störfelder im Energiefluss? Das können tote Zähne, chronische Wurzelentzündungen oder Amalgam-füllungen und andere Metalle im Mund sein. Aber auch wenn kein entsprechendes Problem vorliegt, kann es natürlich zu einer Schilddrüsenerkrankung kommen. Eine wesentliche Rolle spielt stets die individuelle Veranlagung und körperliche Verfassung. Signal für ein Schilddrüsenproblem können verspannte Muskeln im Nacken- und Kieferbereich sein, denn sie wirken sich belas-tend auf diese Drüse aus. Sinnvoll ist es dann, wenn ein Zahnarzt erst einmal versucht, den Muskeltonus wieder in Normalzustand zu bringen. Das betrifft neben der Hals- auch die Mundboden-muskulatur und den vorderen Halsbereich. Nicht zu vergessen, natürlich gilt auch hier die Umkehrung, dass also eine Stoffwech-selstörung der Schilddrüse für die Muskelverspannung verant-wortlich ist.

Viele Menschen wissen gar nicht, ob ihre Schilddrüse richtig funktioniert, ob sie zu viel oder zu wenig Hormone ausschüt-tet. Für einen Zahnarzt ist es wichtig, darüber Klarheit zu haben, speziell, wenn eine örtliche Betäubung geplant ist, da es bei einer Schilddrüsenüberfunktion zu einem beschleunigten Wirkstoffab-bau kommen kann. Das muss dann bei der Wahl des Anästheti-kums berücksichtigt werden. Auch eine Schilddrüsenunterfunk-tion, insbesondere, wenn sie unbehandelt ist, kann zum Risiko bei einer Zahnbehandlung werden. Deshalb werden Sie bei Ihrem Zahnarzt in dem auszufüllenden Anamnese-Bogen immer Fragen zu Ihrer Schilddrüse finden. Er wird Ihnen vermutlich Fragen dazu stellen und überprüfen, ob die Schilddrüse geschwollen ist. Was viele Menschen mit einer Unterfunktion nicht wissen – Vi-tamine und Spurenelemente werden infolge des verlangsamten Stoffwechsels nur eingeschränkt aufgenommen. Ganz klar, so ein Mangel beeinträchtigt Zähne und Zahnfleisch und kann auch den Kieferknochen dauerhaft schädigen. So dramatisch das jetzt alles klingt; wenn Sie ein Schilddrüsenproblem haben und gut „ein-gestellt" sind, besteht für Sie kein Risiko bei einer zahnärztlichen

Behandlung.
Übrigens: Bei Kindern kann ein zu früher Verlust der Milchzähne ein Symptom für eine Schilddrüsenüberfunktion sein!

ORTHOPÄDIE

Auf zwei Beinen steht es sich eventuell ganz schön wackelig, es ist ein recht labiles Gleichgewicht. Was passiert dann erst, wenn die Beine unterschiedlich lang sind? Und welche Auswirkungen hat das auf Ihren Biss? Wenn die Beine verschieden lang sind, bekommt man im allgemeinen Einlagen für die Schuhe verschrieben. Leider wieder mal eine reine Symptombehandlung ohne nach den Ursachen zu forschen. Das sensible Gleichgewicht unseres Körpers sorgt dafür, dass Einlagen zu Bissveränderungen führen können. Und umgekehrt gilt das genauso. Verändere den Biss, und der Patient braucht eventuell neue Einlagen in die Schuhe! Denn diese sind natürlich nicht immer überflüssig, sie erfüllen einen Zweck. Teamarbeit ist von Vorteil, das heißt, Zahnärzte und Orthopäden stimmen sich ab, wenn sie einem Patienten helfen wollen. Es reicht die abweichende Höhe von deutlich weniger als einem Millimeter bei einem Zahn, um Ausgleichsprozesse im Kiefergelenk auszulösen. Das pflanzt sich dann fort über den Nacken, die Wirbelsäule, die Hüftgelenke und die Knie bis zu den Füßen. Wussten Sie, dass man über die Fußreflexzonen auch Zahnschmerzen beeinflussen kann? So haben die Zehen zum Beispiel ihre Entsprechung in den Zähnen. Klingt Ihnen zu alternativesoterisch? Stimmt trotzdem. Wir müssen nicht alles verstehen, was in unserem Körper vor sich geht. Auch wenn viele Ärzte gerne so tun, als wenn sie alles genau wüssten, weil es eindeutig bewiesen sei – viele körperliche Abläufe in ihrer ungeheuren Komplexität verstehen auch die medizinischen Profis noch längst nicht.

BLUTER BEI DER ZAHNBEHANDLUNG

Ein Patient, mit verminderter Blutgerinnung ist vom Zahnarzt etwas anders zu behandeln. Diese Menschen mit so einem Gendefekt oder einer Gerinnungsstörung, werden in einer zahnärztlichen Praxis immer als Risikopatienten betrachtet, da dann spezielle Vorkehrungen erfolgen müssen. Denn bereits kleine Wunden bluten viel länger oder auch stärker, die Wunde verschließt sich langsamer durch Gerinnung und die sekundäre Wundheilung birgt ein erhöhtes Infektionsrisiko. Manche Patienten sind sich der Tatsache gar nicht bewusst, dass bei ihnen ein genetischer Defekt vorliegt. Sie nehmen es ganz selbstverständlich hin, dass sie häufig Nasenbluten haben und schnell blaue Flecken bekommen, wenn sie sich wo anstoßen. Sie kennen es ja nicht anders und wissen eben nicht, dass sie eventuell am Von-Willebrand-Syndrom leiden, das immerhin etwa 1% der Bevölkerung in Deutschland haben. Neben den genetisch verursachten kommt es mittlerweile verstärkt zu medikamentös induzierten Gerinnungsstörungen. Entsprechend wichtig ist vor einer Zahnbehandlung die Anamnese mit Fragen zur Medikamenten-Einnahme, Hämatom- und Blutungsneigung, Stärke der Monatsblutung bei Frauen, erblichen Vorbelastungen und Problemen mit der Leber. Bei Unklarheiten wird ein Zahnarzt immer mit Ihrem Hausarzt, Internisten oder Hämatologen Rücksprache halten, um möglichst kein Risiko für Sie als Patienten entstehen zu lassen. Ein mit dem kompletten Sachverhalt vertrauter Zahnarzt wird sich auf alle intra- und postoperativen Blutungen entsprechend vorbereiten und mit geeigneten Maßnahmen reagieren.
Es gibt zunehmend Patienten, die aufgrund von Thrombosegefahr gerinnungshemmende Mittel einnehmen, was für eine Zahnbehandlung natürlich problematisch sein kann. Auch bei Menschen mit Diabetes oder Lebererkrankungen funktioniert der natürliche Gerinnungsprozess nur eingeschränkt. Mit zunehmendem Alter verlangsamt er sich sowieso zunehmend. Keinesfalls sollte ein Zahnpatient eigenmächtig vor einer Behandlung ein entspre-

chendes Mittel absetzen! Das kann lebensgefährlich werden. Es ist immer sinnvoll, mit dem zuständigen Arzt zu sprechen. Eigenverantwortliches Handeln und Mitdenken ist ja grundsätzlich gut, aber gerade dieses Thema ist einfach zu komplex und muss immer ganz individuell betrachtet werden.

Achtung: Bei leichten Erkältungskrankheiten, allgemeinen Schmerzen und Kopfschmerzen nehmen viele Menschen Acetylsalicylsäure (ASS) ein. Sie kennen die gar nicht? Auch Sie haben Diese mit Sicherheit in ihrem Apotheken-Schränkchen zu Hause. Das Medikament – am bekanntesten ist es als Aspirin – ist unter diversen Namen im Handel mit immer dem gleichen Wirkstoff. Dieser verringert die Gerinnungsfähigkeit und erhöht somit auch die Blutungsneigung. Alles klar? Also genau die Packungsbeilage lesen. In Einzelfällen, bei großen zahnärztlichen Eingriffen, bei denen mit einer starken Blutungsneigung zu rechnen ist, kann eine Behandlung in einer auf solche Fälle spezialisierten Klinik ratsam sein, um eben kein unnötiges Risiko einzugehen.

Und noch einmal ganz allgemein sage ich es, wie ein Mantra: Gute Mund- und Zahnhygiene ist außerordentlich wichtig! Und ganz besonders auch bei Menschen mit Blutgerinnungsproblemen. Krankes, entzündetes Zahnfleisch neigt extrem schnell zu Blutungen, da passiert es oft bereits bei jedem Zähneputzen. Speziell Hämophilie-Patienten sollten auf gute Ernährung achten und regelmäßig zur Kontrolle zum Zahnarzt gehen.

WARUM IST ZÄHNE ZÜCHTEN SO SCHWIERIG?

Eigentlich will kein Mensch wirklich Zahnfüllungen oder Implantate. Warum haben wir es nicht so leicht wie Haie, Krokodile und Nagetiere, bei denen defekte Zähne einfach ausfallen und dann an der richtigen Stelle nachwachsen?

Aber wir dürfen hoffen... die zahnmedizinische Forschung ist zwar noch nicht ganz so weit. Bereits gelungen ist es aber, aus Zellen gezogener Zähne sogenannte Zahnkeime zu züchten, aus denen wiederum Zähne wachsen können. Bisher ist

das leider nur im Labor möglich, aber immerhin! Es wird in der Wissenschaft ver-
mutet, dass auch im menschlichen Kiefer die genetische Information vorliegt, neue
Zähne nachwachsen zu lassen. Man weiß noch nicht, wie man diesen Vorgang am
richtigen Platz aktivieren kann – dieser „genetische Schalter" wurde noch nicht
entdeckt, wobei es bereits präklinische Tests nach der In-Vitro-Phase gibt. Bekannt
ist, dass umliegendes Kiefergewebe verantwortlich dafür ist, ob an einer Stelle
ein Schneide- oder ein Backenzahn entsteht, was vermutlich wiederum durch
Botenstoffe des jeweiligen Zahnkeims initiiert werden muss. In hundert Jahren
sind nachwachsende Zähne sicher kein Problem mehr! Sehr viel früher wird man
allerdings außerhalb des Körpers gezüchtete, natürliche Zähne in den Kiefer ein-
setzen können, also natürliche und nicht künstliche Zahnimplantate.

Kieferorthopädie

FEHLER BEI DEN ZAHNANLAGEN

Die Evolution hat dafür gesorgt, dass wir nur Zähne haben, die wir auch wirklich benötigen, keiner ist überflüssig, keiner darf für den optimalen Biss fehlen, es darf aber auch nicht zu viele geben – sonst kann es zu Problemen beim Kauen und beim Sprechen kommen. Zudem stört es das ästhetische Gesamtbild. Durch Fehlbelastung zum Beispiel entsteht ein schiefer Biss, etwa ein Kreuzbiss, der oft Kopfschmerzen zur Folge hat. Oder Zähne fangen an zu wandern, wenn irgendwo im Kiefer Lücken sind, was selten zu einer Verschönerung des Gebisses führt. Je früher eine Diagnose erfolgt, um so besser. Eine Besonderheit sind die Weisheitszähne, sie verursachen fast immer Störungen im Gebiss, weil dieses im Laufe der Evolution zu klein für die weiteren Zähne geworden ist. Wenn Zähne fehlen, also eine Hypodontie vorliegt, so hat das meistens genetische Ursachen. Ignorieren sollte man das auf keinem Fall, weil es insbesondere bei Kindern und Jugendlichen

Einfluss auf das Kieferwachstum hat. Der Kiefer kann dann nicht richtig ausgebildet werden.

Wir Zahnärzte sagen nicht Kieferknochen, sondern **Kiefer**. Wie gesagt, wird Gebiss eigentlich auch nicht verwendet. Gebiss meint zum einen Prothesen, zum anderen das, was wir als orales oder stomatognathes System bezeichnen. Übrigens: Es gibt keinen Kiefer**n**-Orthopäden. Kiefern sind Bäume....

Denn es ist ein Wachstumsreiz nötig, der, wenn eine Zahnlücke vorhanden ist, nicht erzeugt werden kann. Am häufigsten fehlen – was oft ein Glück ist – die Zahnanlagen für die Weisheitszähne. Aber auch die Prämolaren (die vorderen kleinen Backenzähne) und seitlichen Schneidezähne im Ober- oder Unterkiefer sind bei manchen Menschen nicht angelegt. Krankheiten oder Unfälle können natürlich ebenfalls zu Zahnverlust führen. Das wird als unechte oder erworbene Hypodontie bezeichnet. Im Grund völlig egal, eine Hypodontie sollte kieferorthopädisch behandelt werden, um Folgeschäden zu vermeiden. Handeln ist auch angeraten, wenn Zähne nicht durch das Zahnfleisch an die Oberfläche kommen wollen. Es gibt viele Varianten und Störungen. Ich wundere mich immer, wie im Prinzip alles fantastisch von unseren Genen und unserem Körper geregelt wird.

Das Gegenteil von Hypodontie ist die Hyperdontie, sie kommt nicht so häufig vor und das Problem in Form eines überschüssigen Zahns lässt sich meistens „leicht" operativ beseitigen. Im Gebiss bleiben dürfen diese überschüssigen Zähne normalerweise nicht, da sie ebenfalls zu Fehlstellungen führen und anderen Zähnen die angestammten Plätze streitig machen. Das alles zusammengefasst macht verständlich, dass Behandlungen bei fehlenden oder überschüssigen Zähnen recht aufwendig und langwierig werden können; dies insbesondere dann, wenn erst mit großem Zeitverzug gehandelt wird, wodurch größere Korrekturen im Kieferbereich notwendig werden. Je nach Diagnose greifen mehrere Therapieformen ineinander. Meistens wird zunächst mit einer kieferorthopädischen Behandlung begonnen und nach Möglichkeit wird ein Zahnarzt versuchen, ohne chirurgischen Eingriffen auszukommen. Nur wenn es unvermeidbar ist, wird eine Versorgung mit Zahnersatz erfolgen.

> Die **Extraktionstherapie**, um bei Platzmangel die Frontzähne leichter ausrichten zu können, war lange Standard, wird heute nicht mehr so häufig durchgeführt, weil sie später zur CMD führen kann, denn der Kieferkamm wächst und entwickelt sich im jugendlichen Alter dadurch nicht genug. Kiefergelenksproblemen können resultieren.

Ein Zahnarzt oder ein Kieferchirurg wird immer bemüht sein, Zähne zu erhalten und Fehlbissen und Fehlbelastungen vorzubeugen. Wenn die Möglichkeit besteht, werden sogar Zähne im Mund transplantiert. Bei einer Nichtanlage von Zähnen sollte eine vorhandene Lücke geschlossen oder bei Kindern bewusst offen gehalten werden. Eine gern gewählte Behandlungsmethode ist der sogenannte Kieferorthopädische Lückenschluss. Dabei werden die Nachbarzähne soweit verschoben, dass ein Zusammenbiss von Unter- und Oberkiefer wieder passt, häufig muss dafür auch der Gegenkiefer bearbeitet werden – ein Millimeter Abweichung ist schon sehr viel und sorgt für Störungen im Biss. Zum Einsatz kommen bei der Zahnstellungs-Korrektur oft eine feste Zahnspange oder eine spezielle durchsichtige Schiene. Ist die Lücke mit dieser Methode nicht zu schließen, kann eine Brücke oder ein Implantat helfen. Wenn beim Milchgebiss bereits eine Hypodontie vorliegt, dann fehlt immer die Anlage für diesen bleibenden Zahn. Verbleibt umgekehrt ein Milchzahn ungewöhnlich lange im Mund, ist häufig der nachfolgende bleibende Zahn nicht angelegt. Bei einem Zahnarzttermin lässt sich das leicht feststellen.

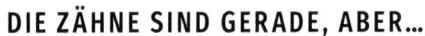

DIE ZÄHNE SIND GERADE, ABER…

Unser Gebiss hat eine ganze Menge Zähne; und besteht nicht nur aus Schneidezähnen. Sie springen uns aber am meisten ins Auge und tragen daher hauptsächlich zu einem attraktiven Erscheinungsbild und schönen Lachen bei. Sie werden im Gegensatz zu den Backenzähnen meistens besser geputzt. Aber es geht nicht nur um Optik und für unsere Gesundheit sind selbstverständlich die restlichen Zähne im Zahnbogen genauso relevant. Wichtiger als strahlend weiße Zähne sind die richtige Stellung und Zuordnung der Zahnpaare jeweils im Ober- und Unterkiefer in Verbindung mit einem perfekt funktionierenden Kiefergelenk. Einem selbst wird es oft gar nicht auffallen, wenn die Zahnhöcker nicht exakt ineinander gleiten. Unser Kiefergelenk, die Kiefermuskeln und die anderen Zähne werden das irgendwie ausgleichen – was natürlich auf Dauer „ungesund" ist. Daraus kann eine Disbalance im ganzen Körper entstehen. Ihr Zahnarzt wird das bei der regelmäßigen Untersuchung überprüfen. Gerade Kinder sollten deshalb regelmäßig von ihren Eltern zum Zahnarzt oder Kieferorthopäden mitgenommen werden. Alarmzeichen bei Schulkindern sind häufige Müdigkeit, Kopfschmerzen oder ganz allgemein Konzentrationsstörungen.
Wer denkt dabei schon zuerst an die Zähne?

ADHS (Aufmerksamkeits-Defizit-Hyperaktivitäts-Syndrom) wurde bei Ihrem Kind diagnostiziert? Achten Sie bitte einmal darauf, ob Ihr Kind schnarcht und eher durch den Mund, statt durch die Nase, atmet. Hat es große Mandeln? Das sind häufige, in dem Fall relativ leicht zu beseitigende Ursachen für ADHS!
Das erklärt sich aus physiologischer Sicht durch eine geringere Sauerstoffzufuhr. Aus neurologischer Sicht gibt es noch eine sauerstoffunabhängige Erklärung:

Mundatmer haben allgemein einen verringerten Muskeltonus oft zusammen mit einer verminderten Hörleistung. Die deshalb reduzierten Reize aus der Peripherie gelangen über die Formatio reticularis (FR) ebenso verringert im Cortex an. Diese verminderten Reize führen zu einer Reduktion von Schlaf-und Wachzustand! Denn bei verringerter Funktion der FR können weder volle Aufmerksamkeit im Wachzustand noch eine erholsame Tiefschlafphase erreicht werden. Daraus folgen Aufmerksamkeits-, Konzentrations- und Schlafstörungen! (56–59)

Viele Erwachsene leben in dem Glauben, dass wenn die Zähne mit einer Spange – vielleicht im jugendlichen Alter – gerichtet wurden, sie für alle Zeiten optimal in Reih und Glied stehen. Falsch! Solange wir leben, ist auch unser Gebiss aktiv und reagiert auf alle äußeren Einflüsse. An erster Stelle natürlich immer wieder der Stress, aber es können auch andere körperliche Beschwerden und Erkrankungen sein. Nicht zu vergessen, das Alter spielt eine wichtige Rolle. Der Kiefer kann sich verändern, die Abnutzung an den Zahnoberflächen (vor allem bei „Knirschern" und „Pressern") nimmt zu. So kann es passieren, dass selbst in höherem Alter noch einmal eine kieferorthopädische Therapie sinnvoll wäre. Nach einer kieferorthopädischen Behandlung braucht es meistens eine Stabilisierung, einen sogenannten Retainer, damit sich die Zähne nicht wieder aus ihrer neuen Position verschieben. Ein funktionierendes Gebiss mit schönen und gesunden Zähnen ist es wert! Das ganz unabhängig davon, ob Sie im jugendlichen Alter sind oder bereits die Enkelkinder-Generation.

DA MÜSSEN WIR DEN KIEFER DANN ERST ZWEIMAL BRECHEN…

Bei einem Kindergartenkind, das von einem Zahnarzt diesen Befund bekommen hatte, gab es dann doch einen anderen Weg. Säuglinge können, wenn sie geboren werden, alles Lebensnotwendige sofort. Die Lungenatmung startet umgehend, und wenn eine Brust zum Saugen in die Nähe kommt, wird kraftvoll zugeschnappt und der Mund und die Zunge wissen sofort, wie die

Muttermilch zum Laufen gebracht werden kann. Der Saugreflex ist bereits in der 36. Schwangerschaftswoche voll entwickelt und bleibt nach der Geburt normalerweise etwa sechs Monate erhalten.

Was hat das nun mit der martialischen Überschrift von diesem Kapitel zu tun? Das Saugen an der Mutterbrust verlangt eine genaue Koordination zwischen der Wangen- und der Zungenbewegung. Der Reflex wird später in die willkürlichen Bewegungen für essen und kauen überführt. Das Gesicht formt sich in Verbindung mit der Sprechentwicklung; wenn alles so läuft, wie von der Natur vorgesehen. Die innere Muskelspannung der Zunge sollte im Gleichgewicht zu der äußeren Muskelspannung von Lippen und Wangen stehen. Diese Muskeln werden durch das Vakuum, das beim Saugen an der Brust – nicht am Fläschchen – entsteht, maßgeblich trainiert. Ein Säugling kann entwicklungsbedingt beim Schlucken die Zunge nur vor- und zurückschieben, unterstützt vom Öffnen und Schließen des Kiefers. Die Lippen sind beim Nuckeln geöffnet und ein Baby kann gleichzeitig schlucken. Dieses Schluckmuster wandelt sich normalerweise mit dem Abstillen, dem Trinken aus Tassen und der Aufnahme von fester Nahrung. Die Zunge geht nun nicht mehr vor und zurück. Die Lippen können geschlossen bleiben, weil nun die Zunge beim Schlucken gegen den Gaumen drückt. Die für die Gesundheit wichtige Nasenatmung gewinnt nun an Bedeutung, sie ist zudem sehr wichtig für eine gute Oberkieferentwicklung. So sollte es sein, wenn alles normal läuft. Tut es leider nicht immer. Wenn das Baby-Schluckmuster (ein Grund kann zum Beispiel langes Daumenlutschen sein) sich nicht umstellt, kann es zu Fehlstellungen im Kiefer kommen. Denn nun sind Zähne im Weg; und will sich die Zunge beim Schlucken nach vorne schieben, sind da plötzlich Schneidezähne. Bei jedem Schluckvorgang wird auf die Vorderzähne durch dieses sogenannte Zungenpressen von hinten Druck ausgeübt, was sich wiederum auf den Kiefer auswirkt. Dieser verformt sich im Laufe der Zeit. Folgen davon sind

Sprechstörungen wie Lispeln und meistens Mundatmung. Die oberen Schneidezähne kippen nach vorne, die Lippenmuskulatur und die Oberlippe entwickeln sich nicht richtig. Zungenmotorik und Zungenruhelage sind gestört. Der Kiefer kann sich im Laufe der Jahre so ungünstig verformen, dass er nur operativ wieder in die richtige Lage gebracht werden kann. Das Zusammenspiel von der Ruheposition der Zunge und dem Oberkiefer ist notwendig, um dem Gaumen die Rundung zu geben und Platz für Schneidezähne im Zahnbogen zu schaffen. Alles sehr geschickt von der Natur geplant.

Wie ging es nun bei unserem Patienten vom Beginn dieses Kapitels weiter? Das infantile Schluckmuster hatte sich als myofunktionelle Störung verfestigt und seine Spuren hinterlassen. Der Zahnarzt plante ein anderes, angenehmeres Vorgehen und gab ihm nach gründlicher Untersuchung diverse Übungen mit, um die Mund-, Lippen- und Zungenmuskulatur zu trainieren. Diese Übungen in Verbindung mit einer, Jahre später eingesetzten Spange, sorgten ohne eine einzige Operation für ein perfektes Gebiss. Es lohnt sich immer, eine zweite Meinung einzuholen, gerade wenn es um folgenschwere Eingriffe geht. Hilfreich kann in solchen Fällen außerdem eine osteopathische Behandlung sein, um das komplexe Zusammenspiel im Körper in Ordnung zu bringen. Denn das kann bereits bei der Geburt gestört werden.

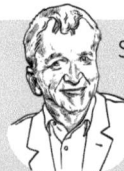 Schrei-Babies: **Schreistörungen** (3er Regel: mehr als 3 Stunden am Tag, mehr als dreimal in der Woche, über wenigstens 3 Wochen) zählen zusammen mit Ess- und Schlafstörungen zu den kindlichen Regulationsstörungen. Oft kann der Gang zum Osteopathen helfen! (60)

Die Habsburger herrschten mehrere Jahrhunderte über Europa, entsprechend lässt sich der Stammbaum der Familie über 20 Generationen hinweg verfolgen. Mitglieder der Habsburger Familie konnte man oft am Gesicht erkennen, insbesondere am sogenannten „Habsburger Kinn". Die Ursache dieser Unterkiefer-Fehlbildung geht, so die These, auf Inzucht zurück. Damals nicht unüblich war es, innerhalb der Familie zu heiraten unter rein strategischen Gesichtspunkten. In diesem Fall ging es darum, der Habsburger-Dynastie die biologische Vormachtstellung zu sichern. Untersuchungen von Wissenschaftlern haben ergeben, dass der hervorstehende Unterkiefer mit besonders engen Verwandtschaftsbeziehungen zusammenhängt. Man geht von einer rezessiven Vererbung aus, was die Inzucht-These bekräftigt. Die genaueren genetischen Faktoren der berühmt-berüchtigten Fehlbildung sind bis heute aber nicht geklärt.

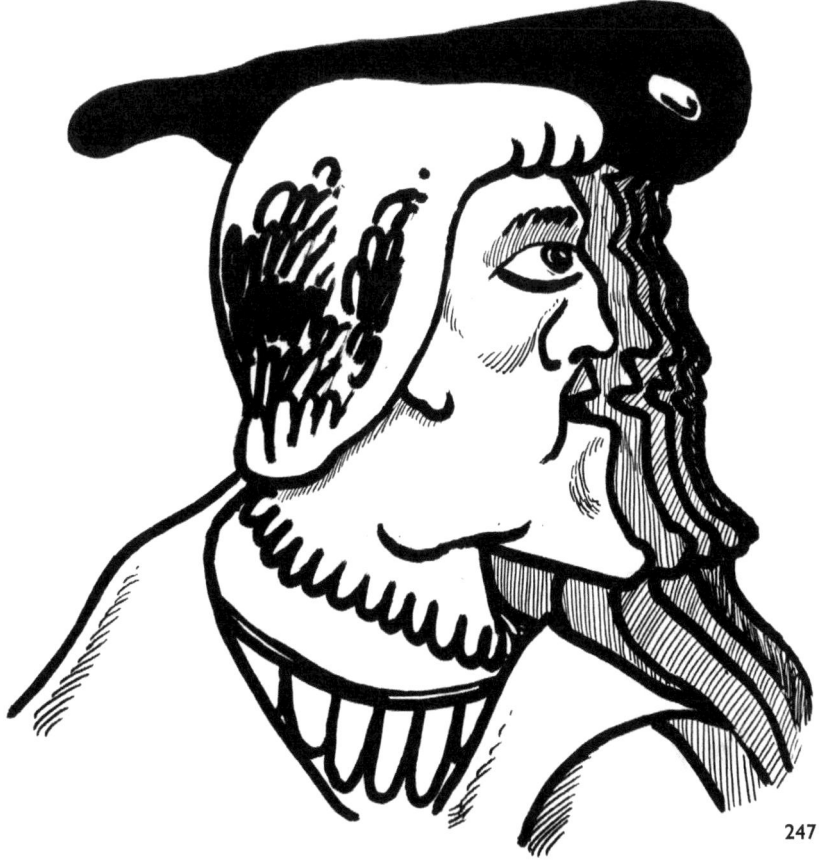

GEBISSFORMEN

Haben Sie ein perfektes Gebiss? Gibt es das überhaupt? Wodurch zeichnet es sich denn aus? Ist es nur optimal, wenn alle Zähne gerade und regelmäßig in Reih und Glied in einem perfekt geformten Bogen stehen? Wie relevant ist es, dass wir gut beißen, kauen und uns sprachlich äußern können? Oder zählt etwa nur die Optik des geöffneten Mundes?

Wir Menschen sind von naturgemäß Allesfresser (auch wenn das Vegetarier nicht so gerne hören). Unser Gebiss kann Fleischliches und Pflanzliches gut verarbeiten, es ist ein Kompromiss zwischen dem nur Pflanzen kauenden Kuhgebiss und dem Fleisch reißenden und am Stück verschlingenden Löwengebiss. Für jeden unserer 28 (wenn nicht 32) Zähne ist ein Platz im Kiefer bestimmt, um das harmonische Zusammenspiel von Ober- und Unterkiefer zu gewährleisten. Das scheint genetisch nicht ganz einfach zu sein, denn die Realität zeigt uns täglich, bei wie vielen Menschen das nicht so gut hingehauen hat. Mal stehen die Zähne zu eng, dann wieder zu weit auseinander. Bei anderen sieht man sie kaum oder man bekommt mehr Zahnfleisch zu sehen, als es optisch ansprechend ist. Es können auch zu viele oder zu wenige Zähne von Natur aus vorhanden sein. Große Vielfalt an Möglichkeiten also, keine menschliche Gebissform ist wie die andere. Also, wie sollte es denn sein; idealerweise sollen funktionierende Zähne exakt wie Zahnräder ineinander greifen, der Oberkiefer mit seiner Zahnreihe muss perfekt zum Unterkiefer passen. Verständlich, dass bereits kleinste Abweichungen den Betrieb beziehungsweise das reibungslose Zerkleinern stören können. Alle Zähne, nicht nur die Schneidezähne müssen wie eine perfekte Schere funktionieren, wenn wir essen.

Der Mensch zerschneidet Lebensmittel mit seinen Zähnen tendenziell eher als dass er sie zermahlt. Die Anatomie von natürlichen Zähnen und Kiefergelenken ist dafür ausgerichtet.

Auch die Backenzähne zerschneiden die Nahrung zunächst, bevor sie zermahlen wird und sorgen für die Vermischung mit Speichel, also die Vorverdauung. Liegt eine Bissanomalie vor, kann das zu Problemen, an Zahnfleisch, den Zähnen und den Kiefergelenken führen. Beim sogenannten Neutralbiss sollten sich die vorderen Zähne von Ober- und Unterkiefer nur zart berühren. Dabei ragen die oberen Zähne zwei bis drei Millimeter über die unteren Zähne hinaus. Grund dafür ist der etwas größere Oberkiefer.

Wenn ein falscher Biss nicht therapiert wird, sind funktionelle Störungen im Kausystem die Folge, eine Craniomandibuläre Dysfunktion kann entstehen. Jeder Zahn im Gebiss ist eine selbständige Einheit. Er ist mit dem Kieferknochen nicht fest verwachsen, was bei der Behebung von Anomalien von Vorteil ist. Eine typische Bissanomalie ist der Überbiss, auch umgangssprachlich „Hasenzähne" oder Scherenbiss genannt, häufig in Verbindung mit einem fliehenden Kinn. Dabei ist der Oberkiefer im Verhältnis zum Unterkiefer zu groß, die Größenverhältnisse passen also nicht zueinander. Entsprechend liegen die oberen Zähne weit vor den unteren Zähnen, wirklich hübsch sieht das üblicherweise nur bei der Comicfigur Bugs Bunny aus. Die Oberlippe ist bei einem solchen Überbiss oft zu kurz. Manchmal können die Lippen kaum geschlossen werden. Das ist zum Beispiel ein Auslöser für die schädliche Mundatmung. Sogar das Abbeißen härterer Nahrungsmittel wird schwierig. Eine Sonderform des Überbisses infolge einer Kieferfehlbildung ist der Rückbiss, bei welchem der Unterkiefer nach hinten verlagert und oft verkleinert ist. Beim Tiefbiss verdecken die oberen Frontzähne die Unterkieferzähne fast komplett. Im Extremfall beißen Letztere dann in den Gaumen.
Auch das Gegenteil kommt vor. Der Unterkiefer ist zu lang und dessen Zähne verdecken nun die Oberkieferschneidezähne. Diese Anomalie wird Vorbiss oder Unterbiss genannt. Häufig kommt es dabei zu Zahnengständen. Die Zähne drehen sich aus Platznot, nur um in den Zahnbogen hinein zu passen. Ursache kann entweder ein zu schmaler Kiefer sein, oder die Zähne sind zu groß.

Bei Menschen mit auffallend großen, langen und gar gelblichen Zähnen spricht man wenig schmeichelhaft von einem „Pferdegebiss". Liegt ein Offener Biss vor, besteht eine horizontale Lücke zwischen oberen und unteren Schneidezähnen, selbst wenn man die Zähne zusammenbeißt. Nicht gut beim Abbeißen. Und Menschen mit dieser Anomalie lispeln häufig, da die Zunge sich in die Lücke schiebt. Bissanomalien können genetische Ursachen haben, es kann aber auch durch Daumenlutschen, durch Schnuller oder einen frühzeitigen Verlust der Milchzähne kommen. Zum Glück können wir heutzutage sagen; wachsen die Zähne krumm und schief, dann gibt es wenigstens Kieferorthopäden.

BRAUCHE ICH EINE SPANGE?

Zahnspangen sind heutzutage bei Kindern und Jugendlichen allgegenwärtig, die Zahnstellungs-Korrektur ist eine Selbstverständlichkeit geworden. Das ist im Prinzip sinnvoll, wenn die Zähne krumm und schief stehen. Trotzdem hat man manchmal so das Gefühl, dass es zu einem Selbstläufer geworden ist und der dauerhafte Nutzen für den Patienten nicht ausreichend berücksichtigt wird. Wichtig sind Spangen, wenn dadurch Sprach-, Atem- oder Kauprobleme beseitigt werden können. Die festsitzenden Spangen bleiben meistens für eine Dauer von etwa zwei bis vier Jahre auf den Zähnen. Wenn sie dann entfernt werden, müssen im Gebiss leider häufig die Folgen der erschwerten Mundhygiene beseitigt werden. Denn für die Bakterien, die für Karies und Parodontitis verantwortlich sind, ist diese Zeit mit Spange natürlich eine wunderbare Spielwiese gewesen... mit den vielen, für die Zahnbürste schwer erreichbaren Stellen.
Trotz allem, grundsätzlich lassen sich mit einer kieferorthopädischen Behandlung diverse Zahnfehlstellungen zurechtrücken. Der optimale Kauvorgang ist wichtig für eine gute Verdauung. Eine Fehlstellung hat oft genetische Ursachen – aber eben nicht immer. Nach nicht genetischen Ursachen sollte sehr genau ge-

sucht werden, denn sonst ist es nur eine Frage der Zeit, bis mit der kieferorthopädischen Behandlung wieder von vorne angefangen werden muss. Dies kann insbesondere bei Erwachsenen der Fall sein. Wenn diese sich für eine den Zahnstand korrigierende Behandlung entscheiden, hat das meistens vorrangig ästhetische Gründe, denn ein Gebiss mit gerade stehenden Zähnen wirkt schön und gesund. Wenn es die Fehlstellung erlaubt, erhalten Erwachsene, statt der mit Drähten versehenen festsitzenden Zahnspange, häufig einen sogenannten Aligner. Diese fast unsichtbaren Kunststoffschienen können herausgenommen werden. Über den Behandlungsverlauf hinweg wird der Aligner immer wieder neu maßgeschneidert. Der Patient erhält also einen neues, im Computer berechnetes Teil. Über einen gewissen Zeitraum hinweg braucht man Einige davon, bis die Zähne an ihrem vorgesehenen Platz stehen. Es geht dabei nicht nur um die gut sichtbaren Frontzähne. Denn wenn dort etwas verändert wird, hat es auch Auswirkungen auf die Backenzähne und schon die kleinste funktionelle Störung kann zu Beschwerden wie Verspannungen in der Kiefermuskulatur und zu Kopfschmerzen führen.

Kieferorthopäden sollten in der Diagnostik und in der Behandlungsplanung einen Gesichtsbogen verwenden, um eine funktionell korrekte Behandlung durchführen zu können! Achten Sie darauf, ob Ihr Kieferorthopäde ihn verwendet, bevor die Therapie beginnt. Der Gesichtsbogen ist ein relativ großes Teil (harmlos). Es wird an den Oberkieferzähnen angelegt, von dort führt ein Bogen außerhalb des Mundes um die Wangen herum zu den Ohren, wo er mit Stöpseln für eine kurze Zeit angelegt wird. Das dient der Übertragung der Rotationsachse des Unterkiefers. Sie ist mitentscheidend für die Planung der kieferorthopädischen Bewegungen!

So eine Behandlung braucht Geduld und ist nicht ganz billig. Wenn es primär ein ästhetisches Problem ist, wird keine gesetzliche Krankenkasse oder Privatversicherung die Kosten übernehmen.

Unter medizinischen Gesichtspunkten kann eine optisch nicht ganz harmonische Zahnreihe trotzdem besten funktionieren. Das sollte man berücksichtigen, denn viel zu oft ist es einfach der von der Umwelt erzeugte Druck zur Selbstoptimierung, der einen in eine solche langwierige Behandlung treibt. Bei jeder und so auch bei dieser Behandlungsform muss sehr genau die gesamte Lebenssituation angeschaut werden; gibt es sonstige Krankheiten, körperliche Beschwerden, Schlafstörungen oder Stress – eben alles, was Auswirkungen auf das Gebiss haben kann. Eventuell sind ja ganz andere Maßnahmen viel sinnvoller.

RETAINER FOREVER!

Ein Draht im Mund, und das gar dauerhaft; ich brauche keinen, worüber ich froh bin (mir reichen schon meine vielen Zahnplomben). Obgleich, wenn es nötig wäre, würde ich es machen lassen. Keine Angst, das Anbringen und das Tragen tun nicht weh. Bereits nach kurzer Zeit werden Sie es gar nicht mehr merken, dass Sie einen Fremdkörper im Mund haben – wurde mir von Menschen gesagt, die schon einen Retainer hatten. Normalerweise bleibt er nur ein bis zwei Jahre nach einer kieferorthopädischen Behandlung mit einer Zahnspange im Mund, manchmal ist der Retainer aber auch auf Dauer notwendig. Je nach individuellem Fall kann das sinnvoll sein, da die Zähne sonst in eine neue Fehlstellung wandern. Dann wäre die ganze Prozedur mit einer Zahnspange vergeblich gewesen. Diese war ja dafür da, schiefstehende Zähne aufzurichten und an die vorgesehene Position zu bringen. Der im Laufe der Zeit abnehmende Drang, an ungeeignete Stellen im Kiefer zu wandern, wird vermutlich lange bestehen bleiben. Ein Retainer, aus dünnem kieferorthopädischem Draht bestehend, sorgt also für die langfristige Stabilisierung der optimalen Zahnstellung. Fest eingesetzt wird er meistens, wenn eine besonders starke Fehlstellung der Zähne korrigiert werden musste, da dann die Wahrscheinlichkeit einer erneuten Verschiebung der Zähne sehr hoch ist. Der fixierende Draht wird an der Innenseite der Schneidezähne, also nicht sichtbar, im Ober- und/oder Unterkiefer aufgeklebt. Er reicht entweder von Eckzahn zu Eckzahn oder es werden sogar die ersten kleinen Backenzähne mit einbezogen. Dies geschieht üblicherweise, bevor die feste Zahnspange entfernt wird, da sonst die Gefahr besteht, dass sich die Zähne spontan bewegen. Die Zahnreinigung mit Zahnbürste und Zahnseide ist verständlicherweise nicht ganz einfach. Plaque und Zahnstein haben ein leichteres Spiel.

Es gibt aber auch den optisch einer Schiene ähnelnden, herausnehmbaren Retainer, der dann trotzdem nach Möglichkeit die ersten Monate dauerhaft getragen werden sollte. Er wird meistens bei kleineren kieferorthopädischen Behandlungen genutzt. In der herausnehmbaren Variante ist die Mundhygiene einfacher zu bewerkstelligen, Essensreste zwischen den Zähnen lassen sich mit herausgenommenem Retainer nun mal leichter entfernen. Wichtig in jedem Fall; regelmäßig im Halbjahresrhythmus beim Zahnarzt oder Kieferorthopäden Position, Zustand und Funktion prüfen lassen. Es gibt zu viele Einflussfaktoren, die sich auf ein schönes Gebiss nachteilig auswirken, man denke nur an den bei vielen Menschen stetig zunehmenden Stress mit seinen Folgen für den Kauapparat.

WEISHEITSZÄHNE

Die Perser waren in der Medizin uns Westeuropäern weit voraus, bereits in deren alten Schriften taucht die Bezeichnung Weisheitszahn auf. Typisch für die von Zahnärzten „Achter" Genannten ist es, dass sie im reiferen beziehungsweise weiseren Alter hervortreten, wenn überhaupt. Und das geschieht leider oft nicht ganz so problemlos, wie man sich das von den „Weisen" wünschen würde.

Aus evolutionärer Sicht kann man die Achter als ein Rudiment einer früheren Epoche sehen, als unser Mund noch eher einer vorspringenden Schnauze glich, verbunden mit ausgeprägten Eckzähnen. In unserem heutigen Gebiss, welches für gekochte und eher weiche Nahrung völlig ausreicht, fehlt häufig der Platz für die bis zu vier zusätzlichen Zähne. Für das Kauen unserer Nahrung, die weder extrem hart noch zäh ist, benötigen wir die Weisheitszähne nicht. Entsprechend kann es passieren, dass sie nicht durchbrechen und retiniert und unauffällig bleiben; oder sie kommen unvollständig heraus, was häufig zu Entzündungen führt. Zuweilen wachsen sie auch horizontal im Kieferknochen und drücken gegen die Wurzel des Nachbarzahns.

Ihre anatomische Form fällt dabei sehr verschieden aus. Sie haben je nachdem drei oder fünf Zahnhöcker. Die Zahl der Wurzeln variiert, kann verdreht oder auch zusammengewachsen sein – also viele Optionen, die dann im Zusammenspiel eventuell zu Beschwerden im restlichen Gebiss führen. Manchmal gibt es sogar noch Neuner, also noch mehr Weisheitszähne – das ist aber eher selten. Wichtig ist, dass es, wie auch im restlichen Gebiss, zu jedem durchbrechenden Weisheitszahn einen Gegenspieler gibt. Fehlt dieser Partner im gegenüberliegenden Kiefer, kann der alleine stehende Weisheitszahn für Probleme im ganzen Gebiss sorgen. Er drückt nach vorne, der komplette Biss wird dadurch gestört, andere Zähne werden verschoben, es kommt zu Zähne-knirschen und Kiefergelenksbeschwerden. Solch ein Zahn sollte extrahiert werden, er wird immer ein Störenfried bleiben. Aber es ist auch nicht mehr wie vor Jahren noch, wo ein Weisheitszahn einfach mal prophylaktisch entfernt wurde, selbst wenn er gar keine Beschwerden verursacht hat. Mittlerweile wird Nutzen und Risiko schon genauer abgewogen, denn jeder operative Eingriff birgt ein Risiko. Und wer von uns will eine eventuell sogar über-flüssige Operation über sich ergehen lassen?

Normalerweise wird ein Weisheitszahn direkt vom Zahnarzt ge-zogen. Zeigt das Röntgenbild jedoch komplizierte Wurzelverästelungen, übernimmt ein spezialisierter Kieferchirurg diesen Eingriff. Wenn der oder die Weisheitszähne entfernt werden müssen, geschieht das durch eine Lockerung des Zahnes in seinem Zahnfach. Im dickeren Unterkieferknochen ist das etwas schwieriger als im Oberkiefer. Leichter und mit weniger Komplikationen verbunden ist es zudem bei jüngeren Menschen, da die Zahnwurzeln sich meistens erst bis zum18. Lebensjahr vollständig ausbilden und die Struktur des Kieferknochens noch nicht so dicht ist. Es ist zwar selten, aber Weisheitszähne können sich auch erst im höheren Alter melden. Ein kleiner Tipp; manch einer will einfach alles auf einmal vorbei haben und lässt sich alle vier Weisheitszähne auf einmal herausnehmen. Ich würde empfehlen, immer nur höchstens zwei Zähne seitenweise auf einmal zu ziehen, sonst haben sie im Kiefer auf beiden Seiten oben und unten empfindliche Wunden. Das ist kein Spaß beim Essen und Trinken danach – außer sie wollen es mit einer Diät verbinden.

OSTEOPATHIE

Drücken, streichen, Gewebe verschieben – das waren meine ersten Erfahrungen mit der Osteopathie. Ich hatte es von Freunden empfohlen bekommen, da meine Rückenschmerzen trotz diverser physiotherapeutischer Behandlungen nicht verschwinden wollten. Man probiert ja irgendwann alles Mögliche aus, damit die körperlichen Beschwerden nicht mehr da sind. Osteopathie galt damals noch nicht als medizinische Leistung in Deutschland und wurde daher von den Krankenkassen nicht bezahlt. Das hat sich mittlerweile geändert. Ich war voll Hoffnung, aber auch etwas skeptisch. Wie die Behandlung ablief, will ich jetzt nicht im Detail beschreiben, aber nach ein paar Sitzungen waren die Schmerzen dauerhaft verschwunden, zudem hatten sich auch Verspannungen in meinem Brustkorb gelöst.
Das mal vorweg, aber die „Heilung" ist auch für mich lange nicht so ganz nachvollziehbar gewesen. Die mangelhafte wissenschaft-

liche Kausalität dürfte einer der Gründe sein, warum die Osteopathie bislang von der Schulmedizin nur in Ansätzen anerkannt wird. Es ist schwierig, einen eindeutigen Zusammenhang zwischen der Behandlung und dem Verschwinden der körperlichen Beschwerden herzustellen.

Was heißt „**wissenschaftlich belegt**" oder „**evidenzbasierte Medizin (EBM)**"? Zunächst einmal geht es darum, zahlt ein Kostenerstatter oder sieht er eine Chance auf Nichterstattung, es ist also eine Kosten-Nutzen-Rechnung. Definieren kann man EBM etwa so: Die vernünftige, sorgfältige Anwendung der Medizin bei einem individuellen Patienten auf Grundlage der besten momentanen wissenschaftlichen Erkenntnisse. Alles klar? „**Evident**" heißt laut Lexikon etwa „nicht in Frage stellbar", „ohne jeden Zweifel". Die eine Forschung ist also evident, damit ist die andere Forschung automatisch nicht mehr evident, sondern eliminiert. „**Basiert**" heißt etwa „als Grundlage haben". Sich über Sinn oder Sinnlosigkeit solcher Definitionen zu streiten, könnte Bände füllen... [61,62]

Ein weiteres Problem ist es, dass sich in Deutschland Jeder Osteopath nennen darf, der einen entsprechenden Wochenendkurs belegt hat. Es hat schon seinen Grund, warum eine richtige osteopathische Ausbildung sich über mehrere Jahre hinzieht. Da der Körper ganzheitlich betrachtet wird, muss ein großes Wissen in den Bereichen Anatomie, Embryologie, Physiologie, Pathophysiologie, Biomechanik, Pathologie und so weiter erlernt werden; dies dann verbunden mit der praktischen Umsetzung und Übung des theoretischen Wissens.

Das Besondere, wenn Sie zu einem Osteopathen gehen, ist hoffentlich, dass er sich Zeit für Sie nimmt. Und, noch ungewöhnlicher, er führt nicht nur seine Behandlung, sondern auch die Diagnose mit den Händen durch. So werden Bewegungsapparat, Schädel, Rückenmark und innere Organe untersucht; mit dem Ziel, Blockaden in dem „Gesamtsystem" Körper zu lösen, die körpereigenen Heilungskräfte zu aktivieren und Schmerzen zu beseitigen. Denn ein Kerngedanke der Osteopathie besteht darin, dass in unserem Körper alle Strukturen, also Sehnen, Bänder, Organe, Muskeln, Faszien und Knochen miteinander in Verbindung stehen. Demnach kann eine schlechte Beweglichkeit sich auch auf die Nerven und die Verdauungsorgane auswirken. Besonders erfolgreich ist die osteopathische Behandlung unter anderem bei Störungen im Bewegungsapparat, bei Kopfschmerzen, Tinnitus, Verdauungsstörungen, Prostatabeschwerden, Problemen mit den Atemwegen und Migräne. Durch das viszerale manuelle Behandeln wird die Eigenbeweglichkeit der Organe unterstützt (besonders wichtig nach Schwangerschaften). Sie kann zum Beispiel durch Operationsnarben oder Entzündungen eingeschränkt sein. Die Craniosakrale Behandlung hilft, wenn der Schädel betroffen ist; zum Beispiel durch einen Sturz mit daraus resultierenden Kopfschmerzen oder Schlafstörungen. Der menschliche Schädel besteht bei der Geburt aus mehreren beweglichen Knochen, die sich mit zunehmendem Alter fester verzahnen. In der Osteopathie wird davon ausgegangen, dass zwischen den einzelnen Schädelsegmenten rhythmisch wellenartige Bewegungen stattfinden, die sich auf den ganzen Körper bis hin zum Steißbein auswirken. Diese Rhythmen können durch äußere Einwirkungen gestört sein und sollen wieder in eine Form der Entspannung überführt werden – wie das gleichmäßige Schlagen einer Uhr.

Wichtig auch, was erfahrene Osteopathen immer wieder betonen: Hier wird nicht die Schulmedizin durch eine neue Methode ersetzt, sie wird vielmehr ergänzt. Neu ist die Osteopathie nicht. Ihr Ursprung liegt in den USA, wo die Behandlungsmethode Ende des 19. Jahrhunderts entwickelt und über die Jahre hinweg immer weiter verfeinert wurde. Osteopathie kann dort sogar an Universitäten studiert werden und ist der klassischen Medizin gleichgestellt. Nach Deutschland kam die osteopathische Behandlung erst in den 1980er-Jahren und wurde aufgrund des zum Teil sanften Handauflegens zunächst als esoterischer Heilkram abgetan. Neben dem theoretischen und praktischen Wissen sollte ein Osteopath sehr gute taktile Fähigkeiten haben. Die Behandlungsform wirkt, wie man mittlerweile weiß, besonders stark auf das Fasziensystem unseres Körpers, dessen Bedeutung für unseren Organismus immer offensichtlicher wird. „Verklebte" Faszien führen zu sogenannten Blockaden, die zu Beschwerden in weit entfernten Körperregionen führen können. Deshalb wird stets der gesamte Organismus und nicht nur ein schmerzendes Körperteil untersucht. Bei eingeschränkter Beweglichkeit des Körpers leidet der ganze Körper indirekt mit und die Selbstheilungskräfte laufen ständig auf Hochtouren. Überlastung ist die Folge, was den Körper an anderer Stelle anfälliger machen kann. Ein optimales Zusammenspiel ist das vorrangige Ziel der Osteopathie.

OSTEOPATHIE UND ZÄHNE

Vernetzt, wie unser Körper ist, wirkt sich jede Verspannung an einer Körperstelle auf den gesamten komplexen Organismus aus. Eine besondere Stellung nimmt hier der ganze Kieferbereich ein. Starke Muskeln befinden sich unter dem Kinn und im Halsbereich, besonders kräftig sind die vom Schläfenbein ausgehenden Kaumuskeln. Über die Kopf- und Halsgelenke wird unsere gesamte Körperhaltung beeinflusst. Umgekehrt verursacht ein schiefes Becken eine Fehlhaltung des Kopfes, wodurch es zu einer verstärkten einseitigen Beanspruchung des Kiefergelenks beim Kauen kommen kann. Die Folge neben einem chronisch verspannten Nacken sind Kiefergelenksbeschwerden und die Auswirkungen auf das Gebiss. Manche Zahnärzte werden nur das Symptom behandeln, also zum Beispiel abgeschliffene Zähne wieder aufbauen und eine Gebissschiene anfertigen, andere Zahnärzte mit einer ganzheitlichen Sichtweise werden im Rahmen der Anamnese sehr genau die möglichen Ursachen hinterfragen und gegebenenfalls eine osteopathische Behandlung empfehlen.

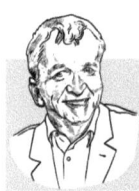

Wobei leider auch die Osteopathen zum Teil noch nicht ausreichend die Zähne und das Gebiss bei ihrer Behandlung berücksichtigen. Dieser Bereich wurde ursprünglich immer eher ausgeklammert, was wohl historische Ursachen hat. Also – als Patient nie still alles hinnehmen, sondern reden und eigene Sichtweisen hinsichtlich eines körperlichen Problems vorbringen. Sie sollten Ihren Körper am besten kennen und dann Ihre Empfindungen dazu äußern, denn nur dann kann ein Arzt Ihnen optimal helfen.

Vernachlässigt wird die ganzheitliche Diagnostik oft auch bei Kindern. So hat es sich mittlerweile eingebürgert, dass Kinder bei entwicklungsbedingten Bissfehlstellungen oder Platzmangel im Kiefer sehr schnell vom Kieferorthopäden eine Zahnspange bekommen. Grundsätzlich sicher oft richtig – vielleicht aber nicht in allen Fällen. Denn eine Kieferkorrektur kann selber Spannungen verursachen, die sich auf den ganzen Körper auswirken. Darauf ist frühzeitig zu achten, am besten, bevor anderweitig Schäden auftreten, die dann zum Beispiel von einem Orthopäden nur noch symptombezogen behandelt werden. So kann das „Spiel" immer weitergehen, irgendwann ist der HNO-Arzt dran und so weiter. Die Symptome liegen mit Sicherheit jeweils vor; hoffentlich gibt es in so einem Fall irgendwann dann den Arzt, der den Menschen als Ganzes sieht und über das eigene Fachgebiet hinausschaut. Sonst artet so etwas zu einer jahrelangen Ärzte-Odyssee aus. Das ist jetzt natürlich schon eine sehr negative Beschreibung, leider überhaupt nicht realitätsfern, wie genügend Fälle aus der Praxis von Michael Riedel bestätigen.

Fehlhaltung, Fehlsichtigkeit, Sprech-, Sprach-, Stimm-, Hörprobleme oder Schnarchen bei Jugendlichen konnten in den letzten Jahren über **zahnmedizinische Therapien**, z.B. Umstellung von Mund- auf Nasenatmung, maßgeblich gebessert werden.

Im Idealfall ergänzen sich die zahnärztlichen, kieferorthopädischen, osteopathischen und allgemeinmedizinischen Therapien, denn sie sind für den Heilungserfolg aufeinander angewiesen. So können der Zahnarzt oder der Kieferorthopäde die Notwendigkeit einer osteopathischen Behandlung feststellen. Oder umgekehrt, der Osteopath findet Probleme in der Kiefermuskulatur oder am Gebiss und rät dem Patienten zu einer zahnmedizinischen Untersuchung. Auch wenn eine osteopathische Behandlung Craniomandibuläre Funktionsstörungen kurzzeitig beseitigen kann, ist meistens eine Zusammenarbeit mit dem Zahnarzt nötig. Ohne dieses Zusammenspiel werden Kaubewegungen oder gar Knirschen wieder zu einer Belastung des Fasziensystems führen und der nächste Besuch beim Osteopathen ist unausweichlich. Nur zeitnahes ineinandergreifendes Handeln der verschiedenen Disziplinen bringt den nachhaltigen Erfolg. Unser Körper ist sehr sensibel und kann bei Bedarf schnell reagieren, im Positiven wie Negativen. Und das craniomandibuläre System ist Bestandteil des gesamten Fasziensystems unseres Körpers. Deshalb wirkt sich wechselseitig jede Veränderung oder Unregelmäßigkeit aus.

ATLAS UND KIEFERGELENK

Atlas und Kiefergelenk haben den direkten Draht, sozusagen die direkte Autobahn in unser Gehirn. Ohne Umwege liefern diese Bereiche 80% aller Infos direkt an unser Gehirn.

Die **Weiterleitung von Schmerzsignalen** aus dem Kopfbereich und dem Halsbereich von C1-C3 erfolgt direkt über die Hirnnerven ins ZNS (Zentralnervensystem), während die Signale aus dem gesamten

Nur 20% der Informationen kommen vom Rest des Körpers über Synapsen im Gehirn an. Im Prinzip bekommen wir davon nichts mit, im Normalfall „arbeitet" unser Körper unauffällig im Hintergrund, um die Funktionsfähigkeit zu gewährleisten. Wenn man die Abläufe im Gehirn in einem Längenmaß ausdrücken wollte, dann wären 11 Kilometer unbewusste Vorgänge und nur 15 Millimeter bewusste! Wie bei einer Taschenlampe wird unser Strahl der Aufmerksamkeit jeweils auf ein Detail gelenkt, von allem anderen bleiben wir unbelastet.

Dreh- und Angelpunkt zwischen oben und unten ist der Atlas, der erste Halswirbel. Der wichtige Nervus Vagus, der zum vegetativen Nervensystem gehört, tritt aus der Schädelbasis aus. Er ist zum größten Teil für die Atemfrequenz, den Blutdruck, den Puls und die Verdauung verantwortlich. Sein Gegenspieler, der Nervus Sympathikus verläuft im Hals und in der Brustwirbelsäule. Kommt es am Atlas zu Blockaden und Druck, sind körperliche Probleme die Folge. Das physiologische Gleichgewicht wird gestört. Unfälle und Infektionen können neben Kieferfehlstellungen und Beckenschiefstand eine weitere Ursache sein. Solche Störungen liegen manchmal schon seit der Geburt vor, die ja eine große Belastung für einen Körper darstellen.

Die Halswirbelsäule hat eine besondere Funktion, sie ist wichtig für unsere Orientierung und unseren Gleichgewichtssinn. Der gesamte Bewegungsapparat wird darüber gesteuert. Hier werden Informationen des Nervensystems mit der motorischen Steuerung von Kopf, Rumpf, Armen und Beinen koordiniert, ebenso wie Zungen-, Kau- und Kehlkopfmuskulatur. Bewegungseinschränkungen und Druck führen unweigerlich zu Dauerstress und je nach dem zu Verfälschungen oder Reduzierungen von Nervenimpulsen – mit zum Teil gravierenden Folgen für den Körper. Lymphbahnen und Blutgefäße werden infolge einer Einengung in ihrer Funktion beeinträchtigt. Hier wird ganz deutlich;

Schmerzen in der Lende, in Rücken, Kopf und Nacken können vom Zustand der Zähne abhängig sein. Verständlich, dass die symptombezogene schulmedizinische Behandlung dann meistens an ihre Grenzen kommt. Umgekehrt haben Fehlhaltungen des Rumpfes negative funktionelle Folgen für die Kiefergelenke. Die große Dichte an Nervenrezeptoren in diesem Bereich sorgt für eine hohe Sensibilität auf jede Veränderung. Also – genau hinschauen als Arzt, den Patienten als einmaliges Individuum betrachten und für eine ganzheitliche Behandlung sorgen.

MEIN ZAHNARZT LEGT MICH FLACH

Ich mag es nicht, flach auf einem Stuhl beim Zahnarzt zu liegen. Irgendwie erlebe ich mich da so ausgeliefert. So muss sich ein Insekt fühlen, wenn große Gesichter von oben herabschauen. Armlehnen am Behandlungsstuhl gibt es meistens nicht mehr, also nichts zum Festhalten. Besonders „nett" wird es dann, wenn der Behandlungsstuhl mit einem Fußklick auch noch nach hinten geneigt wird, der Kopf also regelrecht hinten runterfällt. Das gab es doch früher auch nicht, oder? Außerdem läuft mir dann bei der Behandlung alles direkt den Hals hinunter, wenn die Assistentin mal gerade nicht mit dem Absaugen hinterherkommt. Nun gut, ich kann dann nicht den Mund halten und habe natürlich irgendwann nachgefragt, ob das denn sein muss, aufrecht sitzen wäre doch auch ganz schön. Sehr geduldig wurde mir dann erläutert, welche Vorteile diese liegende Position hat. Speziell im Oberkiefer hat der Zahnarzt eine viel bessere Sicht, besser als nur über Spiegel, und kann entsprechend gut auch an schwer einsehbaren Stellen behandeln. Dem Zahnarzt selber wird dadurch zudem eine bessere ergonomische Position ermöglicht. Nicht zu unterschätzen, wenn wir vielleicht einen Termin haben, nachdem der Arzt bereits sechs Stunden gearbeitet hat und wir uns seine ruhige und entspannte Hand bei der Behandlung wünschen. Trotzdem, wenn Sie Probleme mit der Liegeposition haben, aus welchen Gründen auch immer, sprechen Sie mit Ihrem Arzt, er wird mit Sicherheit eine Lösung finden, die auch für Sie angenehmer ist. Bequem sind die Behandlungsstühle ja schließlich.

Durch Unterlegen eines speziellen Kissens kann auch ein **schmerzender Ischias-Nerv** entlastet werden.

HALBSEITIG SPASTISCH GELÄHMT

Bei einer spastischen Lähmung sind Nervenbahnen betroffen, die das Gehirn mit dem Rückenmark verbinden. Entsprechend funktioniert bei einer Störung die Muskulatur des Körpers nicht mehr richtig. Auslösefaktoren können zum Beispiel ein Hirninfarkt, Hirnblutung, ein Tumor, Entzündungen oder Multiple Sklerose sein. Und alles, was zu Atemunterbrechungen führt. All diese Ursachen beeinträchtigen die Signalübertragung von den Nerven zu den Muskeln, wodurch es zu unkoordinierten oft schmerzhaften Kontraktionen kommen kann. Die Ausprägung kann sehr unterschiedlich sein, von einer leichten Einschränkung hinsichtlich der Beweglichkeit bis hin zu einer starken körperlichen Behinderung. Eine komplette Heilung ist bislang nicht möglich, die Symptome lassen sich aber behandeln und abschwächen. Das Krankheitsbild ist sehr komplex, optimaler Weise tun sich Ärzte verschiedener Fachrichtungen zusammen. So gab es den Fall, bei dem das zentrale Nervensystem eines Mannes durch einen Unfall betroffen war, er hatte eine rechtsseitige Hemispastik. Dieser Mann erlangte nach drei Jahren Behandlung durch einen Zahnarzt und einen Osteopathen seine motorischen Fähigkeiten zurück! Bewegungstherapie und Korrektur der Zahnstellung waren maßgeblich am Erfolg beteiligt. Das funktioniert nicht immer so gut. Wichtig war sicher, dass so schnell in richtiger Weise bei dem Unfallopfer gehandelt wurde. Unser Gehirn ist sehr flexibel und lernfähig, wie wir heute wissen. Ist eine Region geschädigt, kann eine andere Hirnregion mit Hilfe von entsprechendem Training Aufgaben übernehmen.

Besondere Anforderungen und Belastungen

DAS PROVISORIUM IST AB – WAS NUN?

Gut ist der Mensch dran, der gar kein Provisorium benötigt. Es mag zuweilen unumgänglich sein, mittlerweile gibt es Zahnarztpraxen, die bei einem einzigen Termin einen komplett neuen Zahnaufbau mit fertiger Krone machen. Ermöglicht wird das unter anderem durch die 3D-Technik mit 3D-Scan. Dieser wird direkt an ein in der Praxis eingerichtetes zahntechnisches Labor geschickt und praktisch in Echtzeit wird die passende Krone hergestellt. Ideal natürlich für Angstpatienten, für die jeder Besuch beim Zahnarzt eine psychische Qual und viel Überwindung bedeutet. Aber nicht immer geht es so einfach, unser Gebiss ist zuweilen kompliziert und Probleme im Mund haben unterschiedliche Gründe. Eine Wurzelbehandlung lässt sich nicht immer in einer Sitzung abschließen. Zunächst muss die vermutlich vorhandene Schwellung abklingen, es kann natürlich auch weitere Gründe geben. Für diesen Zeitraum braucht ein Zahn ein schützendes Provisorium. Ähnlich verhält es sich üblicherweise bei Implantaten. Ein Provisorium wird genutzt, damit sich das umliegende Zahnfleisch optimal anlagern kann.

Vielleicht hatten Sie selbst schonmal ein Provisorium? Wenn es gut gemacht war, bemerkten Sie es vermutlich gar nicht und es blieb monatelang im Mund. Anders ging es mir einmal: Ich saß bei einem leckeren Essen, und wie ich kaute, hatte ich plötzlich einen großen festen Gegenstand im Mund. Irritiert tastete ich mit der Zunge danach, holte ihn heraus und konnte das zunächst nicht zuordnen, bis... ich mit der Zunge die Lücke im Gebiss ertastet hatte. Es war offensichtlich mein Provisorium, was sich aus einem Zahn gelöst hatte. Was tun?

In so einem Fall ist wohl die Sorge verständlich, was da alles geschehen kann; bekommt man an einem so „geöffneten" Zahn gleich heftige Zahnschmerzen, da jetzt doch sofort Bakterien eindringen können? Eventuell passiert das gerade beim Urlaub im Ausland, kein vertrauter Zahnarzt ist greifbar. Die gute Nachricht: Es gibt meistens keinen Grund für die große Panik! Wenn Sie nicht gerade mehrere Monate auf Reisen sind, gibt es passable Sofortlösungen. Idealerweise haben Sie für solche Fälle von Ihrem Zahnarzt ein Tütchen mit 2-Komponenten-Zement mitbekommen. Fragen Sie ihn danach, bevor Sie in Urlaub fahren. Diese Substanz, die zudem eine desinfizierende Wirkung hat, können Sie dann in die entstandene Zahnlücke geben. Und nun einfach die gesäuberte Krone daraufsetzen und leicht andrücken. Fertig. Eine schnelle Lösung bis zum nächstmöglichen Besuch beim Zahnarzt Ihres Vertrauens. Die Lücke frei lassen sollten Sie besser nicht, denn das Umfeld reagiert schnell. So kann es passieren, dass Nachbarzähne leicht kippen oder das Zahnfleisch in die Lücke wächst und innerhalb kürzester Zeit passt die in der Zwischenzeit angefertigte Krone nicht mehr exakt. Entsprechend fängt alles wieder von vorne an, wieder muss ein Abdruck gemacht werden, dann ein neues Provisorium und so weiter.

Kurzzeitig kann auch mal einfach Zahnpasta helfen. Ein bisschen davon in die Lücke geben und das Provisorium aufsetzen. Hält erstaunlich gut, wenn der Bereich beim Kauen nicht zu stark belastet wird. Klebrige Speisen wie Karamellbonbons am besten meiden. Die Zahnpasta-Behandlung muss aber wahrscheinlich öfters wiederholt werden. Wenn gar nichts geht: Zahnprothesenkleber kaufen. Der hält dann fast zu gut. Entsprechend aufwendiger wird es später für den Zahnarzt, wenn er das eingesetzte Provisorium durch die richtige Krone ersetzen will.

Klar sollte sein, das sind alles Notlösungen. Wenn Sie sich unsicher fühlen und Ihr persönlicher Zahnarzt nicht erreichbar ist, zögern Sie nicht, einen zahnärztlichen Notdienst aufzusuchen. Sollte das Provisorium gebrochen oder beschädigt sein, ist der Zahnarztbesuch sowieso notwendig.

FLECKEN AUF DEN BLEIBENDEN ZÄHNEN

Manch Einer kennt sie; kleine weiße Flecken auf einem oder auch mehreren Zähnen. Manchmal kann es ein spontaner Wunsch sein, dass diese Bereiche sich ruhig vergrößern sollen, am besten über die ganze Zahnfläche, denn schließlich sieht es klasse aus, wenn das Gebiss weiß erstrahlt. Solche Flecken können harmlos sein aber auch der Ursprung einer sogenannten Initialkaries. Ursache von solchen hellen Verfärbungen liegen im Zahnschmelz und deuten auf eine Demineralisierung oder einen Fehler in der Zahnschmelzstruktur hin. In diesem Stadium einer Karies raut die Zahnoberfläche zunehmend auf, was die Ansiedlung von Bakterien begünstigt. Wird diese Zahnentkalkung nicht zahnmedizinisch behandelt, verfärben sich die Flecken, sie werden dunkler. Die harte Zahnsubstanz nimmt weiter ab, bis sich letztendlich Löcher im Zahnschmelz bilden. Der Demineralisierung entgegenwirken kann Ihr Zahnarzt zum Beispiel mit einem versiegelnden fluoridhaltigen Lack.

Eine initiale Karies - es gibt noch keinen Defekt, nur eine Demineralisierung - kann durch eine **Infiltrationsbehandlung** erfolgreich zum Stillstand gebracht werden.

Und wer sich an den harmlosen weißen Flecken aus ästhetischen Gründen stört, dem kann mit einem professionellen Bleaching bedingt geholfen werden. Die Flecken werden aber weiterhin erkennbar bleiben. Eine dauerhafte optische Lösung sind Veneers. Bereits wenn die Milchzähne ersetzt werden, können die durchbrechenden bleibenden Zähne diese harmlosen weiße Flecken aufweisen. Das ist dann keine Karies, sondern der Zahnschmelz ist unzureichend ausgebildet. Beobachtet werden sollte das vom Zahnarzt.

Es ist noch nicht so lange her, da war für Eltern heranwachsender Kinder Fluorid das Allheilmittel für gute und starke Zähne. Oft wurde dann des Guten zu viel getan, wie wir heute wissen. Es ist korrekt, dass Fluorid den Zahnschmelz härtet. Ein Zuviel davon stört jedoch die Entwicklung des Zahnschmelzes bei Kindern. Die Folge davon sind kalkartige Flecken im Zahnschmelz, es entsteht die sogenannte Fluorose. Verstärkt wird das häufig noch durch die Verabreichung von Fluortabletten. Achtung: Relevant ist die Gesamtmenge an zugeführtem Fluorid – man findet es unter anderem in Zahnpasta, Mineralwasser und Trinkwasser. Für Kinder gibt es spezielle Zahncremes, die einen geringeren Fluoridgehalt haben. Natürlich bekommen Milchzähne ebenfalls Karies. Manche Eltern nehmen das Thema nicht ernst, so nach dem Motto – wozu da was machen, es kommen ja sowieso bald „Neuen". Die bleibenden Zähne können leider dennoch geschädigt werden. Eine weitere Ursache für Flecken sind die Zahnspangen mit Brackets. Die Verklebung am Zahn verhindert die regelmäßig notwendige Remineralisierung der Zähne.

BRAUNE FLECKEN UND BRÖCKELNDE ZÄHNE

Medizinisch noch relativ ungeklärt ist die Ursache für die Molaren Inzisiven Hypomineralisation (MIH), eine Mineralisationsstörung, die bei Kindern in den letzten Jahren zugenommen hat. Betroffen davon sind die ersten bleibenden Backen- und Schneidezähne von Kindern. Sie sind gelb bis braun verfärbt und haben eine porös bröckelnde Struktur, die nicht mit der normalen Schmelzstruktur übereinstimmt. Die Zähne sind zum Teil auch deformiert und die Zahnhöcker, also die wichtigen Kauflächen, sind mangelhaft ausgebildet. Die Ausreifung und Ausbildung des Zahnschmelzes findet etwa zwischen dem vierten Schwangerschaftsmonat und dem vierten Lebensjahr statt. Problematisch ist verständlicherweise eine frühzeitige Diagnose, da die Symptome ja erst sehr spät auftreten. Vermutungen hinsichtlich der Gründe für diese gravierende Zahnschmelzschädigung sind unter anderem Infektionskrankheiten, mit Giftstoffen belastete Muttermilch, die Kunststoffe der Nuckelflaschensauger, Folsäuremangel während der Schwangerschaft und Einnahme von Antibiotika während oder nach der Schwangerschaft. Die Bandbreite der Vermutungen zeigt, man weiß es nicht wirklich. Eine rechtzeitig erkannte MIH kann durch schützende Fluoridierung der betroffenen Stellen behandelt werden, wenn der Zahn noch nicht zu sehr zerstört ist.

Wenn bei einem Erwachsenen die Zähne zu bröckeln anfangen, liegt die Ursache oft woanders. Vielleicht leidet er unter Sodbrennen oder heftigem Aufstoßen, was auf die Reflux-Krankheit hinweist. Und durch die in den Mundraum gelangende Magensäure wird der Zahnschmelz der Zähne massiv angegriffen.
Gelbliche Verfärbungen an Zähnen sind häufig auch einfach altersbedingt, wobei sich dieses unschöne Problem mit besserer Putztechnik sowie regelmäßiger professioneller Zahnreinigung relativ leicht beheben lässt.

SCHUTZSCHIENE FÜR KAMPFSPORT, SKI, FAHRRAD...

In der Freizeit und im Sport kommt es zuweilen zu Unfällen, die auf den ersten Blick ganz fürchterlich sind, weil dabei viel Blut fließt. Ein Fall aus der Praxis von Michael Riedel... ein Junge hat ein zugehendes Garagentor nicht bemerkt und die Kante davon traf seinen Kiefer. Vier Schneidezähne waren direkt betroffen, zwei davon sogar ausgeschlagen. Glück im Unglück; bei Kindern sitzen die Zähne noch nicht so fest und so konnten in diesem Fall alle Zähne gerettet werden. Die noch Haltenden wurden stabilisiert und die ganz Ausgeschlagenen wieder eingesetzt. Die vier Zähne waren dank schneller medizinischer Versorgung zum Glück vital geblieben, da die Wurzelhaut nicht trocken geworden war. Denn die muss unbedingt feucht bleiben – zur Not einen entsprechenden Zahn einfach in Mund unter die Zunge legen, der Speichel im Mundraum kann für kurze Zeit auch in diesem Fall helfen. Alternativ gehen auch kalte H-Milch, eine Plastiktüte oder eine isotonische Kochsalzlösung. Auf keinem Fall normales Wasser nehmen oder den Zahn gar säubern und abreiben, denn das schädigt die empfindliche Wurzelhaut unwiederbringlich. Besser ist natürlich eine sogenannte „Zahnrettungsbox", worin ein Zahn bis zu 48 Stunden überleben kann. Sportvereine, Schulen und Kindergärten sollten alle einen Vorrat davon haben. Sie enthalten eine spezielle Zellnährlösung, um die empfindliche Zahnwurzelhaut zu retten. Da kann es um Minuten gehen. Auch abgebrochene Zahnkronenteile, die ebenfalls nicht austrocknen sollen, sind auf diese Art zu versorgen und in eine Zahnrettungsbox zu legen. Und dann schnellstens zum Zahnarzt. Bereits eine halbe Stunde nach einem Unfall kann ein Zahn so stark geschädigt sein, dass er nicht mehr richtig im Kiefer anwächst.

HYDROXILAPATITHALTIGE ZAHNPASTA, IST SIE BESSER?

Forscher streiten gerne, versuchen sich zu widerlegen oder verweisen auf nicht stichhaltige Studien. Da will ich mich nicht einmischen. Deshalb hier einfach nur Fakten. Es geht um unseren Zahnschmelz. Sehr hart und trotzdem durch Bakterien angreifbar. Diese schädigen die glatte Zahnoberfläche, wodurch sie für Karies empfänglich wird. Hydroxilapatithaltige Zahnpasta verspricht, dem Zahnschmelz strukturell und chemisch ähnliche Stoffe an geschädigten Stellen anzulagern und so den Schutz vor angreifenden Säuren zu gewährleisten. Sie enthalten üblicherweise keine Fluoride. Dies ist aufgrund der chemischen Zusammensetzung nicht

möglich. Kritiker bemängeln insbesondere dieses Fehlen, da hinreichend bewiesen
sei, dass Fluoride der beste Schutz vor Karies sind. Man kann natürlich auch sagen,
ist der Zahnschmelz perfekt, haben Kariesbakterien keine Chance. Also alles ein
bisschen eine Glaubensfrage...

PROBLEMFALL ZAHNSCHMELZ

Zahnschmelz ist sehr hart, die härteste Substanz in unserem Körper, härter sogar als Eisen. Deshalb kann man ihn auch beim Zahnarzt nur mit Bohrern bearbeiten, die Diamantkörner enthalten. Wenn der Zahnschmelz einmal zerstört ist, kann er, da er nicht durchblutet ist, auch nicht vom Körper wieder aufgebaut werden – wie das zum Beispiel unsere Haut ja ständig macht. Es wird einen Grund haben, dass unsere Zähne an der Oberfläche mit so einer harten Substanz überzogen sind. Und Sie können sich vielleicht vorstellen, was es bedeutet, wenn bei einem Menschen kein Zahnschmelz vorhanden ist. Von entsprechenden Zahnmissbildungen soll hier die Rede sein.

Aufgrund eines angeborenen Gendefekts, Amelogenesis imperfecta, kommt so etwas tatsächlich vor. Menschen, die davon betroffen sind, haben gelb-grau-braun verfärbte Zähne, die verständlicherweise extrem kariesanfällig sind. Wenn kein Zahnschmelz schützt, ist ein heißer Tee oder ein leckeres Eis aufgrund erhöhter Temperaturempfindlichkeit auch nicht unbedingt ein Genuss. Aber auch die vielgepriesene Fluoridierung für Kinder kann bei einer Überdosierung die Zähne sogar anfälliger für Karies machen, mal abgesehen von unschönen weißen oder braunen Flecken auf den Zähnen. Wissenschaftlich noch relativ ungeklärt sind die Ursachen der MIH. Von diesem Zahnschmelzdefekt betroffen sind bei Kindern bestimmte bleibende Zähne, die nur noch etwa ein Zehntel der üblichen Zahnschmelzhärte aufweisen. In Ausnahmefällen haben auch bereits die Milchzähne diesen Defekt. Von MIH betroffene Zähne haben Flecken, sind besonders kariesanfällig und schmerzempfindlich. Verständlich, dass dann ein Kind keine Lust hat, seine Zähne zu putzen.

Auch der gesunde Zahnschmelz ist angreifbar. Erosion und Abrasion können Einiges bewirken. Säuren, zum Beispiel aus Fruchtsäften, greifen an und rauen die Zahnoberfläche auf, indem sie Mineralien aus dem Zahnschmelz lösen. Eventuell unterstützt durch heftiges Zähneputzen, wodurch die angerauten weicheren Oberflächen abgetragen werden können. Damit sind Tür und Tor für die angriffslustigen Bakterien geöffnet mit den daraus resultierenden Karieslöchern. Merken werden wir davon lange nichts, da im Zahnschmelz keine Nerven verlaufen, die Alarm geben könnten. Erst wenn das darunterliegende Dentin erreicht wird, tut es hoffentlich weh. Denn dann gehen Sie ziemlich sicher zum Zahnarzt. Ein weiteres Problem ist das Zähneknirschen; dabei werden gewaltige Kräfte entwickelt mit den daraus resultierenden Defekten am Zahn. Alles Schädigungen des Zahnschmelzes, die zahnmedizinisch unbedingt behoben werden müssen, denn ein natürlicher Wiederaufbau ist ja nicht möglich. Auch wenn sich die Ursache nicht beseitigen lässt, so kann doch geholfen werden, indem der Zahnerhalt so gut wie möglich unterstützt wird. Zunächst mal ist natürlich eine regelmäßige Prophylaxe notwendig, um speziell auf Kariesbefall schnell reagieren zu können. Und bei nicht vorhandenem Zahnschmelz kann gegebenenfalls ein Schutz durch Keramik erfolgen. Bei Nichtbehandlung entsprechender Zahnschmelzdefekte wird, neben der stark erhöhten Kariesanfälligkeit, der ganze Biss im Laufe der Zeit gestört mit den entsprechenden Folgen.

ZÄHNE FORMEN, ZUNGE SPALTEN, PIERCING

Hatten Sie schon mal eine Verletzung an ihrer Zunge, vielleicht aus Versehen draufgebissen? Da machten Sie vermutlich die Erfahrung, dass es selbst bei einer kleinen Wunde heftig blutet.

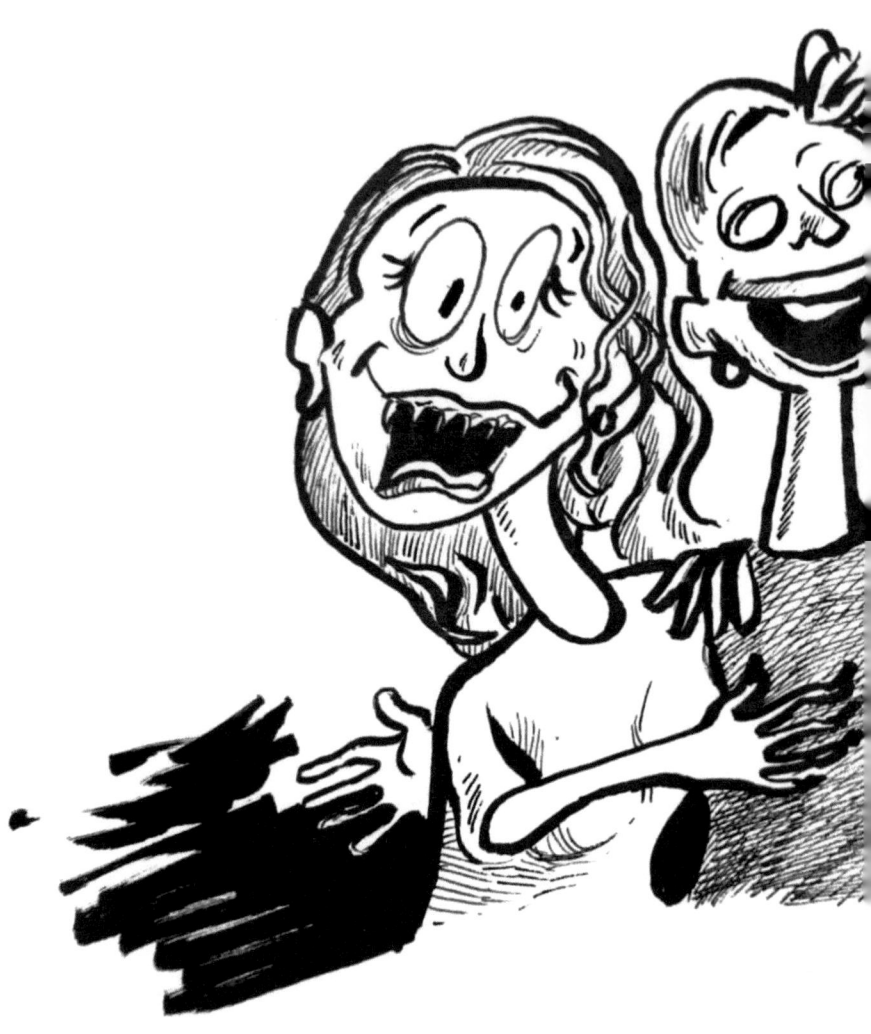

Die Zunge ist ein sehr gut durchblutetes Körperteil, in dem sich viele Nerven und die Geschmacksknospen befinden. Eine verletzte Zunge kann zu diversen Einschränkungen führen wie Geschmacksveränderungen, Taubheit oder Sprachstörungen. Um so erstaunlicher ist ein seit den 1990er-Jahren angesagter Trend der Körpermodifikation, die Zungenspaltung. Dabei wird die Zunge von der Spitze her einige Zentimeter eingeschnitten. Mit ein biss-

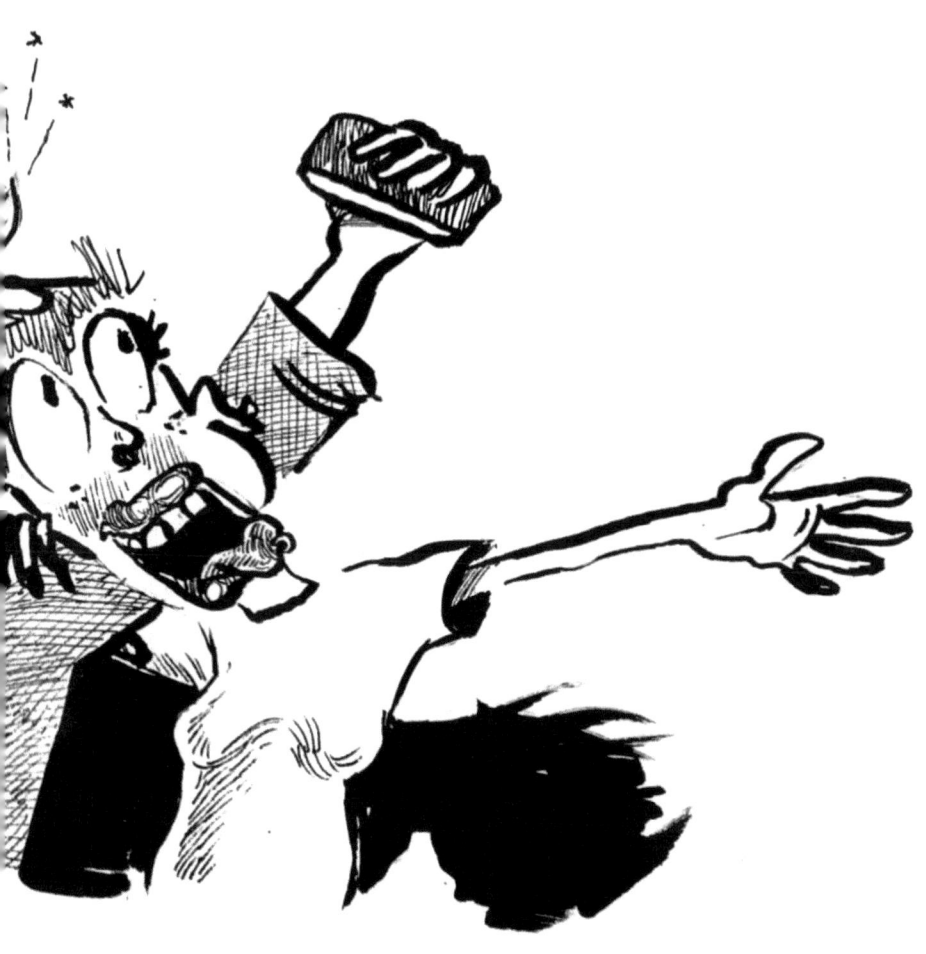

chen Training kann man die beiden Hälften dann unabhängig voneinander wie eine Schlangenzunge bewegen. Während im Byzantinischen Reich eine Zungenspaltung noch eine Bestrafung war, wird es in unserem westlichen Kulturraum heutzutage freiwillig zur persönlichen Verschönerung gemacht. Allerdings ist die Zungenspaltung in manchen Staaten der USA gesetzlich verboten, nicht aber in Deutschland.

Weitaus häufiger werden allerdings Zungen-, Wangen- und Lippenpiercings zum Anbringen von Schmuckstücken gemacht. Unterschätzt wird oft das Infektionsrisiko in diesem empfindlichen Körperbereich. Es kann zu Schäden an den Zähnen und am Zahnfleisch kommen. Nervenendigungen können irreparabel beschädigt werden.

Ein Zungenpiercing, üblicherweise aus Metall gefertigt, ist ständig in Bewegung im Mund; mit der unvermeidbaren Folge, dass es immer wieder an die Zähne schlägt, was wiederum zu Rissen im Zahnschmelz führen kann. Keramik im Mund ist diesbezüglich noch empfindlicher als unser Zahnschmelz, also für Gepiercte gar nicht zu empfehlen. Und ein Lippenpiercing verursacht nach neuesten Studien bei ca. 70% der Träger durch den ausgeübten Druck eine Rückbildung des Zahnfleischs an der Stelle, wo der Verschluss des Piercings an der Innenseite der Lippe anliegt. Denn dieser Druckpunkt befindet sich meistens unterhalb der Zahnkrone. Die Folge sind freiliegende Zahnhälse bis hin zu Verletzungen an der Knochenstruktur. Nicht zu unterschätzen ist zudem das Problem von Allergien infolge des Metalls. So schön das also für manche Menschen sein mag – es erfordert zumindest eine genaue Betrachtung dahingehend, ob der Körper mit gesundheitlichen Komplikationen reagiert.
Viele Träger von Mundschmuck verweisen auf die lange Tradition bei indigenen Völkern in Asien, Afrika und Lateinamerika, wo er bis heute ein fester Bestandteil der Kultur ist. Das ist sicher richtig, trotzdem sollte man nicht Äpfel mit Birnen vergleichen. Denn die Anatomie der Zähne ist bei anderen Ethnien nicht unbedingt identisch mit unserer. So hat man herausgefunden, dass es große Abweichungen bei der Zahnschmelzdicke, der Größe der Pulpa, der Höckerform bei Backenzähnen, der Ausprägung der Schneidezähne und der Wurzelanzahl geben kann. Damit wird auch leichter nachvollziehbar, dass etwas, was bei einem Volksstamm seit Jahrhunderten zumeist ohne größere Komplikationen praktiziert werden kann, in unserem heutigen Kulturkreis noch lange

nicht angeraten sein muss. Ein Beispiel dazu: Vielleicht lesen Sie ab und zu einen historischen Roman, erfahren da einiges über hygienische Gegebenheiten, übliche Kleidung und auch Lebenserwartung und Kindersterblichkeit. Vor ein paar hundert Jahren wurde in unseren Breiten keine Unterwäsche getragen, also nur Kleid oder Kittel mit nichts darunter, trotzdem litt niemand an einer Blasenentzündung. Versuchen Sie das mal heutzutage. Vor ein paar Jahren gab es ein Experiment, bei dem mehrere Familien wie vor hunderten Jahren auf einem Bauernhof im Schwarzwald lebten. Der Versuch musste nach einiger Zeit abgebrochen werden, da fast alle Teilnehmer erkrankten. Wir scheinen für die damals herrschenden Lebensumstände nicht mehr robust genug zu sein. Einfach mal als Gedanke, wenn Ihnen zum Beispiel Ihr Nachwuchs mit Argumenten kommt, um Ihre Zustimmung zu einer der angesprochenen Verschönerungen zu bekommen.

Um noch einmal auf den Ursprung dieser Praktiken zu kommen; rituelle Zahnentfernung, Zahnfeilung, Schmucksteine in den Zähnen und Lippenteller haben eine lange Tradition und manchmal wird dabei sogar auf ganz praktische Gründe verwiesen. So wird angenommen, dass zum Beispiel die Entfernung der Frontzähne seine Ursache darin hat, die Nahrungsaufnahme bei Kindern trotz einer Tetanusinfektion, die mit einer Kieferklemme einhergeht, möglich zu machen. Meistens waren und sind es aber Initiationsriten, sie hatten kosmetische, schmückende, religiöse oder gesellschaftliche Gründe wie der Eintritt in die Pubertät oder Trauer. Bei Zahndeformationen gibt es viele Varianten; es werden Schneidezähne komplett oder teilweise entfernt, manchmal auch nur die Kanten abgeschlagen. Eine Ausführung kann man mittlerweile auch in westlichen Breiten als ausgefallene Modeerscheinung finden; das Zuspitzen einzelner oder sämtlicher Schneidezähne. Erstaunlich, denn schmerzhaft ist das bestimmt, da ja auch die Zahnpulpa betroffen sein kann. Normalerweise stirbt ein so zugespitzter Zahn nach einer gewissen Zeit ab. Ich muss nicht alles verstehen...

„Harmlos" dagegen ist das Einsetzen von Schmucksteinen in Zähne. Dabei wird in den Zahnstein die „Schmuckfassung" gebohrt und der Stein eingesetzt. Wer das noch steigern will, kann, was in gewissen Kreisen sehr angesagt ist, alle Frontzähne mit Goldkronen versehen. Mich lässt das eher an Kino denken, wo in einem Film ein Hüne in seiner Rolle mit einem gewaltigen Metallgebiss ausgestattet war.

Der Normalfall in einer Zahnarztpraxis sind solche ausgefallenen Wünsche natürlich nicht. Eher geht es um das Schließen von Frontzahnlücken, welche von Fehlstellungen oder Zahnverlust herrühren. Unsere Frontzähne sind mitverantwortlich, dass wir eine für unser Sehempfinden ästhetische Ausstrahlung haben. Als Lösungen bieten sich dann Brücken, Kronen, Veneers oder Implantate an.

Die **Alternative zum Implantat** ist die Adhäsivbrücke. Eine derartige Brücke wurde erstmalig an der Universität von Maryland vorgestellt. Damals wurde ein feines Metallgerüst an den beiden Nachbarzähnen angeklebt. Weil sich das jedoch wegen der Eigenbeweglichkeit der Zähne gerne an einem Pfeiler löste, mit der Folge einer oft massiven Karies unter dieser Klebestelle und einem meist hässlich grau durchschimmernden Metallgerüst, wird heute ein zahnfarbenes Zirkongerüst oder glasfaserverstärktes Komposit verwendet. Weil es sehr stabil ist, wird es meistens nur noch an einem Pfeiler angeklebt. Die Gefahr des Ablösens ist dadurch erheblich geringer. (63,64)

Es ist nicht selten, dass statt der vier nur zwei Schneidezähne vorhanden sind. In dem Fall gibt es zwei Lösungen. Im ersten Fall werden die Eckzähne nach Lückenschluss zu seitlichen Schneidezähnen umgeformt Im anderen Fall werden die Lücken mit Implantaten versorgt. Zu kleine oder kurze Schneidezähne, sogenannte Zapfenzähne werden mit Kompositen oder Keramik korrigiert, alles für einen gesunden, passgenauen Biss und ein strahlendes Lächeln.

Das Entfernen von Frontzähnen hat eine lange rituelle Tradition und wird auch heutzutage noch bei einigen Volksgruppen in Afrika und Asien sowie den australischen Aborigines praktiziert.

Gründe für die Gebissmodifikationen durch das Herausbrechen, Herausschlagen, Anfeilen oder Anspitzen von Zähnen sind oft Initiationsriten beim Übergang vom Kind zum Erwachsenwerden. 1000 v. Chr. waren goldene Frontzähne im ganzen Orient ein Zeichen von Reichtum. Die Mayas setzten etwa um das Jahr 900 in die Frontzähne aus religiösen Gründen Schmucksteine.

Im Japan des ersten Jahrtausends und auch bereits vereinzelt früher wurden Zähne geschwärzt. Im Kontrast zur weißen Haut wurde das als erotisch empfunden. Angewendet wurde es gerne von Prostituierten, gleichzeitig war es aber auch ein Symbol für eheliche Treue. In Südostasien hielt sich der Brauch des Zahnschwärzens bis ins 20. Jahrhundert hinein.

Unklare Symptome und Beschwerden

DA STIMMT WAS NICHT AM KOPF

Ein Symptom tritt nicht immer dort in Erscheinung, wo die Ursache liegt. Deshalb kann ein Ohrenarzt nicht immer die Ohrenschmerzen beseitigen und ein Augenarzt findet keinen Grund für stark lichtempfindliche Augen. Wir als Patienten sind in so einem Fall eher hilflos. Ein guter Ohrenarzt wird seinen Patienten mit den entsprechenden Schmerzen auch zum Zahnarzt schicken. Denn es ist eine Tatsache, dass eine Kiefergelenksarthrose

Ohrenschmerzen verursachen kann und die wichtige Belüftung des Innenohrs stört. Ich möchte hier nur für so einen möglichen Sachverhalt sensibilisieren, mehr nicht. Dies gemäß meinem Wunsch, dass Ärzte verschiedener Fachrichtungen sich viel mehr austauschen und zusammenarbeiten sollten. Mit diesem Wunsch bin ich sicher nicht allein. Arztbesuche gehören keineswegs zu meinen vorrangigen Vergnügungen und ich habe stets das Bestreben, vollständig gesund zu werden. Ich will eben nicht regelmäßig Ärzte aufsuchen müssen, um mich mit diversen Medikamenten versorgen zu lassen.

Zurück zum Kapitelthema; in unserem Kopf liegen unsere wichtigsten Sinnesorgane sowie ein großer Teil des Zentralnervensystems. Wenn es hier Schmerzen gibt oder etwas nicht mehr richtig funktioniert, gibt es natürlich eine Menge möglicher Ursachen. Gerade die Halswirbelsäule und die Halsmuskeln sind oft verantwortlich für Kopfschmerzen bis hin zu Migräne. Auch Sehstörungen, Ohrgeräusche und Schwindel nehmen häufig da ihren Anfang. Und insbesondere der Bereich rund um den Atlas-Wirbel reagiert sehr sensibel auf eine gestörte oder stark beanspruchte Kiefermuskulatur. Diese kann, zusammen mit der Muskulatur in der Zunge, im Nacken, und allgemein dem Bindegewebe des Kopfes der Grund für nicht direkt organspezifische Beschwerden des Ohres sein. Wenn dann ein Arzt nicht mehr weiter weiß, muss übrigens oft ein psychischer Grund herhalten. Stress mag ja bei vielen Menschen vorliegen, aber es kann eben auch organische Ursachen geben. Bei starken psychischen Belastungen neigen Menschen häufig zu Zähneknirschen, was sich dann auf das Kiefergelenk und die Ohren auswirken kann – zum Beispiel kann ein Tinnitus entstehen. Selbst Schwerhörigkeit oder ein Hörsturz können neben organischen Schäden auch Verspannungen als Ursache haben. Eine Craniomandibuläre Dysfunktion sorgt zum Beispiel für eine Fehlbelastung der Kaumuskulatur. Diese steht wiederum mit dem Augenhintergrund in Verbindung und kann zu Sehstörungen und Augendruck führen. Es lässt sich einfach nichts nur losgelöst und einzeln betrachten, so sehr sich das viele Ärzte auch wünschen. Ganz nichtmedizinisch gesprochen – bei einem kaputten Zahn kann das Ohr weh tun, bei Ohrenschmerzen leiden die Augen und die Zähne spürt man unangenehm bei einem einfachen Schnupfen. Das kann dann im schlechtesten Fall zu einer lästigen Ärzteodyssee durch die Praxen von Augen-, Zahn-, HNO-Ärzten oder den Neurologen führen.

ZÄHNE ALS TASTORGANE

Die Fähigkeit, einen Gegenstand durch Ertasten zu erkennen, nennt man Stereognosie. Auf den Mundraum bezogen ist es die orale Stereognose. Der Mundbereich mit der Zunge, der Mundschleimhaut und den Zähnen verfügt über mehr Sinnesrezeptoren als jedes andere Körperorgan. Hier finden unter anderem die Vorverdauung und Zerkleinerung der Nahrung statt. Die Zähne haben dabei eine wichtige tastende Schutzfunktion. Gut nachvollziehbar wird das, wenn wir Fisch essen. Selbst kleinste Gräten können wir im Speisebrei erkennen, lokalisieren und oft mit Hilfe der Zähne aus dem Mund entfernen. Oder die Kerne von Weintrauben erspüren. Ein sehr komplexer Vorgang ist das, bei dem die Zähne den unterschiedlich starken Druck beim Kauen der einzelnen Bestandteile registrieren und intuitiv reagieren. Das ermöglichen die hochsensiblen Rezeptoren im Zahn und im umliegenden Gewebe. Die „Taktilität" oder differenzierende Fühlfähigkeit der Zähne liegt im Bereich der Dicke eines Haares oder darunter! Vielleicht wird da erst verständlich, warum die präzise Zahnersatzgestaltung passend zum restlichen Gebiss so wichtig ist.

MEINE ZÄHNE PASSEN NICHT AUFEINANDER

Ganz unverblümt gesagt – das wird auf Dauer nicht ohne Folgen bleiben, und zwar für den ganzen Körper. Essen, beißen, kauen, sprechen wird zwar vielleicht ohne größere Probleme funktionieren, denn der Körper wird immer versuchen, eine Zahnfehlstellung in irgendeiner Weise auszugleichen; und genau das ist das Problem! Dreh- und Angelpunkt im wahrsten Sinne des Wortes ist unser Kiefergelenk in Verbindung mit der Kaumuskulatur. Denn darüber steht unser Gebiss mit dem Nacken und der Wirbelsäule in Verbindung. Und natürlich mit dem Kopf, den Augen und den Ohren.

Es gilt auch hier, erst einmal nach den Ursachen zu suchen, warum die Zähne nicht aufeinander passen. Das kann genetische oder funktionelle Ursachen haben; vielleicht ist der Unterkiefer zu weit vorgeschoben, oder der Oberkiefer ist zu schmal – alles Themen, die sich ein Kieferorthopäde anschauen sollte. Damit Ober- und Unterkiefer perfekt zusammenpassen, muss jeder Zahn seinen exakt passenden Gegenpart haben, da sollte jede Rille stimmen. Da wird nachvollziehbar, was passiert, wenn eine Füllung oder eine Krone etwas zu hoch sind. Fehlt ein Zahn? Haben sich Zähne einfach verschoben? Man sollte bedenken, dass im Gebiss bereits ein Zehntelmillimeter Abweichung ein hoher Wert ist. Wenn nun beim Schließen des Mundes die Zähne nicht optimal aufeinander passen, wird sich der Unterkiefer so verschieben, dass er dem Idealzustand möglichst nah kommt. Eine Folge davon ist, dass sämtliche umgebenden Strukturen stärker gefordert werden. Die übrigen Zähne müssen mehr aushalten – immer mit dem vorrangigen Ziel, kräftig zubeißen und kauen zu können. Dem Körper ist der Rest erst einmal egal, zunächst setzt er alles dafür ein, dieses Problem, die Zahnfehlstellung, zu korrigieren. Warum? Wir wollen ja nicht verhungern. Die daraus resultierenden Folgen werden nachrangig behandelt. Irgendwann knackt und knirscht es vermutlich, was an einer beginnenden Arthrose im Kiefergelenk liegen kann. Nacken-, Brust-, Kopf- und Rückenschmerzen sind häufige Folgen im Laufe der Zeit. Viel zu selten werden dafür die Zähne als Grund erkannt. Physiotherapeutische Behandlungen, Massagen sowie Tabletten werden verschrieben. Da der Auslöser der Schmerzen unverändert erhalten bleibt, kann die Symptombehandlung endlos fortgeführt werden. Kurzzeitig mögen die therapeutischen Maßnahmen helfen – bis der Körper dann wieder in sein bewährtes Ausgleichsmuster zurückfällt. Möglich sind auch andere Symptome wie Schwindel. In diesem Fall ist der Gleichgewichtssinn infolge der Funktionsstörung beeinträchtigt, von da an gehört Schwindel vermutlich zum täglichen Leben. Ärzte verweisen in dem Fall gerne auf das Alter, verbunden mit dem Rat, alles ein bisschen gemächlicher anzugehen. Alter muss nicht automatisch mit gewissen Leiden verknüpft sein. Finden Sie sich niemals, wirklich niemals mit solchen Diagnosen ab. Holen Sie sich weiteren Rat ein. Oder die Augen; klar, wenn man Sehstörungen oder ein Flimmern hat, die Augen plötzlich sehr lichtempfindlich sind, wird in den meisten Fällen der Augenarzt aufgesucht. Ein organbezogenes Symptom bedeutet verständlicherweise – spezialisierter Facharzt. So haben wir es gelernt. Wohlgemerkt, so etwas muss nichts mit den Zähnen zu tun haben. Ich will nur betonen, es kann auch am falschen Biss liegen. Ein Zahnarzt könnte mit einer Aufbissschiene für die Nacht bereits zur Entspannung der Kaumuskulatur beitragen. Die Volkskrankheit Rückenschmerzen. Bereits eine kleine Bissstörung kann zu einseitigen Muskelveränderungen und dadurch zu einer Reaktion der Wirbelsäule mit daraus resultierenden Schmerzen führen. Hauptsache, der Körper kann weiterhin seine aufrechte Haltung bewahren. Das alles passiert vielleicht nur, weil eventuell eine Zahnplombe nicht die richtige Höhe hat!

Oft hat ein Mensch Probleme in der beschriebenen Weise bereits sein Leben lang, sie sind also genetisch bedingt und es liegt nicht an bestimmten Verhaltensweisen, die zu einer Gebissfehlstellung führen. Wir besitzen zuweilen einen erstaunlichen Gleichmut, uns mit körperlichen Missständen abzufinden, insbesondere dann, wenn wir es nicht anders kennen.

Hier der Fall von einer Patientin, die schon seit vielen Jahren an Verdauungsproblemen litt. Sie hatte sich damit abgefunden, zum Glück hatte der Hausarzt ihr geeignete Pillen verschrieben. Bei der Untersuchung ihrer Zähne zeigte sich, dass ihr Gebiss nicht in der Lage war, die Nahrung ausreichend zu zerkleinern, sie hatte einen sogenannten seitlich offenen Biss. Die Einleitung der Verdauung im Mund war daher unzureichend mit den daraus resultierenden Beschwerden.

Alles in unserem Körper spielt einander zu und ist voneinander abhängig, wenn es optimal funktionieren soll. Ihr Zahnarzt kann zum Beispiel Funktionstests machen, um das Zusammenspiel von Zähnen, Kiefergelenk, Zunge und Lippen zu prüfen. Wichtig dabei sind Röntgenaufnahmen, um querliegende Zähne oder bald durchbrechende Weisheitszähne zu erkennen.

In einem herkömmlichen 2D-Röntgenbild kann das Kiefergelenk nicht eindeutig beurteilt werden. Dazu ist ein **3D-Röntgenbild** (DVT oder CT) notwendig. Zur Beurteilung der Weichgewebsstrukturen kann zusätzlich ein MRT (Magnetresonanztomographie) notwendig sein.

Behalten Sie immer die Verhältnismäßigkeit einer Maßnahme im Auge. Wenn keine Probleme vorliegen, sollte man sehr genau abwägen, ob eine Unregelmäßigkeit im Gebiss korrigiert werden muss. Ohne den eindeutigen Nutzen hätte ich jedenfalls keine Lust, an meinem Kiefer herummachen zu lassen – mal abgesehen von den Kosten und der oft langwierigen Behandlung. Also sehr genau beim Zahnarzt oder dem Kieferorthopäden nachfragen, warum etwas notwendig sein soll. Gerade bei Erwachsenen geht eine Zahnstellungskorrektur nicht so leicht wie bei Kindern. Der Kieferknochen bei Erwachsenen ist nicht mehr verformbar, was eine Operation notwendig machen kann. Wird bei Kindern eine Fehlstellung des Kiefers frühzeitig erkannt, reichen manchmal bereits einfache Muskelübungen für Mund und Kiefer und eine weitergehende Behandlung wird überflüssig. Relativ häufig, insbesondere in höherem Alter, ist die Kiefergelenksarthrose. Ursache sind meistens Fehlbelastungen. Bei jüngeren Menschen kann bei dieser Diagnose von einer Craniomandibulären Dysfunktion ausgegangen werden.

TEMPERATUREMPFINDLICHKEIT

Sie sind damit nicht allein; kalt und heiß, aber auch süß und sauer – viele Menschen reagieren darauf sensibel und zum Teil sogar mit richtig starken Schmerzen. Trinken und essen kann dann zur Qual werden. Das Problem hat selbstverständlich einen eigenen Namen: Dentinhypersensitivität. Die Frage ist natürlich, was kann man dagegen machen und woran liegt es eigentlich? Eine relativ harmlose Ursache, weil leicht behebbar, wäre ein durch Karies verursachtes Loch im Zahn oder eine undichte Füllung. Ein Zahnarzttermin, und das Problem ist gelöst. Meistens ist aber freiliegendes Dentin, auch Zahnbein genannt, schuld. Darin enden feinste Nervenfasern aus dem Zahninnern, welche die schmerzhaften Reaktionen auslösen. Eigentlich ist dieser Bereich von Zahnfleisch oder Zahnschmelz bedeckt und geschützt, da hat ein kaltes abgebissenes Eis keine Chance, unangenehme Reaktionen auszulösen. Menschen aber, die unter Zahnfleischschwund leiden oder einen Zahnschmelzdefekt haben, werden bei jeder Gelegenheit an dieses Problem erinnert; und das ist auch sinnvoll, denn Schmerzen sind ein Warnsignal unseres Körpers, dass etwas nicht in Ordnung ist. Wer darauf nicht reagiert, wird irgendwann realisieren müssen, dass es nicht von selbst aufhört. Wichtig ist, zu klären, wie es zu den empfindlichen Bereichen an den Zähnen kommt. Ihr Zahnarzt wird Ihnen dabei helfen. Schon eine falsche Zahnputztechnik kann Auslöser des Problems sein. Da glaubt man, besonders gründlich zu putzen, in Wirklichkeit drückt und schrubbt man das Zahnfleisch regelrecht weg und greift sogar den Zahnschmelz an, wenn eine Zahnbürste mit zu harten Borsten zum Einsatz kommt.

Zähneknirscher sorgen oft auch für freiliegendes Zahnbein. Den Kräften, die dabei entstehen können, müssen sich Zahnschmelz und Zahnhälse irgendwann geschlagen geben. Überhaupt sollten Sie alles vermeiden, was eventuell den Zahnschmelz aufrauen kann. Dazu gehören auch die beliebten Zahncremes, die einem ein besonders strahlendes Gebiss versprechen. Die darin enthaltenen Scheuerpartikel entfernen nämlich nicht nur die Verfärbungen, sie können bei intensiver Nutzung sogar schädlich sein. Für schmerzempfindliche Zähne gibt es spezielle Zahncremes und Mundspülungen, die dank der Inhaltsstoffe desensibilisierend wirken.

Nun ist aber so, Sie haben freiliegende Zahnhälse, welche Möglichkeiten hat der Zahnarzt, Ihnen zu helfen? Er wird zuerst nach den Ursachen suchen. Das kann eine Parodontitis, also eine Zahnbettentzündung sein oder der Biss stimmt nicht mehr. Vielleicht haben Sie zu viel Stress, dann hilft eine Beißschiene. Wenn diese Aspekte geklärt sind, geht es darum, die Zahnnerven nicht ständig in Alarmbereitschaft zu versetzen. Mit Lacken und speziell dafür geeigneten Kunststoffen lassen sich die freiliegenden Flächen an den Zahnhälsen dauerhaft versiegeln. Größere Zahnbereiche werden mit Komposit-Materialien verschlossen. Wen die optisch langen Zähne, wie sie durch freiliegende Zahnhälse entstehen, zu sehr stören, für den hat der Zahnarzt außerdem eine chirurgische Lösung parat. Dabei werden die empfindlichen Flächen mit körpereigenem oder künstlichem Zahnfleisch überzogen. Danach sieht das Gebiss wieder so aus, wie es einmal war und man kann ohne Schmerzen genießen.

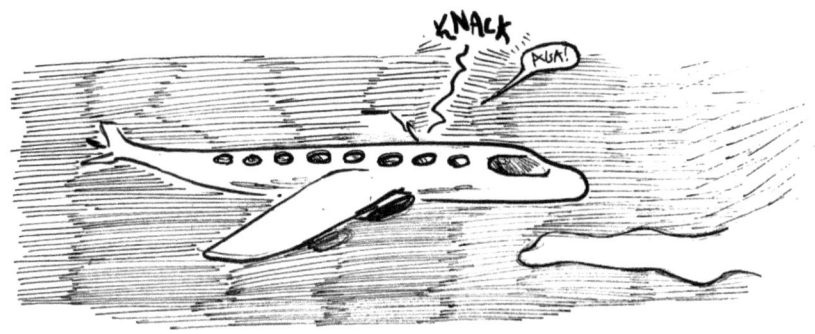

ZAHNSCHMERZEN IM FLUGZEUG

So muss der Urlaub nun wirklich nicht anfangen; wir haben an alles gedacht. Und nun plötzlich Zahnschmerzen, kaum dass wir im Flieger sitzen. Das Flugpersonal kennt das schon, Reisende, die nach einem entsprechenden Schmerzmittel fragen. Es ist anscheinend gar nicht so selten und hat natürlich seinen speziellen Namen – Barodontalgie. Das sind Zahnschmerzen, die speziell bei starken Luftdruckänderungen vorkommen. Unsere Zähne mögen hart sein, gleichzeitig weisen sie eine große Sensitivität auf. Vielleicht haben Sie sogar schon ähnliches erlebt, wenn Sie in den Bergen waren, ab einer Höhe von etwa 3000 Meter. Oder vielleicht beim Tauchen? Da passiert das Gleiche wie in der Höhe. Der sich ändernde Luftdruck ist dafür verantwortlich. Sie haben vermutlich Zahnfüllungen oder durch Karies geschädigte Zähne. Darin kann es kleine Hohlräume geben, die mit Gasen gefüllt sind. Nimmt nun der Luftdruck ab, dehnen sich die Gase aus; das haben wir bereits in der Schule in Physik gelernt. Ihre Zahnfüllung ist nach außen hin geschlossen– was sehr gut ist. Die Luft hat aber dann verständlicherweise im Inneren des Zahns keinen Platz sich auszudehnen, der Druck erhöht sich und wird an den Zahn abgegeben; da haben Sie ihren Zahnschmerz!
Mit diesem Wissen sind Zahnschmerzen im Flieger ja vielleicht subjektiv erträglicher, da sie im Normalfall nach der Landung wieder abklingen. Sie müssen sich also keine Sorgen machen,

außer die Schmerzen verschwinden nicht, dann doch lieber bald einen Zahnarzt aufsuchen; es könnten ernstere Gründe vorliegen. Vor einer Flugreise ist ein Zahnarztbesuch also sicher sinnvoll. Idealerweise aber nicht zu knapp, also wenigstens eine Woche davor. Denn wenn Sie nach einer Zahnbehandlung direkt fliegen, kann es auch zu Schmerzen kommen. Der Zahn ist einfach noch nicht zur Ruhe gekommen und entsprechend empfindlich. Falls eine Zahnwurzelbehandlung noch nicht abgeschlossen ist, könnte fliegen also unangenehm werden.

PHANTOMSCHMERZEN

Man muss kein Bein amputiert bekommen haben, um unter Phantomschmerzen zu leiden. Es reicht bereits ein entfernter Zahn. Wie kann ein Arzt einen solchen Schmerz diagnostizieren oder gar behandeln, wo doch der Reizauslöser gar nicht mehr vorhanden ist? Wie kann es dazu nach einer Zahnentfernung, einer Wurzelkanalbehandlung oder Wurzelspitzenresektion kommen? Bei einem entsprechenden Eingriff wird die Verbindung der Wurzelspitze zum versorgenden Nerv durchtrennt. Die Schädigung eines solchen Nervs verändert ihn und begünstigt dadurch stechende oder dumpfe schmerzende Signale an genau der Stelle, wo der entfernte Zahn im Kiefer gestanden hat. Es besteht also keine dentale Ursache mehr! Unvorhersehbar, dauerhaft oder wiederkehrend, vorzugsweise bei niedrigen Temperaturen und das vielleicht sogar über Jahre hinweg, können einen solche Schmerzen plagen. Der Arzt wird in so einem Fall immer nach dem Ausschlussverfahren vorgehen, er prüft also, ob konkrete Krankheits- beziehungsweise Schmerzverursacher vorhanden sind. Denn es kann natürlich auch am Kieferknochen oder am Muskel liegen. Oder der im Gesicht verlaufende Trigeminusnerv ist schuld.

Oft kommt man der Sache nur auf den Grund, wenn Ärzte verschiedener Fachrichtungen gemeinsam nach der Ursache suchen. Selbst wenn dann die klare Diagnose Phantomschmerz lautet, ist der Patient dadurch nicht davon befreit, unsere Schulmedizin hat dagegen kein Patentrezept. Oft muss ein daran Leidender sich damit dauerhaft arrangieren, denn gerade medikamentöse Behandlung, die zwar zu einer Besserung führen mag, kann dann gleichzeitig andere Nebenwirkungen haben. Im Prinzip bleibt Einem nur die Hoffnung, es möge irgendwann einfach von selber aufhören. Zu überlegen ist bei hartnäckigen Problemen, einen auf Schmerztherapie spezialisierten Psychologen aufzusuchen. Entspannungstechniken zur Linderung der Beschwerden können sogar zu einer vollständigen Heilung führen. Glücklicherweise wird bei Phantomschmerzen nicht mehr von eingebildeten Schmerzen geredet, wie es lange üblich war. Dies unter dem Aspekt, dass vorzugsweise Frauen mittleren Alters, also in den Wechseljahren mit den damit einhergehenden Hormonschwankungen, betroffen waren. Erfahrungen haben außerdem gezeigt, dass eine nicht zu schwache Betäubung vor einem zahnärztlichen Eingriff die Wahrscheinlichkeit von Phantomschmerzen verringert.

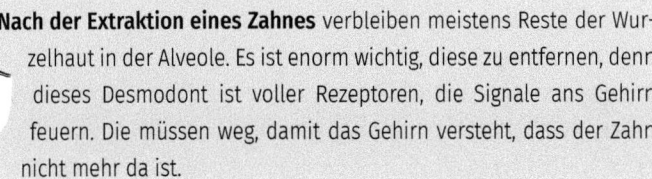

Nach der Extraktion eines Zahnes verbleiben meistens Reste der Wurzelhaut in der Alveole. Es ist enorm wichtig, diese zu entfernen, denn dieses Desmodont ist voller Rezeptoren, die Signale ans Gehirn feuern. Die müssen weg, damit das Gehirn versteht, dass der Zahn nicht mehr da ist.

TRIGGERPUNKTE

Wenn wir unter chronischen Bewegungsschmerzen leiden, werden dafür oft Triggerpunkte verantwortlich gemacht. Das sind Verhärtungen in der Skelettmuskulatur. Wobei sie Auslöser vielerlei Schmerzen sind, aber nicht die Ursache. Das kann zum Beispiel eine Muskelüberlastung sein. Triggerpunkte sind meistens da anzutreffen, wo Nervenendigungen auf Muskeln treffen. Sie melden sich schmerzhaft bei Druck und Berührungen, können aber genauso ganz spontan bei normalen Bewegungen und in völliger Ruhe auftreten. Das natürliche muskuläre Zusammenspiel von An- und Entspannung wird durch Triggerpunkte gestört. Wobei der Schmerz nicht direkt am Triggerpunkt auftreten muss, sondern er kann auch an einer völlig anderen Körperstelle spürbar werden. Das erschwert die Behandlung einer solchen irreführenden Schmerzübertragung. Zunächst muss herausgefunden werden, was die Ursache der Beschwerden überhaupt ist. Die Diagnose ist also nicht leicht, da in diesem Fall weder Röntgen noch Laboruntersuchungen hilfreich sind.

Eine **Injektion mit Procain** kann in der Diagnostik zur Klärung beitragen, ob und welcher Zahn beteiligt ist.

Oft geht es nur mit klassischen manuellen Methoden. Da diese Punkte nicht eindeutig nachweisbar sind, wird ihre Existenz gerne auch angezweifelt. Die tägliche Behandlungspraxis macht jedoch deutlich, dass man an diesen Stellen etwas bewirken kann. Bei Nichtbehandlung der Triggerpunkte entwickeln sich häufig chronische Schmerzen, weil sie die Empfindlichkeit der Nerven erhöhen. Dies wirkt sich wiederum im ganzen Nervensystem und letztendlich im Gehirn aus, was dann wahrscheinlich mit einem potenzierten Schmerzempfinden einhergeht. So scheinen Triggerpunkte das den Körper überwachende Nervensystem in seiner angemessenen Funktion und Reaktion zu stören. Ein Beispiel; Schluckbeschwerden können als Auslöser einen Trigger-

punkt haben, der an ganz anderer Stelle im Körper liegt. Daher ist
es immer sinnvoll, bei frustrierend lange anhaltenden Beschwerden einen Arzt auf diese Möglichkeit aufmerksam zu machen.
Wohlgemerkt, natürlich gibt es noch Auslöser. Insbesondere
Kieferbeschwerden entstehen häufig durch Verhärtungen im
Muskel- und Bindegewebe, was zu einer chronischen Verspannung der Kaumuskulatur führt. Wer Schmerzen im Kieferbereich
hat, wird wohl immer als erstes einen Zahnarzt aufsuchen. Naheliegend, da Zahnprobleme eine häufige Ursache sind. Aber es
gibt Zahnschmerzen, für die kein zahnmedizinischer Grund zu
finden ist. Eventuell sind sogar mehrere Zähne betroffen. Manchmal werden dann diese gezogen in der Hoffnung, die heftigen
Schmerzen würden verschwinden. Wenn dies nicht geschieht,
sind mit ziemlicher Sicherheit die Triggerpunkte schuld. Tut es
im Oberkiefer weh, kann dieser zum Beispiel im Schläfenmuskel
liegen, bei Unterkieferbeschwerden ist er eventuell in der Wan-
genmuskulatur zu finden. Von Akupunktur bis Massage gibt es
diverse Optionen, sich von den Schmerzen zu befreien.

ZAHNSCHMERZEN BEI NASENNEBENHÖHLENENTZÜNDUNG

Da es in diesem Buch primär um Zähne geht, beziehe ich mich
bei den Beschwerden in den Nasennebenhöhlen speziell darauf.
Hier zeigt sich, dass nicht eindeutig gesagt werden kann, welcher Facharzt bei einem Symptom am sinnvollsten aufgesucht
werden sollte; ist es der HNO-Arzt oder der Zahnarzt? Eine Nasennebenhöhlenentzündung zeigt neben pochenden, dumpfen
Schmerzen meistens auch grippeähnliche Symptome. Zuweilen
kommt es zu unspezifischen Zahnschmerzen durch die Entzündung in den Kieferhöhlen. Es muss nicht automatisch eine
Karies oder eine Zahnwurzelentzündung schuld sein. Es geht
sehr eng zu in unserem Schädel, so liegen die Nasennebenhöhlen
direkt über den Zahnwurzeln im Oberkiefer. Eine Entzündung
kann leicht mal die umliegende Region reizen. Schnelle Dreh-

bewegungen, Hüpfen und Nachvorneneigen des Kopfes verstärken den Schmerz. Entzündungen im Mund-Kiefer-Bereich lassen die Schleimhäute anschwellen, der Druck in den Nebenhöhlen wird höher, Schmerzen entstehen. Von dieser Reizung sind die Backenzähne des Oberkiefers betroffen. Das kann eventuell bis in die Schneidezähne gehen. Wichtig zu wissen, dass eine Entzündung der Nebenhöhlen Zahnschmerzen auslösen kann, aber nicht zwingend muss. Das ist bei jedem Menschen ganz individuell verschieden. Bei einer gleichzeitigen Erkältung kann aber von einem kausalen Zusammenhang ausgegangen werden. Genauso umgekehrt. Die Zähne können ebenfalls eine Kieferhöhlenentzündung auslösen. Oft ragen die Wurzeln der Oberkieferbackenzähne bis in die Kieferhöhle hinein. Diese wird nun, wenn eine Zahnwurzel entzündet ist, sofort von den aggressiven Bakterien angegriffen. Hilfreich bei entsprechenden Schmerzen, die nicht durch einen Zahndefekt ausgelöst wurden, können alte Hausmittel sein, so zum Beispiel heiße Zwiebelsäckchen auf den Wangen auflegen oder Dampfbäder mit ätherischen Ölen. Kälte ist kontraproduktiv, also besser alles schön warm halten. Übliche Schmerzmittel erfüllen selbstverständlich auch ihren Zweck. Nicht vernachlässigt werden darf bei einer Nasennebenhöhlenentzündung der verstopfende Schleim, der verflüssigt werden muss. Also viel trinken, das dürfen ruhig drei Liter am Tag sein. Ingwer-, Kamille-, Pfefferminztees sind gut bei solchen Entzündungen. Nicht jedermanns Sache, die Nasenspülung mit Salzwasser – dem Sekret macht sie aber den Garaus. Meistens geht es einem nach etwa zwei Wochen wieder bestens. Nur in seltenen Fällen wird so eine Entzündung chronisch.

MUNDBAKTERIEN UND DAS HERZ

Mangelhafte Mundhygiene führt, einfach ausgedrückt, zur Besiedlung des Mundraums mit vielen aggressiven Bakterien. Diese greifen Zähne, Zahnfleisch und Zahnhalteapparat an und so gelangen Bakterien und Botenstoffe in den Blutkreislauf. Damit führt der direkte Weg zu unserem Herzen, wo es zu Entzündungen, ja sogar zu einem Herzinfarkt kommen kann.

Der kausale Zusammenhang wird durch diverse Studien belegt; Menschen mit gesunden Zähnen und Zahnfleisch neigen weniger zu Herzinfarkten. Zahnbakterien sorgen dafür, dass es an den Herzkranzgefäßen zu Entzündungen kommt, wo sich dann gerne Blutgerinnsel bilden und Ablagerungen für Verschlüsse sorgen. Beste Voraussetzungen für den gefürchteten Herzinfarkt. Mittlerweile kennen Mediziner auch den umgekehrten Weg. Dabei ist nicht mangelnde Mundhygiene ursächlich schuld an Herzproblemen. Wenn plötzlich ohne klaren Grund Zahnschmerzen auftreten, können sie einen drohenden Herzinfarkt ankündigen. Im Zusammenhang mit einem sich ankündigenden Herzinfarkt wissen die meisten Menschen, dass es zu linksseitigen Brustschmerzen kommen kann. Weniger bekannt ist, dass diese eventuell bis in den Unterkiefer ausstrahlen. Natürlich haben nicht alle Unterkieferschmerzen diesen Grund. Man sollte stets auf weitere Alarmzeichen von Herzproblemen achten. Oft wird das Gesicht blass, es kommt zu Atemnot, die Hände werden kalt und feucht, ebenso wie das Gesicht. Entgegen landläufiger Meinung; ein Herzinfarkt kommt nicht hauptsächlich in Belastungssituationen, sondern eher dann, wenn es etwas ruhiger und entspannter zugeht, dies nach dem Prinzip – die Anstrengungen liegen hinter mir, jetzt ist Zeit für körperlichen Alarm.

ICH HAB' JA SCHÖNE ZÄHNE– ABER SOLCHE SCHMERZEN!

Endlich! Es ist geschafft. Mehr als ein Jahr lang hatte ich regelmäßig Termine bei meinem Zahnarzt, um endlich wieder befreit lachen zu können, ohne mich für meine krummen Zähne schämen zu müssen. Nun sind meine Zähne wunderschön und gerade, dafür habe ich aber immer wieder Schmerzen. Mit dieser Situation sind leider viel zu viele Patienten konfrontiert. Wobei es sich hierbei nicht unbedingt um Zahnschmerzen handeln muss. Insofern wird sich dann so mancher Zahnarzt auch nicht dafür zuständig fühlen. Und doch wäre er es eventuell, wenn man kurze Zeit nach Abschluss der Behandlung das nicht eindeutig definierbare Gefühl hat, das irgendetwas mit dem Körper nicht mehr stimmt. Dann treten die ersten Schmerzen auf. Nicht an den Zähnen, sondern irgendwo im Körper, vielleicht immer an derselben Stelle oder auch immer wieder an neuen Punkten. Das kann im Nacken, in den Schultern, am Rücken sein, oder es ist im Kopf lokalisiert. Müdigkeit und mangelnde Konzentrationsfähigkeit gehen damit einher, die Folgesymptome können vielfältig sein. Hinzukommen kann, dass die Zähne nicht ganz perfekt aufeinander passen – vielleicht hat der Biss bereits vor der langen Behandlung nicht mehr richtig gestimmt. Da wäre es sicher sinnvoll, zu untersuchen, ob als Ursache dieser ganzen nachfolgenden Probleme eine Craniomandibuläre Dysfunktion in Frage kommt.

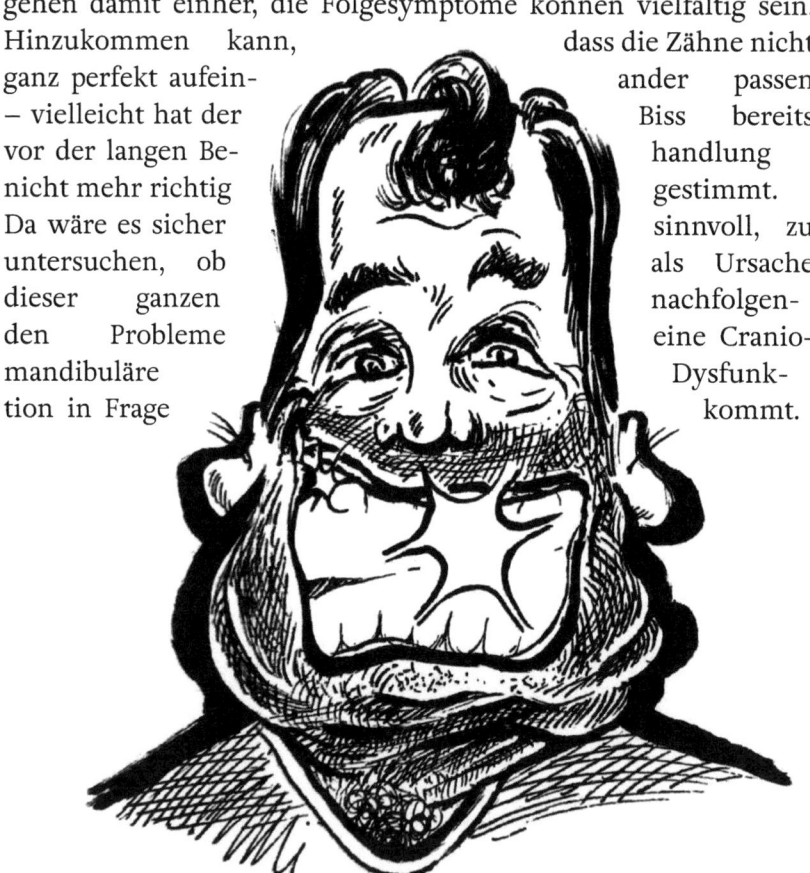

SELBSTVERGIFTUNG UND ZAHNPLOMBEN

Bei dem Thema Selbstvergiftung wird den meisten Menschen als erstes Quecksilber als Ursache einfallen. Dies ist in Amalgam enthalten, was nach wie vor als Füllmaterial bei kariösen Zähnen eingesetzt wird. Wobei je nach individueller Disposition der Eine bereits bei einer Füllung mit Symptomen reagiert, der Andere noch nicht einmal, wenn der ganze Mund voller Amalgam ist. Grundsätzlich können alle Metalle, sei es Blei, Cadmium oder Aluminium, Kupfer, Silber und so weiter eine Vergiftung verursachen. Die Symptome sind keineswegs immer eindeutig zuzuordnen. Magen, Darm, Muskeln, Gelenke – überall können Beschwerden auftreten. Manche Menschen leiden an Schlaflosigkeit, andere werden von Kopfschmerzen geplagt. Da die möglichen gesundheitlichen Probleme so vielfältig sind und auf unterschiedlichste Ursachen geschlossen werden kann, wird eine mögliche Metallbelastung häufig übersehen.
Oder chronische Müdigkeit; die hat nichts mit der Schlappheit nach einer kurzen Nacht zu tun. Kennen Sie den Spruch, „Müdigkeit ist der Schmerz der Leber"? Die Leber ist für die Entgiftung unseres Körpers verantwortlich. Wenn dieses Organ in der Leistung nachlässt, verbleiben die Gifte im Körper und werden nicht ausgeschieden. Zusammengefasst heißt das, bei unklaren, anhaltenden Beschwerden auch das Thema Selbstvergiftung mit in Betracht ziehen. Für die Ausleitung der Metalle gibt es diverse Mittel wie Bärlauch, Koriander und Chlorella-Algen. Ziehen Sie auf jeden Fall einen Fachmann zu Rate, bevor Sie diese Mittel anwenden wollen.

An dieser Stelle möchte ich betonen, dass Metalle nicht pauschal zu verbannen sind, es kommt auf die Dosierung an und in welchen chemischen Verbindungen sie vorliegen. Zink, Eisen und Kupfer sind als Mikronährstoffe sehr wichtig für den menschlichen Organismus. Wobei das in Amalgamplomben enthaltene Quecksilber, wenn es freigesetzt wird, die Zinkaufnahme im Körper blockiert.

Selbstverständlich hat unser Körper Abwehrmechanismen, um sich zu schützen. Metallrückstände sind schwer aus dem Körper heraus zu bekommen. Quecksilber und Aluminium lagern sich gerne im Nervensystem und im Fettgewebe ein und sind dadurch nicht mehr direkt zu erreichen und zu beseitigen.

Wir sollten uns dadurch aber nicht verrückt machen. Wir können es kaum vermeiden, in unserer zivilisierten und industrialisierten Umwelt mit diversen Giftstoffen konfrontiert zu werden. Unser Körper hat bis zu einem gewissen Maß „gelernt", damit umzugehen. Denken Sie nur an Wasch- und Putzmittel, an Kleidung, an Möbel, an Kosmetika, an Baustoffe – überall sind irgendwelche Giftstoffe enthalten. Wir sind gar nicht in der Lage, allem auszuweichen. Leider sind – von der Landwirtschaft bis zur Medizin – oft genug Mittel zum Einsatz gekommen, deren Schaden langfristig den Nutzen überwog.

An dieser Stelle sei ein motivierender Aspekt erwähnt für alle Menschen, die schon lange abnehmen wollen, aber bisher ohne Erfolg: Die Entgiftung Ihres Körpers könnte wesentlich dazu beitragen, dass Ihre Fettpolster verschwinden! Denn zahlreiche Giftstoffe beeinflussen unseren Hormonhaushalt und werden deshalb im Körperfett eingelagert. Solange sie darin vorhanden sind, wird der Organismus, um sich zu schützen, dafür sorgen, dass etwaige Gifte von Fettgewebe umgeben sind.

MEINE HÜFTE UND KNIE SCHMERZEN... AB ZUM ZAHNARZT?!?

Knieschmerzen kann man in unseren westlichen Ländern fast schon als Volkskrankheit betrachten. Ein Grund dafür ist – viele Menschen betätigen sich in irgendeiner Form sportlich und meinen, damit immer etwas Gutes für ihren Körper zu tun. Bis zu einem gewissen Maß stimmt das natürlich; viele übertreiben es aber und überlasten Gelenke und Sehnen! Besuche beim Orthopäden und Physiotherapeuten sind die logische Folge. Oft leiden gerade die Menschen unter entsprechenden Beschwerden, die sich auch sonst gerne fordern und je nach Veranlagung zu Stress neigen. Was haben nun die Zähne mit unseren Knien zu tun? Die Verbindung kommt über eine Craniomandibuläre Dysfunktion (CMD) zustande. Diese Fehlfunktion von Ober- und Unterkiefer sorgt für Spannungen, die sich auf den ganzen Körper auswirken. Wir müssen uns bewusst machen, dass unser Kausystem mit Wirbelsäule, Muskeln, Sehnen und Faszien verbunden ist und permanent ausgleichend aufeinander reagiert. Der systemische Zusammenhang funktioniert natürlich in beide Richtungen. Geht die Belastung von einer Kieferfehlstellung aus, mit schmerzhaften Folgen für Becken und Knie, wird von einer absteigenden Symptomatik gesprochen.

Absteigende Funktionsketten im muskuloskelettalen System.

Ist sie umgekehrt, so sind zum Beispiel Knie- oder Hüftschmerzen der Auslöser für Verspannungen im Kieferbereich bis hin zu CMD. Unser Körper will immer für Ausgleich sorgen und Schmerzen verhindern. Dadurch kann der Körper im sprichwörtlichen Sinne aus dem Lot geraten. Oft werden nur die Symptome behandelt, was Einen zum Dauerpatienten beim Physiotherapeuten macht, ohne auf die Ursache einzugehen. Auf Dauer kann auch das im Knie- und Hüftbereich zu Arthrosen und zu Bandscheibenvorfällen führen. Welche Optionen hat nun ein Zahnarzt, wenn Knieschmerzen infolge von CMD auftreten? Direkt helfen wird bei einer absteigenden Symptomatik eine vom Zahnarzt individuell hergestellte Aufbissschiene, welche die Kiefergelenke zurück in die natürliche Position bringt. Auch hier gilt jedoch, die Ursache für die Fehlstellung muss gefunden werden. Ist es zum Beispiel infolge eines Unfalls, kann schon die Schiene alleine das Problem beseitigen. Ist allerdings stressbedingtes Zähneknirschen der Auslöser, dann sollte parallel an der Art der Stressverarbeitung angesetzt werden.

Wissenschaftlich nicht eindeutig bewiesen ist die sogenannte Zahn-Organ-Tabelle, die davon ausgeht, dass jedem Zahn ein bestimmtes Organ im Körper zuzuordnen ist. So kann aufgrund einer chronisch entzündeten und dann behandelten Zahnwurzel an einem Eckzahn auch ein Knieproblem verschwinden, wie die zahnärztliche Praxis einen lehren kann. Wie gesagt, die Medizin weiß bislang nicht wirklich, wie das abläuft, aber welchen Patienten interessiert dieser akademische Aspekt, wenn Schmerzen verschwinden oder man wieder richtig harmonisch gehen kann? Und die Realität ist eben auch, dass etwa 80% der Rückenschmerzen von Orthopäden nicht zufriedenstellend behandelt werden können. Manche Hüft-Operation wäre durch eine Bisskorrektur vermutlich überflüssig!

Alternative Heilmethoden

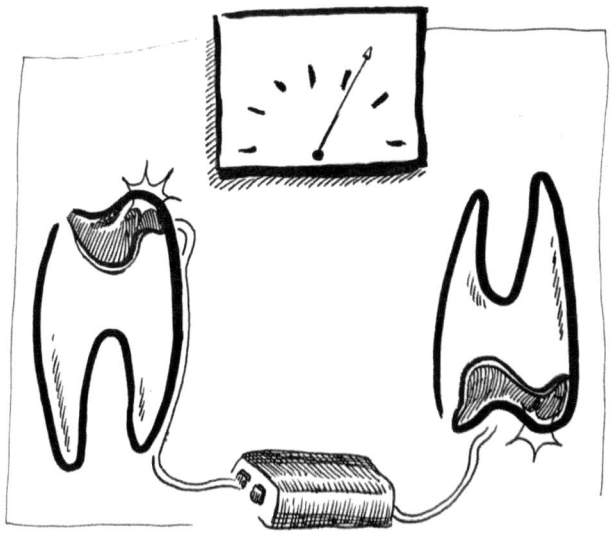

Auch wenn das tatsächlich schon genauso vorgekommen ist –
Teile einer Batterie mussten von der Zunge eines Kindes durch
einen Zahnarzt abgelöst werden – so direkt ist die Überschrift
dann doch nicht gemeint. Vielmehr geht es hier um den galva-
nischen Stromfluss, der im Mund entstehen kann. Was ist die
Ursache? Dafür muss ich ein bisschen in die Chemie einsteigen.
Batterien bestehen aus zwei Polen, verbunden über eine strom-
leitende, salzhaltige Flüssigkeit. Der unedlere Pol dieses galvani-
schen Systems „will" Elektronen abgeben, der edlere Metallpol
„will" die Elektronen aufnehmen. Es entsteht eine Spannung und
Strom fließt. Was Sie vielleicht nicht wussten. Das kann in eben
dieser Form in unserem Mund passieren. Viele von uns haben

unterschiedlichste Metalllegierungen in den Zähnen mit einer entsprechenden Elektronegativität. Die Metalle reagieren miteinander, denn unser Speichel mit den darin enthaltenen Salzen kann Strom leiten. Dabei wird das elektronenabgebende Metall ganz langsam abgebaut und muss irgendwann ersetzt werden.

Das war ein wichtiges Thema, als fast jeder Patient noch Amalgamfüllungen beim Zahnarzt bekam. Dieses im Prinzip sehr gut erforschte Material für widerstandsfähige Zahnfüllungen war wegen des enthaltenen Quecksilbers in Verruf geraten. In diversen Studien ist festgehalten, was das aus dem Amalgam freigesetzte Quecksilber im Körper eines Menschen anrichten kann. Feststeht: Es ist ein sehr starkes Gift, aber natürlich steht die Frage im Raum, in welcher Menge es tatsächlich im Mund freigesetzt wird. Je nach Patient kann das sehr unterschiedlich sein. Bei einem Menschen, der zum Zähneknirschen neigt, ist es vermutlich von höherer Relevanz.

Es kam damals zu einem regelrechten Boom in Zahnarztpraxen, die Amalgamfüllungen durch Kunststoff- oder Goldfüllungen zu ersetzen. Insbesondere Heilpraktiker bieten seitdem Amalgamausleitungen als Therapie an. Jede Art von Kopfschmerzen, psychischen Problemen oder Magen-Darm-Beschwerden wurden und werden mit dem in Verruf geratenen Material in Verbindung gebracht. Vergessen wird dabei häufig, dass durch Kunststoffe, die dann oft als Zahnfüllmaterial eingesetzt wurden, allergische Reaktionen ausgelöst werden können. Auch diverse NEM-Legierungen, die ein sehr günstiges Material sind, kamen vermehrt zum Einsatz – wodurch es bis heute zu den bereits angesprochenen Spannungsproblemen kommt. Das sehr reaktionsträge Gold, welches nie in reiner Form verwendet wird –es ist viel zu weich – wird als Metall-Legierung immer noch verwendet. Die Wahl des Materials birgt in sich eine nicht zu vernachlässigende Kostenfrage, Gold ist schließlich bedeutend teurer als NEM-Legierungen. Oft werden Patienten einen Kompromiss wählen. Tatsächlich ist es wichtig, sich nicht verrückt machen zu lassen. Es werden ständig neue und vielversprechende Materialien entwickelt. Ein guter metallfreier Ersatz, nach heutigem Maßstab, kann Keramik und Komposit sein.

Relevant ist die persönliche Sensitivität, die eigene Immunabwehr und die damit korrelierende Stressbelastung. In diesem Zusammenhang soll auch der sogenannte Elektrosmog nicht unerwähnt bleiben. Dabei geht es ebenfalls um Wechselwirkungen im Zusammenhang mit Metalllegierungen in unserem Mund. Unser Gehirn und unsere Nerven arbeiten mit elektrischen Signalen von etwa 16 Millivolt, was im Vergleich zu „Batteriespannungen" im Mund sehr gering ist. Es kann da eine hundertfache Spannung entstehen, was die viel schwächeren Nervenimpulse empfindlich stören kann. Die wirkliche Relevanz ist nicht eindeutig und dürfte von Mensch zu Mensch verschieden sein. Wir werden heutzutage ohnehin von energetischen Schwingungen mit unterschiedlichsten, sich zum Teil gegenseitig verstärkenden Frequenzen zu Hause, bei der Arbeit und auch in der Natur konfrontiert, man denke nur an den Mobilfunk. Es gab Fälle, bei denen Personen infolge häufiger Handynutzung Zahn- und Hautprobleme bekamen. Implantate, bei welchen die künstlichen Zahnwurzeln aus Titan bestehen, können angeblich in solchen Fällen eine verstärkende „Antennenfunktion" ausüben. Betrachten Sie immer Ihre eigene Situation. Diese Symptome können, müssen aber nicht auftreten. Auch bei Menschen, die zu nah an einer Starkstromleitung wohnen, kann es dadurch zu körperlichen Problemen kommen, wie man mittlerweile weiß. Zu Fragen, die solche kausalen Zusammenhänge betreffen, gibt es wie so oft in der Wissenschaft Pro- und Contra-Studien. Hier spielen häufig – mit den Geldern, die Forschungsinteressen wissenschaftlicher Institutionen maßgeblich beeinflussen – übergeordnete politische und wirtschaftliche Interessen eine große Rolle, auf die ich jedoch hier nicht weiter eingehe.

ICH HABE TOTE ZÄHNE IM MUND

Was geschieht, wenn einem Bergsteiger die erfrorenen Zehen absterben? Sie wissen es sicher. Die Zehen müssen weg, weil sie das Gewebe drum herum durch das aufsteigende Leichengift zerstören. Wenn ein Zahn in Ihrem Mund abstirbt, werden dieselben Gifte freigesetzt. Trotzdem wird ein Zahn meistens nicht „amputiert", sondern eine Wurzelbehandlung gemacht, um den Zahn zu erhalten. Was wird nun genau „erhalten"? Die Zahnpulpa ist es nicht. Nerven und Blutgefäße sind bei einem toten Zahn abgestorben, die Versorgung mit Nährstoffen für den Zahn ist gestoppt.

Eine mögliche Ursache für das Absterben eines Zahnes ist Karies – die sich dann durch den Zahnschmelz bis zur Pulpa „gefressen" hat. Das tut meistens weh. Irgendwann hören die Schmerzen auf, auch wenn kein Zahnarzt aufgesucht wurde. Der Grund ist einfach; der Zahnnerv ist infolge der eindringenden Bakterien abgestorben. Also keine wunderbare Selbstheilung des Körpers. Der Zahn ist tot. In ihm „arbeitet" es aber weiter. Die Bakterien dringen über die Wurzelkanäle hinaus in das umliegende Gewebe ein und bleiben damit eine Belastung für den gesamten Körper. Obwohl der Zahn erhalten bleibt, „verwest" die Zahnwurzel. Klingt nicht schön, ich weiß. Vielleicht merken Sie es daran, dass der Aufbiss schmerzhaft ist. Aber das können viele Menschen offensichtlich noch aushalten, deshalb gehen sie nicht zwingend zum Zahnarzt. Die Uhr tickt, vielleicht kommt die geschwollene Backe dazu, weil das den Zahn umgebende Gewebe entzündet ist – der Besuch einer Zahnarztpraxis wird nun doch wahrscheinlicher. Die meisten Zahnärzte werden in so einem Fall eine Wurzelkanalbehandlung starten. Der Bereich im Zahn wird gereinigt, entzündungsauslösende Bakterien und Eiweißzerfallsprodukte soweit wie möglich entfernt. Das Zahninnere wird danach mit einem plastisch formbaren Material gefüllt und abgedichtet. Nicht zu unterschätzen ist die allergene Wirkung der

Inhaltsstoffe, sie haben außerdem eine zellvergiftende Wirkung und können das Gewebe daher reizen. Der Zahn wird bei dieser Behandlungsform aber im Kiefer erhalten.

Noch bis in die 80er Jahre wurden **Silberstifte zur Wurzelfüllung** verwendet. Silber wirkt antibakteriell. Aber leider verträgt der Mensch Silber im Körper wesentlich schlechter als am Körper.

Problematisch ist, dass die Wurzelkanäle nicht einfach nur gerade verlaufen, sondern neben dem Zentralkanal existieren viele kleine verzweigte Seitenäste. Diese konnten und können bei einer Wurzelkanalbehandlung häufig nicht vollständig gereinigt werden. In ihnen entstehen kontinuierlich toxische Eiweißzerfallsprodukte, die zu unterschiedlichsten Reaktionen führen. Mit modernen Spülsystemen, Laser und Ultraschall kann mittlerweile ein höherer Reinigungsgrad erzielt werden. Dennoch ist eine 100%ige Reinigung nicht möglich. Am Zahnfleischrand eines toten Zahns kann der sogenannte Sulkusfluid gemessen werden. Damit lässt sich feststellen, ob noch schwefelhaltige Verbindungen und Eiweißabfallprodukte vorhanden sind. Sollten diese Werte erhöht sein, können Sie in Abstimmung mit dem Zahnarzt entscheiden, ob der Zahn entfernt oder doch noch ein Erhaltungsversuch unternommen werden soll. Bei Letzterem wird das alte Füllmaterial wieder entfernt und durch neues ersetzt. Eventuell erfolgt ein weiterer Eingriff, bei dem auch noch die Wurzelspitze entfernt wird.

Das Abtrennen der Wurzelspitze wird oft als Resektion bezeichnet. Korrekt wäre eigentlich: **Wurzelspitzenamputation**.

Wenn auch das nicht hilft, muss der Zahn entfernt werden. Denn auf Dauer kann so ein Zahn den ganzen Körper schädigen, weil gefährliche Bakterien und Toxine über die Blutbahn in jedes Organ gelangen. Aufgrund zahlreicher Studien ist bekannt, dass sich das Risiko für Krebs und Herz-Kreislauferkrankungen erhöht.

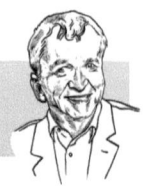

Die chinesische Medizin bietet hierzu weitere Aspekte. Gemäß der Akupunktur-Lehre besteht über die Körpermeridiane zwischen den Zähnen und den Organen, Muskeln und Gelenken eine direkte Verbindung. Diese sogenannten Resonanzketten erklären, warum entsprechende Partnerorgane ebenfalls erkranken können. Ein toter Zahn stört den Energiefluss durch die Meridiane. Diese Energie fehlt an anderer Stelle und der gesamte Organismus wird geschwächt. Vermutlich kann nicht jeder Leser mit dieser Beurteilung etwas anfangen, es scheint zu esoterisch und zu wenig wissenschaftlich. Vielleicht sollte der Skeptiker bedenken, dass die chinesische Heilslehre bereits tausende von Jahren hinweg existiert, wohingegen unsere westliche Medizin noch sehr jung ist.

Aber Sie können ja selber entscheiden, ob Ihr toter Zahn weiter im Mund bleiben soll. Denn ein toter Zahn bleibt fest im Kiefer sitzen, wenn das Gewebe außen herum gesund ist. Auch hier gilt – jeder Fall ist anders und immer individuell zu betrachten. Wir Menschen funktionieren nicht wie Maschinen, oft ist in keiner Weise erklärbar, wie unterschiedlich jedes Individuum auf gleiche Behandlungsformen reagiert. Nicht zu unterschätzen ist die psychische Belastung für viele Menschen, wenn ihnen Zähne komplett entfernt werden, was dann häufig mit Alter und körperlichem Zerfall assoziiert wird.

Auch die mögliche Alternative eines Implantates ist nicht immer so problemlos zu sehen wie es manch ein Zahnmediziner gerne darstellen würde. Unser Zahnschmelz ist optimal für die Beanspruchung im Mund ausgelegt, da kann kein künstliches Material mithalten, sei es nun Keramik, also Zirkonoxid, oder Titan. Letzteres hat den Vorteil, an der Oberfläche zu oxidieren, was es chemisch inert, also reaktionsträge, machen soll. Allergiker sollten vorsichtig sein hinsichtlich der Materialien. Und selbstverständlich muss das Knochenbett, wo das Implantat eingesetzt wird, gesund und Kieferknochen ausreichend vorhanden sein.

ICH HABE ZÄHNE MIT AMALGAMFÜLLUNGEN

Amalgam war viele Jahre die erste Wahl als Material für Zahnfüllungen, es ist der älteste Werkstoff in der Zahnmedizin. Es lässt sich einfach verarbeiten, relativ gut bei ausgedehnten und schwer zugänglichen Kariesdefekten im Backenzahnbereich als Füllung einsetzen und ist durch seine mechanischen Eigenschaften bestens für die Anforderungen im Mund geeignet. Entsprechend muss niemand in Panik geraten, wenn er noch Amalgam im Mund hat. Wer keine Abnutzungserscheinungen an den Zähnen aufweist oder keine körperlichen Beschwerden hat, muss nicht zwingend das Material durch ein anderes ersetzen. Das Quecksilber ist im Amalgam fest gebunden und soll in dieser chemischen Verbindung nicht giftig sein. Problematisch kann es nur werden, wenn das Quecksilber sich aus der Verbindung löst. In der Praxis von Michael Riedel kann jeder Patient über einen speziellen Fragebogen seine Amalgam-Belastung herausfinden. So lässt sich eine fundierte Entscheidung im Umgang damit treffen. Natürlich kann Amalgam ebenso wie andere Metall-Legierungen Spannungen im Mund verursachen. Sogar zwischen unterschiedlichen Amalgamfüllungen können aufgrund voneinander abweichender Zusammensetzung hohe Spannungen auftreten. Ihr Zahnarzt hat die Möglichkeit, das mit einem Voltmeter zu messen: bis zu 75 Millivolt gelten als tolerierbar. Hohe Spannungen im Mund verursachen die langsame Auflösung einer Amalgamlegierung, wodurch Metallionen in den Körper gelangen. So kann freigesetztes Quecksilber, wenn es nicht über Leber und Nieren ausgeschieden wird, Enzymfunktionen im Körper, unter anderem im Darm, stören. Zuweilen lagert sich das giftige Schwermetall sogar im Gehirn, im Rückenmark oder in den Nerven ab – verhängnisvoll.

Ein Sonderfall sind Allergien. Dabei kann es zu einer Schwärzung der Mundschleimhaut kommen. Diese als „Amalgam-Tätowierung" bezeichnete Verfärbung kommt relativ häufig vor. Worüber kaum geredet wird, ist die antibakterielle Wirkung von Silber, welches ebenfalls im Amalgam enthalten ist. Das können Kunststoff-Füllungen nicht bieten. Amalgamfüllungen sind durch den silbrig-grau schimmernden Farbton im Mund gut erkennbar. Amalgam kann aber auch unter einer Edelmetallkrone versteckt sein ohne dass Sie es selber wissen.

Besondere Vorsicht ist geboten, wenn eine Amalgam-Sanierung ansteht. Bei der Entfernung wird einiges an flüchtigem Quecksilber freigesetzt. Weil Quecksilber extrem giftig ist, muss der Zahnarzt zwingend zahlreiche weitere Maßnahmen treffen, um ein Eindringen in den Körper zu verhindern. Das alleinige Anlegen eines Kofferdams ist nicht ausreichend! Eine Amalgam-Ausleitung kann sinnvoll sein. Diese ist aber von ihrem Nutzen her umstritten.

WEISHEITSZÄHNE UND ALLERGIEN

Eine hormonelle Umstellung im Körper, wie sie in der Pubertät und auch in den Wechseljahren geschieht, kann eine gewaltige Belastung für den ganzen Organismus sein. Irgendwie scheint der Körper alles „neu einstellen" zu wollen. Dabei können „Fehler" passieren. Es entstehen zum Beispiel plötzlich Allergien, die ein Mensch bislang nicht kannte oder anderen Beschwerden. Und plötzlich wollen auch die Weisheitszähne an die Oberfläche kommen. Erstaunlicherweise treten häufig zeitgleich Allergien auf. Unklar ist bislang, ob ein kausaler Zusammenhang oder nur ein korrelierender besteht.

ALLERGIEN UND MATERIALIEN BEIM ZAHNARZT

Allergien sind in unserem täglichen Leben mittlerweile allgegenwärtig. Wodurch es zu dieser, in den letzten Jahrzehnten gestiege-
nen Häufung kommt, ist dagegen nicht ganz klar und es existieren
diverse Ursachen-Herleitungen und scheinbar erkannte Kausali-
täten. Die will ich hier nicht alle abarbeiten und erläutern, ich
will vielmehr zum eigenen kritischen Beurteilen anregen. Kleines
Beispiel gefällig? Sehr beliebt bei diversen Themen ist immer die
Umweltverschmutzung, die für Vieles als Sündenbock herhalten
muss. Manch einem wird noch die DDR soweit vertraut sein,
um einen erstaunlichen Sachverhalt nachvollziehen zu können.
Umweltschutz existierte in der DDR nicht als politisch relevan-
tes Thema, entsprechend war in den Städten mit Großindustrie
oder Braunkohleabbau die Luft sehr schlecht. Vermeintlich beste
Voraussetzungen für Allergien – so war es aber nicht! Die Allergien tauchten im Osten erst als Thema auf, als die Mauer fiel.
Also musste eine neue Ursache herhalten, und zwar die „westliche" Ernährung mit entsprechenden ungesunden Zusatzstoffen;
irgendeine Sau muss immer durchs Dorf gejagt werden. Was ich
damit sagen will – wir wissen nur ansatzweise, wie das alles zusammenhängt. Vermutlich spielen auch vererbte Gene eine wichtige Rolle.

Bei einem Zahnarztbesuch kommen Sie, je nach Behandlung,
mit diversen metallischen und nichtmetallischen Materialien in
Berührung. Deshalb wird ein achtsamer Zahnarzt Materialunverträglichkeiten bei Ihnen abfragen. Keine Sorge, er geht nicht
davon aus, dass Sie die alle wissen. Vielleicht haben Sie ja noch
nie eine allergische Reaktion an ihrem Körper wahrgenommen.
Oft treten Allergien auch erst mit zunehmendem Alter auf. Sie
können zwanzig Jahre lang nie eine Pollenallergie gehabt haben
und plötzlich werden Sie davon geplagt – unergründliche Welten
unseres Körpers. Nicht immer erklär- und direkt lösbar – für
eine notwendige Zahnbehandlung muss aber ein Weg gefunden

werden. Bei unklarem Sachverhalt kann Ihr Zahnarzt einen Allergietest veranlassen, entweder bei einem Spezialisten, oder er hat selber die Möglichkeit in der Praxis. So arbeiten manche Mediziner, meistens Heilpraktiker, zum Beispiel mit der Elektroakupunktur, um Materialunverträglichkeiten festzustellen. Eine Methode aus der Alternativmedizin, die in der Schulmedizin, wie meistens, auf Ablehnung stößt. Wie immer, seien Sie mündig und entscheiden Sie selbst.

Die Dentalindustrie drängt mit immer neuen Materialien auf den Markt, Korrelationen sind oft nur eingeschränkt erforscht. Als das Amalgam in Verruf geriet, waren plötzlich Kunststoffe sehr gefragt, die, wie mittlerweile bekannt ist, Ursache vieler Allergien sind. Häufig kommen auch Nickel-Allergien vor. Im Prinzip kann jedes Metall, das im Mundraum verwendet wird, Probleme wie Schwellungen, Ausschläge, Entzündungen und sogar asthmatische Reaktionen auslösen. Weitere Allergieauslöser sind beispielsweise Desinfektionsmittel und Betäubungsmittel. Sehr bewährt hat sich bei Allergikern metallfreier Zahnersatz wie Keramik und Zirkonoxid, insbesondere für Implantate.

HEILPRAKTIKER UND ZAHNÄRZTE

Ideal, wenn beide Berufsgruppen zusammenarbeiten – zumindest aus Sicht der Patienten wäre es oft wünschenswert. Medizinrechtlich betrachtet haben Heilpraktiker und Zahnärzte klar abgetrennte Bereiche, in denen sie sich um die Gesundheit von Menschen kümmern dürfen. Ein Beispiel gefällig? Angenommen, sie haben Magen-Darm-Probleme, die vermutlich auf eine Parodontitis zurückzuführen sind. Dann darf der Heilpraktiker zwar die Symptome im Darm behandeln, er darf aber nichts im ursächlich verantwortlichen Mund-Kieferbereich diagnostizieren. Das ist nur dem Zahnarzt erlaubt. Der leidende Patient ist dabei der Dumme, weil der Zahnarzt keine Folgeerkrankung in anderen

Körperregionen kurieren darf und der Heilpraktiker darf nicht den Mundraum behandeln. Letzterer darf im Mund nur nach Auslösern für eine Krankheit in einer anderen Körperregion suchen, ansonsten ist der Mund-Rachenraum das exklusive Hoheitsgebiet der Zahnärzte. Das ist fein säuberlich juristisch geregelt. Vermutlich einer der Gründe, warum es einige Zahnärzte gibt – Allgemeinmedizinern ist dies nicht erlaubt – die auch anerkannte Heilpraktiker sind. Ich glaube, dass die Mehrzahl der Ärzte ihren Beruf aus der inneren Überzeugung heraus, den Menschen zu helfen, ergriffen haben.

An Bedeutung gewann der Heilpraktiker im Zusammenhang mit Zähnen, als die seit bereits 150 Jahren verwendeten Amalgamzahnfüllungen in Verruf gerieten. Bei der Freisetzung von Quecksilber aus dem Amalgam kann es zu diversen Belastungen (siehe entsprechendes Kapitel in diesem Buch) des Körpers kommen. Viele Heilpraktiker bieten Amalgamausleitungen an. Diese erfolgen üblicherweise, nachdem entsprechende Füllungen mit dem schädigenden Schwermetall vom Zahnarzt entfernt wurden. Amalgam besteht zu etwa 50% aus dem hochgiftigen Quecksilber. Dies kann sich, wenn es aus den Zahnfüllungen abgegeben wird, im ganzen Körper in Organen, Knochen und Gehirn einlagern und den Organismus und dessen Abläufe schädigen. Besonders betroffen davon sind die Nieren und die Hypophyse. Der entsprechend spezialisierte Heilpraktiker kann bei der Ausleitung auf diverse Verfahren und Mittel zugreifen. So gibt es Präparate wie zum Beispiel die Chlorella-Alge, welches das Schwermetall zu binden vermag, so dass es über den Darm ausgeschieden werden kann. Entsprechende Wirkung sollen Bärlauch, Petersilie und Koriander entfalten. Auch über Infusionen können Entgiftungen initiiert werden. Bewährt haben sich das Spurenelement Zink, die – auch im menschlichen Körper vorkommenden – Aminosäuren Taurin und Glutathion. Außerdem Ozon, welches die Enzyme zu aktivieren vermag, die durch Schwermetalle blockiert worden sind. Gut ist beim Zahnarzt, dass eine Zusammenarbeit mit Heilpraktikern grundsätzlich erlaubt ist! Das ist eine Gelegenheit für Sie als Patient. Immerhin kann es sich lohnen, „Randbereiche" wie die Homöopathie und die Chinesische Medizin im Blick zu halten. Die Heilkunst wie die Wissenschaft bleibt nie stehen, auch wenn Irrwegen nie auszuschließen sind. Und wer weiß schon, wie Mediziner in hundert Jahren auf unsere heutigen Diagnosen und Behandlungsmethoden schauen?

DER BADER UND BARBIER

Vom Ursprung her waren Bader seit dem 12. Jahrhundert Besitzer von Badestuben und durften sogenannte niedere Chirurgie betreiben und Kunden rasieren. Daraus entwickelte sich ab dem 13. Jahrhundert der Berufsstand der Barbiere, die Zahnprobleme behandelten. Zu jener Zeit waren zahnärztlichen Behandlungen von großem Aberglauben geprägt. Denn die in Latein abgefassten Schriften zur Zahnheilkunde konnten diese „Handwerker" natürlich nicht lesen. So waren Bader und Barbiere sogenannte Handwerkschirurgen oder auch Wundärzte. Da sie Kranke berührten, wurden sie häufig den sogenannten „unehrenhaften" Berufen zugerechnet und waren bis ins 16. Jahrhundert hinein in keiner Zunft organisiert.

Je nach Land durfte ein Barbier unterschiedlich viele Leistungen anbieten. In England konnte er neben dem „Zähne ziehen" auch Aderlässe durchführen und die Haare schneiden.

Im 18. und 19. Jahrhundert entwickelte sich zunehmend der Beruf des Zahnarztes mit entsprechenden Ausbildungsstätten. Allerdings war in Deutschland noch im 19. Jahrhundert die Zahnheilkunde für einen Akademiker mit medizinischer Ausbildung von geringer Bedeutung und wurde von diesem nicht praktiziert. Bader beziehungsweise Barbiere, auch „Ärzte der kleinen Leute" genannt, kümmerten sich wie bereits seit Jahrhunderten weiterhin um die Zähne der Menschen und waren entsprechend bis ins 18. Jahrhundert wichtige Gehilfen der akademischen Ärzteschaft. Sogenannte Zahnreißer übten ihr Metier sogar auf Jahrmärkten aus. Die Berufsbezeichnung „Barbier" verschwand 1934, allerdings durfte von ihnen noch bis 1952 Zähne gezogen werden.

SURVIVALGUIDE NELKENÖL

Parfümeure und Köche lieben es, das Nelkenöl. Grund ist der intensive Geruch, der aufgrund des hohen Anteils an ätherischen Ölen entsteht. Gewürznelken sind vielseitig, sie wirken entzündungshemmend, betäubend, desinfizierend und antibakteriell. Verantwortlich dafür ist der hohe Anteil an dem ätherischen Öl Eugenol. Nelkenöl wurde bereits im Mittelalter als Heilmittel verwendet. Wie bei jeder Substanz kommt es auf die Dosierung und die individuelle Konstitution an. Das Öl kann auch Hautreizungen und Allergien auslösen. Wer Reaktionen befürchtet, sollte das Öl wenigstens mit Wasser verdünnen.

Bewährt hat sich Nelkenöl bei Zahnschmerzen und Zahnfleischentzündungen. Es wird unverdünnt, niedrig dosiert aufgetragen und mindert aufgrund der betäubenden Eigenschaften die Schmerzen. Bakterien und Pilze werden in kurzer Zeit beseitigt, was bei einer Parodontitis helfen kann. Das Eugenol wirkt vorbeugend gegen Entzündungen im Rachenraum und verhindert Mundgeruch. Aber Vorsicht bei oraler Einnahme! Ein Zuviel kann sogar zu Vergiftungen führen. Schwangere sollten auf Nelkenöl verzichten, da es anscheinend Wehen auslösen kann. Die gleichzeitige Einnahme von gerinnungshemmenden Medikamenten ist nicht ratsam.

Wer Zahnschmerzen hat, kommt trotzdem nicht um den Zahnarztbesuch herum. Nelkenöl lindert zwar Schmerzen, deren Ursache kann es aber nicht beseitigen. Es hilft eben nur zur Überbrückung und zur Linderung der Qualen. Wer kein Öl zur Hand hat, kann sich auch eine Gewürznelke aus der Küche nehmen und sie kauen, damit das Öl freigesetzt wird. Nicht verwenden darf man die sogenannten Duftöle, wie sie für Raumduftlampen genutzt werden, denn das sind Mischungen aus verschiedenen Ölen, die sich nicht für die Behandlung von Entzündungen im Mundrachenraum eignen. Der Kontakt mit den Duftölen kann insbesondere für Kleinkinder lebensgefährlich sein.

ÖLZIEHEN GEGEN PARODONTITIS UND AROMATOGRAMM

Es gibt unzählige Studien, welche die Wirksamkeit ätherischer Öle zur Bekämpfung von krankmachenden Bakterien und Viren beweisen, unter anderem im Mund-Rachenraum. Sie können Entzündungen stoppen und das Immunsystem stärken. Damit bewähren sie sich als Alternative oder Ergänzung zur Behandlung mit Antibiotika. Die Auswahl an ätherischen Ölen ist riesig, da gilt es, das individuell passende herauszufiltern. Zu diesem Zweck wurde das Aromatogramm entwickelt. Basis dafür ist ein Abstrich aus dem Mundraum, der von einem Zahnarzt durchgeführt werden kann. Der Abstrich geht in ein spezialisiertes Labor, wo die Wirksamkeit verschiedener Öle auf die vorliegenden Keime geprüft wird. Aus den geeigneten Ölen können dann Lösungen, Kapseln oder Salben in darauf spezialisierten Apotheken hergestellt werden.

Eine alte unkomplizierte und vor allem kostengünstige Methode für das Entgiften unseres Körpers ist das sogenannte Ölziehen. Beschrieben wird es bereits in der Ayurvedischen Lehre vor 5000 Jahren. Demnach hilft es bei sehr vielen Beschwerden, von Migräne, Herzkrankheiten, Arthritis bis hin zu Asthma, Diabetes und Hormonstörungen; und eben auch im Mund-Rachenraum. Bekannt in den westlichen Ländern wurde diese aus Asien stammende Methode erst in den 1990er-Jahren. Aber schon bald gehörte es bei entsprechend aufgeschlossenen Menschen zum reinigenden Morgenritual für die Befreiung des Körpers von Bakterien. Diese werden vom Öl leicht aufgenommen. Gut erforscht wurde im Laufe der Jahre die Wirkung des Ölziehens für die Zahnfleisch- und Mundgesundheit. Wichtig ist dafür, das Öl mindestens zwanzig Minuten im Mund wirken zu lassen. So kann es in die letzte Lücke und Zahnfleischtasche vordringen und schädliche, zum Beispiel Karies verursachende Bakterien, beseitigen. Auch Zahnbeläge lassen sich reduzieren. Beim Durchspülen der Zahnzwischenräume und der Mundhöhle wird zudem das Zahn-

fleisch gesundheitsfördernd massiert. Das unterstützt die Durchblutung und die Selbstheilungskräfte, so dass die Entstehung von
Parodontitis eher unwahrscheinlich wird. Da Bakterien aus dem
Mundraum im Körper Schäden verursachen können, macht sich
die entgiftende Wirkung im kompletten Organismus bemerkbar
– ob Sie wollen oder nicht.

Ich rede hier immer von „Öl" – „was für eines darf es denn
sein?", fragen sie. Ob Sie einen Abstecher in die Apotheke machen
müssen? Die Antwort: Nicht nötig. Sie werden sicher irgendein
geeignetes Öl bei sich im Küchenschrank haben. Da bieten sich
etwa an: Sonnenblumenöl, Sesamöl, auch Kokosöl oder Olivenöl;
bestenfalls Bio-Qualität. Davon einen Esslöffel gleich morgens auf
nüchternen Magen in den Mund nehmen (ohne vorher Wasser
zu trinken). In dem Sie es durch die Zähne spülen, ziehen und
saugen, treiben Sie das Öl ganz entspannt durch Ihren Mund.
Nach etwa zwanzig Minuten wird die Flüssigkeit milchig und
dünnflüssig, sie hat emulgiert, und man sollte sie ausspucken.
Auf keinen Fall schlucken, denn im Öl befinden sich jetzt jede
Menge Bakterien und Toxine, die Sie loswerden können!

Zu Beginn müssen sich die meisten Menschen erst zu der Prozedur des Ölziehens überwinden. Nehmen Sie also lieber gleich das
Öl, das Ihnen am besten schmeckt. Hauptsache, es ist kalt gepresst
und von guter Qualität. Sie müssen sich ja nicht noch zusätzlich
mit einem schlechten Geschmack quälen. Wer eine Parodontitis-
Behandlung hinter sich hat, kann die Regeneration und Heilung
mit dieser Methode bestens unterstützen. Das Zahnfleisch wird
straffer und es blutet nicht mehr so leicht.

Kritiker geißeln diese Methode natürlich gerne als unwissenschaftlich, reden gar von einem Placebo-Effekt, aber schließlich
zählt das Ergebnis und das bestätigt der oft wiederholte, erfolg-
reiche Einsatz. Letztlich aber sollte es sich bewähren in Ihrer
persönlichen Erfahrung. Aber – das Zähneputzen ist weiterhin

sinnvoll und sollte nicht vollends durch das Ölziehen ersetzt werden. Sehen Sie es einfach wie eine gute Therapie-Methode. Und danach putzen Sie wie gewohnt...

KREIDE FRESSEN ODER NATRON?

Eine lockere Redewendung mit einer abweichenden Bedeutung, die vielleicht Mancher kennt. Aber Kreide würde ich im wortwörtlichen Sinne nicht unbedingt fressen. Denn die besteht heutzutage eben nicht mehr nur aus Schlämmkreide. Bei der handelsüblichen Tafelkreide ist immer Gips beigemischt.

Menschen, die gerne backen, kennen Natron als Treibmittel in Backpulver. Bereits 1840 entdeckte man diese Substanz und bald wurden auch die heilenden Eigenschaften erkannt. So kann es bei grippalen Infekten und chronischen Erkrankungen helfen und wirkt entzündungshemmend. Manch Einem wird es auch als altes Hausmittel gegen Sodbrennen vertraut sein. Sogar in der Krebstherapie kann es helfen, wobei das natürlich wie immer gerne von der Schulmedizin als unwissenschaftlich und nicht bewiesen abgewertet wird. Auch eine Übersäuerung des Körpers kann krebsfördernd sein.

Grund für die Wirkung des Natrons ist der basische Charakter, es hat also einen hohen pH-Wert. Kranke Menschen sind meistens übersäuert und haben einen niedrigen pH-Wert in ihrem Körper. Wer Natron zu sich nimmt, kann damit die Säuren ausgleichen, indem diese in Salze umgewandelt werden. Dadurch steigt der pH-Wert. Unser Körper hat sensible Regelkreise, die auf kleinste Abweichungen reagieren. Die verschiedenen Organe und Flüssigkeiten in unserem Körper benötigen ein geeignetes Milieu, um optimal ihre Aufgaben im Organismus erfüllen zu können. Der normale pH-Bereich unseres Blutes ist zwischen 7,36 und 7,44 angesiedelt. Unser Magen hat einen pH-Wert zwischen eins und vier, also sehr sauer, unser Dünndarm aber über acht.

Mundspülungen aus dem in der Natur vorkommenden Natrium-hydrogencarbonat helfen sogar bei Mundgeruch und auch die Karies hat weniger Chancen. Kein Wunder, denn das bei krank-machenden Bakterien beliebte saure Milieu wird beseitigt. Vom Zähneputzen mit Natron würde ich allerdings abraten, obgleich es zu strahlend weißen Zähnen führt, denn es kann den Zahn-schmelz angreifbarer machen. Wer gerne mit einer natürlichen Substanz wie Natron seinem Körper etwas Gutes tun möchte, sollte mit dem Arzt seines Vertrauens darüber sprechen. Der kennt Ihre individuellen Befindlichkeiten und weiß, wo Sie ge-sundheitlich aufpassen müssen. Denn wie so häufig kommt es eben auch auf die Dosierung an, ein „Zu viel" kann unangenehme Nebenwirkungen hervorrufen.

Ein gesunder Körper ist in der Lage, sich bei vielen Problemen selbst zu helfen, wir merken es nicht einmal. So wird er dank eines guten Puffersystems die Säuren und Basen bei der Nahrungsauf-nahme ausgleichen und dadurch den pH-Wert im Körper konstant halten. Das lässt auch die beliebten Säure-Basen-Diäten als frag-lich erscheinen. Das heißt jetzt nicht, dass man so viel Fleisch – was die Säurebelastung im Körper stark erhöht – essen kann, wie man will, ganz nach dem Motto: der Körper wird's' schon richten; die Nieren müssen trotzdem mehr Säure ausscheiden. Das führt zu erhöhten Cortisol-Werten (Stresshormon!) und entsprechend im Lauf der Zeit zu erhöhtem Blutdruck. Ausgeglichene Ernäh-rung ist sicher am gesündesten, also einfach das Gemüse bei einer Mahlzeit nicht „links liegen lassen", dann bekommt der Körper genügend basische Nährstoffe. Alles ganz schön komplex... so wird nachvollziehbar, wie unsinnig rein singuläre Betrachtungen von Krankheitssymptomen sind, anstatt den Menschen als Ganzes in seiner Umwelt zu sehen. Das könnte ich vermutlich wie ein Mantra ans Ende von jedem Kapitel schreiben...

Kosten und Versicherung

GEIZ IST GEIL?

Viele von uns haben es mittlerweile verinnerlicht; wenn wir nicht aufpassen, bekommen wir von unserem Zahnarzt garantiert eine überteuerte Rechnung. Aber wir sind dann „schlau" und wollen das nicht mit uns machen lassen – dank Internet sind wir stets gut informiert. Wir suchen und finden eine Praxis, bei der wir die Zahnplombe tatsächlich 30% billiger bekommen, sogar in Deutschland. Was wir in dem Fall nicht berücksichtigen, ist, dass wir vielleicht nach so einer „preiswerten" Behandlung bald wieder zum Zahnarzt müssen. Eventuell bekommen wir dann zu hören, dass unser Gebiss vielen äußeren Faktoren ausgesetzt ist, auch die Lebensumstände Auswirkungen haben und deshalb so schnell erneut Probleme am gleichen Zahn auftreten. Das stimmt grundsätzlich immer, da sagt ein Zahnarzt nichts Falsches! Zähne, Kiefer und Zahnfleisch sind kein totes Material, es reagiert genauso wie unser restlicher Körper. Wer die vorherigen Kapitel in diesem Buch gelesen hat, weiß, dass der Zahnarzt da aber sehr wohl so Manches beeinflussen kann.

Seitens der Krankenkasse gibt es zu vielen zahnärztlichen Vorgängen einen genauen Kostensatz, in welchem der Patient Zuzahlung leisten muss. Ein Zahnarzt, der sich genau daran hält, macht nichts falsch. Die Frage ist zunächst, ob die gewählte Behandlung Ihr Problem optimal lösen kann. Es fängt bei der Wahl des Zahnfüllmaterials an: Wie gut ist es für mich als Individuum geeignet, wie genau wird das vorab geprüft? Auch bei Implantaten und Kronen gibt es gewaltige Unterschiede hinsichtlich der Verträglichkeit. Und präzises Arbeiten ist selbstverständlich das Maß der Dinge beim Zahnarzt. Wie wird ein Kariesloch vor dem Einsetzen der Füllung behandelt, wie wird es ausgekleidet und dann natürlich, wie exakt sitzt eine Füllung und schließt ohne Randspalt mit dem Zahnschmelz ab? Werden die Zahnhöcker im Zahn exakt an die Kauflächen des Gegenzahns angepasst? Wird also der stimmige Biss nach der Behandlung genau geprüft und durch feinstes Abschleifen wieder „feinjustiert"?

Ob mir der Arzt die Spritze in fünf Sekunden auf einmal „reinhaut" oder in mehreren Portionen über mehrere Minuten verteilt einspritzt, darüber kann man sicher streiten, denn dadurch entstehen natürlich allein schon vom Zeitaufwand zusätzlich Kosten. Es ist ja nicht jeder so sensibel wie ich... komisch, beim letzten Zahnarzt war ich nach zehn Minuten wieder draußen, diesmal hat es 45 Minuten gedauert. Am besten den Zahnarzt fragen, was er alles gemacht hat!

Nur als kleines Beispiel: Das Aushärten mit Licht der einzelnen Schichten bei einer Füllung. Der Zahnarzt kann **kleine Schichten** aufbauen und diese jeweils 60 Sekunden aushärten oder große Schichten legen und nur ein paar Sekunden härten. Das macht dann schnell zehn Minuten Unterschied bei einer Füllung. Wenn Sie bedenken, dass eine Minute Behandlung in München in einer Praxis schon über 8€ kosten kann, dann erklären sich selbst **Preisunterschiede** von 50-100 € für eine Füllung schnell...

„Geiz ist geil" mag ein guter Werbespruch sein, aber für meine Gesundheit möchte ich ihn lieber nicht anwenden. Zahnarzt ist nicht gleich Zahnarzt, und Zahnbehandlung nicht gleich Zahnbehandlung. Im Endeffekt bleibt es Vertrauenssache und idealerweise eine lang andauernde feste Arzt-Patientenbeziehung.

PRIVATPATIENTEN KRIEGEN ALLES BEZAHLT

Tja, das wäre wirklich schön. Auch die private Krankenkasse arbeitet unter rein wirtschaftlichen und gewinnorientierten Gesichtspunkten. Für Ihre Versicherung ist Ihre Behandlung ein Schadensfall. Geschenkt wird einem daher nichts! In Deutschland sind fast alle Menschen krankenversichert. Die Meisten haben eine gesetzliche Krankenkasse, die für die sogenannte Regelversorgung aufkommt. Die Behandlung unterliegt dem Wirtschaftlichkeitsgebot. Ich zitiere wörtlich: "...ausreichend, zweckmäßig und wirtschaftlich sein. Sie darf das Maß des Notwendigen nicht überschreiten" (SGB5 §12, AOK). Überlegen Sie, was das bedeuten soll!

Beamte, Studierende, Freiberufler, Selbständige und Menschen mit einem überdurchschnittlich hohen Einkommen haben jedoch die Möglichkeit, eine private Krankenversicherung zu wählen und sie individuell gemäß den eigenen Bedürfnissen in Bezug auf die zu erbringenden Leistungen anzupassen. Sehr verlockend ist das oft für junge Menschen, weil die Beiträge deutlich niedriger als bei einer gesetzlichen Krankenkasse sind. Aber mit zunehmendem Alter steigen die Beiträge steil an, insbesondere für Frauen. Im Gegensatz zu einer gesetzlichen Krankenkasse ist bei der Privaten Versicherung nicht automatisch die Familie mitversichert. Jedes Kind muss einzeln versichert werden. Das kann teuer werden. Sicher ratsam, diese Überlegungen bei der Wahl der Versicherungsart mit in Betracht zu ziehen. Denn späteres Hin- und Herwechseln von der Privaten in die Gesetzliche, weil man jetzt eben 3 Kinder hat und da Kosten sparen möchte, ist nicht so ohne Weiteres möglich. Wer einmal die Vorzüge genossen hat, ist im Prinzip dazu verpflichtet, in der Privatversicherung zu bleiben. Aber sie hat ohne Frage ihre guten Seiten. Wenn ich weiß, dass ich besondere Wünsche hinsichtlich meiner Gesundheit habe, bin ich vielleicht da besser aufgehoben. Ich persönlich lege sehr viel Wert auf eine professionelle Zahnreinigung zweimal im Jahr. Und ich habe einige Zahnfüllungen, die ich nicht mit Amalgam ersetzt haben möchte. Sollte mir mal ein Zahn fehlen, werde ich mit Sicherheit ein Keramikimplantat wählen; meine Entscheidung, ganz klar. Wer also genaue Vorstellungen hat, sollte sich die Wahl der Versicherung genau überlegen. Für gesetzlich Versicherte gibt es als Option entsprechende Zusatzversicherungen.

Anders als gesetzlich Versicherte schließen privat versicherte Patienten direkt mit ihrem Zahnarzt einen Vertrag ab. Sie bezahlen die Rechnung also nach eigener Prüfung direkt an den Arzt. Diese Rechnung wird ihnen je nach Vertragsgestaltung anteilig von der Versicherung erstattet. Eine komplette Erstattung kommt selten vor. Ein kleiner Vorteil noch am Rande; die Höhe der Leistung ist bei der privaten Krankenversicherung nicht abhängig von Eintragungen in einem Bonusheft. Also kein Problem, wenn Sie mal ein Jahr den Kontrollbesuch beim Zahnarzt versäumt haben.

WARUM SO VIEL PAPIERKRAM?

Sie kennen das sicher auch, wenn Sie in den letzten Jahren bei einem Zahnarzt waren. Üblicherweise bekommen Sie zuerst Einiges durchzulesen, müssen diverse Fragen zu Ihrer Gesundheit und zu eingenommenen Medikamenten beantworten und so Einiges unterschreiben. OK, es ist nicht mehr unbedingt in Papierform, sondern auf einem Tablet, aber es werden gefühlt immer mehr Seiten. Die Bürokratie in Arztpraxen ist in den letzten Jahren überproportional gewachsen, habe ich mir sagen lassen. Dann natürlich auch der Datenschutz; bei jeder Kleinigkeit muss ich jedes Mal meine Einwilligung geben. Sogar, ob man mich mit einer Terminerinnerung anschreiben darf. Ich bin ein großer Freund von Datenschutz, aber Manches ist für mich einfach übertrieben. Und wenn eine Behandlung notwendig ist, bekomme ich seitenlange Beschreibungen, selbst wenn nur eine Teilkrone gemacht werden soll. Natürlich alles mindestens in doppelter Ausfertigung. Der normale Patient versteht vom dem, was da geschrieben steht, sowieso kaum etwas, es soll ja auch an die Krankenkasse weitergereicht werden wegen der Kostenübernahme. Wenn ich mir die detaillierten Beschreibungen durchlese, komme ich mir wie bei der Autoinspektion vor, da ist es mittlerweile genauso; jede Menge Papier, auf dem jedes Schräubchen aufgeführt wird.

Ja, es gibt überall, auch unter Ärzten, schwarze Schafe, und vielleicht – ich weiß es nicht – waren sie in den oft zitierten 1980er-Jahren recht häufig vorhanden; trotzdem glaube ich, dass es die meisten Ärzte, und da schließe ich Zahnärzte mit ein, wirklich gut mit mir meinen und mir die bestmögliche Behandlung angedeihen lassen wollen. Ihr Zahnarzt wird Ihnen sicher gerne genau erklären, warum er eher zu diesem oder zu jenem Material bei der Behandlung rät. Und welche Vorteile vielleicht eine Behandlung mit Lachgas haben kann. Sie haben dann die Wahl.
Bei den Krankenkassen scheint mir die richtige Entscheidung weniger offensichtlich. Oft geht es da wohl eher um finanzielle Einsparungen – so meine persönliche Meinung! Natürlich kann es von Krankenkasse zu Krankenkasse verschieden sein. Aber – Sie können davon ausgehen, Ihr Zahnarzt gibt Ihnen nicht zu seinem Vergnügen so viel zum Lesen, er ist vielmehr per Gesetz dazu verpflichtet. Sollte er sich diese Texte nicht von uns Patienten unterschreiben lassen, kann er gegebenenfalls ein rechtliches Problem bekommen. Denn es gibt anscheinend auch weniger „nette" Patienten, die das bewusst ausnützen, wenn nicht vorab jeder Aspekt einer Behandlung im Detail aufgelistet und beschrieben wird. Das ist leider Realität; da geht es zuweilen um Beträge von etwa 30 Euro, die dann ein Patient nicht bezahlen will. Das konnte es kaum glauben, habe es mir aber schwarz auf weiß zeigen lassen. Seien Sie also in Zukunft verständnisvoll, wenn es wieder einmal viel zu viel jn der Zahnarztpraxis zu lesen und zu unterschreiben gibt.

MEIN ZAHNARZT FÄHRT PORSCHE

Fährt Ihr Zahnarzt etwa keinen Porsche? Denken Sie, dass er sich den nicht leisten kann? Und noch wichtiger die Frage; gönnen Sie ihm das, wenn er so einen Sportwagen fährt? In den letzten Jahrzehnten mussten speziell Zahnärzte viel Missgunst aushalten in Bezug auf ihr Einkommen; dies mit der Folge, dass insbesondere die kassenzahnärztlichen Leistungen tendenziell verringert und die administrativen Anforderungen ausgeweitet wurden. Keine Zahnarztpraxis kommt heutzutage noch ohne ein hochkomplexes, auf Zahnärzte zugeschnittenes Softwareprogramm aus. Der Patient muss bei jedem Praxisbesuch diverse Formulare unterschreiben und jeder kleinen Behandlung geht oft ein seitenlanger Kostenvoranschlag (Heil- und Kostenplan) für die Krankenkasse voraus – die ihn dann überprüft hinsichtlich der Punkte, welche für zweckmäßig und welche als unwirtschaftlich erachtet werden

Ich halte die Betrachtung des geldgierigen und reichen Zahnarztes für nicht angebracht, jedenfalls nicht heutzutage. Da ich selbst ein solcher nicht bin, erlaube ich mir diese freie Meinung. Ich will die bestmögliche Behandlung und vertraue meinem Zahnarzt, dass ich sie von ihm bekomme. Meine Krankenkasse fände es ja in Ordnung, wenn ich eine Zahnplombe aus Amalgam bekomme, dafür werden die Kosten übernommen. Aber ist das wirklich die beste Lösung für meine Gesundheit? Ich habe mich mal „schlau" gemacht, was an dem Einsetzen einer Zahnplombe oder am Zahnziehen verdient wird. Handwerkerlöhne sind jedenfalls höher, das kann ich versichern. Schauen Sie nach, wenn Sie mir nicht glauben. Also mein Zahnarzt fährt eine geräumige Familienkutsche, soviel weiß ich. Aber ich kenne drei Handwerker aus meinem persönlichen Umfeld, die einen Porsche in der Garage stehen haben. Sie fahren damit natürlich nicht zu ihren Kunden, insofern ist der Besitz nicht so offensichtlich. Wer vermutet schon diesen „Luxus" bei seinem Klempner, seinem Dachdecker oder seinem Fliesenleger. Ja, Vorurteile sind hartnäckig. Auch ein Universitätsprofessor verdient, an der Kaufkraft gemessen, heute nur noch einen Bruchteil dessen, was er vor 100 Jahren als Gehalt bekommen hat; weiß aber kaum jemand.

ICH KANN MIR ZAHNARZT NICHT LEISTEN

Jeder Beruf hat sein Image. Menschen in der Werbung sind moralisch bedenklich, weil sie Andere manipulieren. Lehrer wissen immer alles besser und meinen, auch privat, einen Jeden belehren zu müssen. Und Zahnärzte – die wollen einen sowieso nur abzocken. Hier geht es nun nur um den Zahnarzt und es ist schon erstaunlich, warum er sich als einziger Mediziner bezüglich Kosten immer rechtfertigen muss. Bei vielen Hautärzten gibt es jede Menge zuzahlungspflichtige Therapien, wird das als kostenmäßiges Problem gesehen? Wenn wir einen Radiologen für ein CT oder MRT aufsuchen, würden wir da auch überlegen, ob das zu teuer ist? Da stehen sehr teure Geräte herum, die finanziert werden müssen. In einer Zahnarztpraxis steht heutzutage ebenfalls ein kleines Vermögen. Als Laie kann man sich kaum vorstellen, was die Einrichtung eines Behandlungszimmers mit dem Stuhl und den ganzen angeschlossenen Geräten kostet – das mal als überlegenswerter Gedanke. Aber für Sie als Patient ist trotzdem nur wichtig, dass Sie sich eine gute zahnärztliche Behandlung leisten können.

Woraus setzen sich nun die Kosten beim Zahnarzt zusammen? Das zahnärztliche Honorar ist ein Teil, das ist klar. Dazu kommen die Fixkosten für den Geräteeinsatz und das Personal, die Materialkosten und die Kosten im Dentallabor. Eine gesetzliche Krankenkasse übernimmt etwa 50 % für Kosten der Regelversorgung, den sogenannten Festzuschuss. Mit einem Bonusheft, das den regelmäßigen jährlichen Kontrollbesuch beim Zahnarzt bestätigt, können die Zuschüsse 20 – 30% mehr betragen. Mit einer guten Zahnzusatzversicherung lässt sich der Eigenanteil an einer Zahnarztrechnung weiter verringern. So betrachtet sieht das doch gar nicht mehr so schlimm aus. Und wer Geringverdiener oder Harz IV – Empfänger ist, unterliegt der Härtefallregelung, die aber vor einer Behandlung zu beantragen ist. In dem Fall zahlt die Kasse den doppelten Festzuschuss.

Manchmal kann man sich des Eindrucks nicht erwehren, dass, weil man den Zahnarztbesuch scheut, einfach vorgeschoben wird, man könne sich solche zahnmedizinischen Behandlungen finanziell nicht leisten. Ängstliche Patienten vermeiden ihn entsprechend jahrelang. Dann kommen irgendwann Schmerzen oder eine Zahnfleischentzündung...
Ein Bonusheft gibt es verständlicherweise nicht und eine Zusatzversicherung ist ebenfalls eher unwahrscheinlich. Ja, nun kann es tatsächlich teuer werden! Aber seien wir ehrlich, wir sind selber schuld. Vermeiden lässt sich das natürlich, wenn wir alles für unsere Zahngesundheit getan haben; also regelmäßig Zähne geputzt und auch die Zahnzwischenräume täglich gereinigt haben. Es soll so glückliche Menschen geben, die tatsächlich nie einen Zahnarzt benötigen. Zu beneiden, aber für alle anderen gilt – sie werden um regelmäßige Zahnarztbesuche nicht herumkommen. Sie können es immer wieder aufschieben, mehr aber auch nicht.

Entgegen manchen anderslautenden Berichten in Medien ist es übrigens nicht so, dass der Zahnarzt ihnen beliebig hohe Rechnungen stellen darf. Es gibt da sehr genaue Regelungen seitens der gesetzlichen Krankenkassen, an die sich ein Zahnarzt zu halten hat. Kostenmäßig vorsichtig müssen Patienten nur sein, wenn es um Zusatzleistungen geht, die sie selbst zahlen müssen. Das ist vom zu Behandelnden jedoch immer gesondert zu unterschreiben, das kommt nicht ohne Ankündigung auf ihn zu. Es ist wohl gut nachvollziehbar, dass eine Goldkrone nicht unbedingt eine kassenärztliche Leistung ist, sie ist schließlich nicht notwendig.

Und es gibt ja entsprechendes Material, das von der Krankenkasse bezahlt wird. Wer einen besonderen Zahnersatz, zum Beispiel anstatt einer Brücke lieber ein teureres Implantat haben möchte, der kann sich dies natürlich immer mit Hilfe eines Kredits gönnen – so wie es bei der Anschaffung eines Autos schon lange üblich ist. Ihr Gebiss und Ihre Gesundheit müssen Ihnen eben wichtig genug sein. Um es nochmals ganz klar zu sagen; unser Sozialsystem in Deutschland sorgt dafür, dass kein Mensch mit Zahnlücken herumlaufen muss. Jeder hat das Recht und die Möglichkeit, einen passenden Zahnersatz zu erhalten und bekommt je nach finanzieller Situation eventuell sogar alle entstehenden Kosten erstattet. Nur die etwas anspruchsvolleren Wünsche müssen wir selbst finanzieren.

Behandlungskosten, die ein Patient privat tragen muss, richten sich nach der Gebührenordnung für Zahnärzte. Darin gibt es sogenannte Steigerungssätze, mit denen einen Honorar multipliziert wird. Damit kann ein Zahnarzt den individuellen Zeitaufwand sowie besondere Schwierigkeiten und Komplikationen berücksichtigen. Auch diese Werte sind im Kostenvoranschlag aufgeführt. Auf jeden Fall lohnt es sich immer, zu fragen, ob der Zahnarzt auch eine Regelung mit Teilzahlungen ermöglicht. Das wird mittlerweile recht oft sogar direkt angeboten. Wichtig ist, dass Ratenzahlungen vor der Behandlung mit dem Arzt abgestimmt werden und nicht erst danach. Deshalb immer erst lesen, bevor man unter ein Schreiben die Unterschrift setzt – auch wenn es lästig ist. Wenn alles, inklusive der Labor- und Materialkosten, in einem Heil- und Kostenplan dargelegt ist und mit dem Zahnarzt abgestimmt wurde, sind böse Überraschungen rar. Denn sollte eine Behandlung plötzlich doch umfangreicher werden und mehr als 20 % vom Kostenvoranschlag abweichen, dann muss – nicht kann – der Patient einen neuen Heil- und Kostenplan bekommen. Das ist gesetzlich so geregelt. Und bitte, bei all dem nie vergessen; ein Zahnarzt hat es sich zur Lebensaufgabe gemacht, Menschen zu helfen. Entsprechend ist er bemüht, seinen Patienten eine bestmögliche gesundheitliche Versorgung zu bieten!

KASSENLEISTUNG NACH REGELKATALOG

Kassenleistungen sind eine Sache für sich. Es ist genau geregelt, was in welchem Umfang von ihrer Krankenkasse bezahlt wird. Grundlage dieser Berechnung ist der kostenlose standardisierte Heil- und Kostenplan, den der Zahnarzt schreibt und der bei der zuständigen Krankenkasse eingereicht wird. Er beschreibt nicht die bestmögliche Therapie für den Patienten, listet auch keine alternativen Optionen auf. Darin werden einfach die entstehenden Kosten der Behandlung gemäß den gesetzlichen Vorschriften aufgelistet. Ein wesentlicher Aspekt dabei ist, was an ihrem Gebiss behandlungsbedürftig und was behandlungswürdig ist. Klingt sehr nett, nicht wahr? Mit anderen Worten; was ist aus Sicht der Kasse wirklich nötig und hat vor allem Aussicht auf anhaltenden Erfolg. Das wiederum hängt vom Gesamtzustand des Gebisses ab. Fehlt zum Beispiel nur ein Zahn oder müssen mehrere ersetzt werden?

Bei der Höhe der kassenärztlichen Bezuschussung spielt es auch eine wichtige Rolle, ob sie regelmäßig zu den Vorsorgeuntersuchungen beim Zahnarzt gegangen sind. Dokumentiert wird dies in Ihrem Bonusheft, welches „bares" Geld für gesetzlich Krankenversicherte ist. Wer in den letzten fünf Jahren jährlich in einer Zahnarztpraxis war, bei dem erhöht sich der Festzuschuss auf 60%. Wer zehn Jahre vorzuweisen hat, der erhält sogar 65%. Der an die Kasse eingereichte Heil- und Kostenplan ist für den Zahnarzt bindend. Gibt es also Komplikationen bei der Behandlung, die mehr als eine 20%ige Steigerung der Kosten verursachen, muss der Arzt einen neuen Plan bei der Kasse vorlegen. Es geht eben nie nur um Ihre Gesundheit, sondern es spielen auch immer wirtschaftliche Aspekte eine Rolle.

Wobei in Deutschland bei vielen Zahnbeschwerden die Kosten für die Behandlung komplett oder zum Teil von der Krankenkasse übernommen werden. Das ist in anderen Ländern keineswegs die

Regel, eine normale Krone oder eine Gebissregulierung kann für den Patienten dann teuer werden. Wir in Deutschland haben es da wirklich gut!

Trotzdem gibt es natürlich für jedes zahnmedizinische Problem verschiedene kostspielige Behandlungsmöglichkeiten. Angefangen bei der Art der Betäubung; Lachgas oder gar Hypnose ist eben keine Kassenleistung, auch wenn dadurch vielleicht ein Angstpatient weniger belastet würde. Und anstatt einer NEM-Krone ist eine Gold- oder Keramikkrone möglich – wenn der Patient bereit ist, die Zuzahlung zu leisten. Von der Kasse gibt es eben nur den für die Behandlung festgelegten Festbetrag; Nichtedelmetalle sind kostenmäßig abgedeckt, Keramik und Gold nicht. Im Leistungskatalog der Krankenkassen wird exakt aufgelistet, was hinsichtlich Zahnvorsorge, Zahnfüllungen, Zahn-ersatz, Wurzel- und Parodontitis-Behandlung sowie Kieferorthopädie kostenmäßig übernommen wird. So ist ganz eindeutig, was privatärztliche Zusatzleistungen sind. Jeder Zahnarzt, der eine kassenzahnärztliche Zulassung hat, ist übrigens verpflichtet, eine entsprechende Kassenleistung für jede notwendige Behandlung zu offerieren. Wenn Sie gesetzlich versichert sind, haben Sie ein Anrecht auf eine solche Behandlung bei einem kassenzugelassenen Zahnarzt. Über die alternativen Behandlungsmethoden, die vom Patienten in der Regel persönlich zu zahlen sind, muss der Zahnarzt im Rahmen seiner gesetzlichen Aufklärungspflicht informieren. Diese werden nach der „Gebührenordnung für Zahnärzte" privat abgerechnet. Gemäß Regelversorgung im Backenzahnbereich ist eine NEM-Krone vorgesehen. Wer die gerne mit einer zahnfarbenen Verblendung haben will, muss das als gleichartige Zusatzleistung selber bezahlen. Eine andersartige Zusatzleistung wäre zum Beispiel ein Implantat, wo eigentlich eine Brücke ausreichen würde. Es lohnt sich immer, die Therapie mit dem Zahnarzt, nicht nur unter finanziellen Aspekten, genau zu besprechen. So muss zum Beispiel für eine Brücke zur Befestigung an den benachbarten Zähnen vorhandene Zahnsubstanz abgeschliffen werden. Bei einem Implantat ist das nicht nötig, denn das wird direkt im Kieferknochen verankert und die Krone darauf befestigt. Das mag manch Einer für unwichtig ansehen, die Nachbarzähne bleiben einem aber unversehrt erhalten; es ist die Entscheidung des Patienten. Vor einer großen kostenmäßigen Wahl steht der Patient etwa, wenn eine Wurzelbehandlung ansteht. Da ist alles von 100 % Kassenübernahme bis 100 % Privatleistung möglich. Die Frage ist in so einem Fall, ob der Zahn als erhaltungswürdig von der Krankenkasse eingestuft wird. Eine „Professionelle Zahnreinigung" muss der Kassenpatient immer selber bezahlen. Dafür sehen die gesetzlichen Krankenkassen keine Notwendigkeit. Wozu hat man schließlich eine Zahnbürste zu Hause? Nicht unbedingt logisch nachzuvollziehen ist dabei, dass, wenn sich erst einmal der Zahnstein festgesetzt hat, dieser Einem einmal pro Jahr auf Kosten der Krankenkasse entfernt wird. Man hätte ihn ja vielleicht gar nicht erst entstehen lassen müssen? Bei kieferorthopädischen Maßnahmen ist der Schweregrad der Zahnfehlstellung relevant für die gesetzlich geregelte Kostenübernahme. Die häufig mehrere Jahre andauernde Behandlung wird bei Kindern und Jugendlichen im Allgemeinen übernommen, wenn die Therapie bis zum erfolgreichen Abschluss vom Patienten mitgemacht wird (was nicht immer der Fall ist). Erwachsene müssen die Kosten für eine Gebisskorrektur üblicherweise selbst bezahlen.

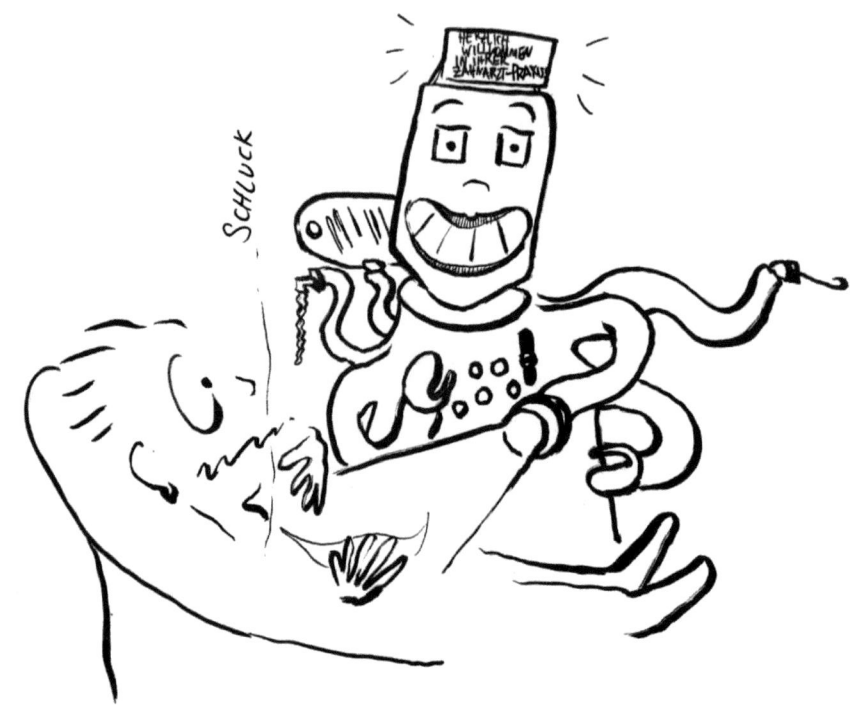

SPRECHENDE MEDIZIN? – APPARATE STATT ÄRZTE?

Maschinen sind böse und unmenschlich! Das ist natürlich genauso unsinnig, wie die Chemie immer mit etwas Ungesundem gleichgesetzt wird und Biologie immer gesund ist. Alles ziemlich unqualifizierte Vereinfachungen. Das Thema Apparatemedizin ist in den letzten Jahren zunehmend in Fokus gerückt. Vielleicht in Verbindung mit entsprechenden Erfahrungen in Arztpraxen, wo Ärzte von Zimmer zu Zimmer eilen und die Patienten kaum anschauen, weil sie derartig auf ihre Bildschirme fixiert sind; oder man wird von Arzthelferinnen erst einmal durch diverse Räume gelotst. Dort werden an Geräten einige Vorabuntersuchungen durchgeführt, ohne dass man als Patient überhaupt einen Arzt zu Gesicht bekommt, der einen nach dem Grund des Besuchs in der Praxis fragt. Da kann leicht das Gefühl entstehen, dass teure vorhandene Geräte ausgelastet werden müssen, da sie sich ja sonst nicht rechnen. Das ist nicht unbedingt vertrauenserweckend, da fühle ich mich nicht individuell wahrgenommen. Sieht man dann endlich einen Arzt von Angesicht zu Angesicht, werden einfach Symptome abgefragt und der Arzt bestimmt die aus seiner Sicht sinnvollen Medikamente. Schon ist die „Behandlung" beendet und man darf am Empfang sein Rezept abholen. Natürlich mit dem Hinweis, wieder vorbeizukommen, wenn die Krankheitssymptome nicht abklingen. Diese Praxisbesuch Beschreibung mag sehr zynisch erscheinen, aber Viele von uns haben das sicher schon erlebt. Wie ist es nun bei einem Zahnarzt?

Je nach Veranlagung redet der nicht gerade viel, auch da habe ich schon die ganze Bandbreite kennengelernt. „Machen Sie bitte weit den Mund auf." Und vielleicht noch „Weiter öffnen bitte" und dann wartet man nur noch auf das Urteil, nachdem die spitzen Gerätschaften alle Zähne „abgetastet" haben. Aber es ist besser geworden! Vielleicht liegt es daran, dass Zahnärzte im Gegensatz zu anderen Ärzten nicht allzu gerne aufgesucht werden. Könnte ja einer der Gründe sein, dass sich Zahnärzte mittlerweile mehr zu bemühen scheinen, eine persönliche menschliche Verbindung zu dem Patienten herzustellen und eine möglicherweise unterschwellig vorhandene Angst abzubauen. Klar ist, um so einige Geräte kommen wir beim Zahnarzt nicht herum, wenn am Gebiss etwas gemacht werden muss; und wir können dankbar sein über die Fortschritte bei den zahnmedizinischen Geräten. Waren Sie schon einmal in einem Museum, in dem gezeigt wird, wie Zahnmedizin vor über hundert Jahren (oder noch früher) praktiziert wurde? Vielleicht ist Teil der latenten Angst vor Zahnärzten, von der ich zu Beginn sprach, auch die Ahnung, welche Methoden einst angewandt worden, und wie schmerzhaft der Zahnarztbesuch vor gar nicht allzu langer Zeit war. Bohrer wurden mechanisch per Fußpedal betrieben. Und noch ich habe in meiner Kindheit noch mit Bohrern Bekanntschaft gemacht, die eine so langsame Drehzahl hatten, dass das Ausbohren eines Zahnes ewig dauerte. Insofern freue ich mich heutzutage durchaus über den Blick auf die Hightech-Geräte aus dem Zahnarztstuhl. Wenn der Zahnarzt diesbezüglich immer auf dem neuesten Stand ist, so ist das auch für uns von Vorteil. Zum Beispiel mit dem 3D-Röntgen, das weit mehr und eindeutigere Informationen liefern kann als das klassische Röntgen. Es muss auch nicht mehr zwingend der Kiefer aufgeschnitten werden, um das Ergebnis auf dem Röntgenbild zu verifizieren, nur weil es in 2D undeutlich bleibt. Heilprozesse nach einer Kiefer- oder Wurzelbehandlung lassen sich mit einem 3D-Scan wunderbar kontrollieren. Gegen diese Apparate werde ich also auf diesen Seiten nichts mehr einzuwenden haben. Das Problem mit der sogenannten Apparatemedizin ist, dass den Patienten die menschliche Zuwendung abhanden kommt, für die sich in den letzten Jahren der Begriff „sprechende Medizin" etabliert hat. Dies ist eine Folge des Gefühls, dass bei der Diagnose und der Therapie allein technische Geräte ausschlaggebend zu sein scheinen. Menschliche Facetten und weitere, das Krankheitsbild beeinflussende, vielleicht psychische Faktoren und Lebensumstände bleiben dabei unberücksichtigt. Vor allem Bilder von heutigen Intensivstationen in Krankenhäusern mit Beatmungs-, Dialyse- oder Ernährungsmaschinen haben den Begriff Apparatemedizin negativ, mit einem Gefühl des Ausgeliefertseins, geprägt. Wir sind immerhin Menschen und wollen jeweils wahr- und ernstgenommen werden. Bestenfalls im Gespräch, von Angesicht zu Angesicht. Wenn Ihnen das manchmal fehlt beim Zahnarzt, sprechen Sie es aus! Wenn er zu bequem ist, Ihnen etwas zu erklären oder nur mit medizinischen Fachbegriffen ankommt, so müssen Sie das künftig schlicht nicht mehr hinnehmen. Schließlich ist es wesentlich, dass Sie als Mensch sich geborgen und individuell gesehen fühlen. Auch Ihr eigenes Verständnis und Ihre Intuition – etwa wenn Sie spüren, das ist nicht richtig, wie der Arzt das angeht, ich bin nicht gut aufgehoben, oder dergleichen – sind von großer Bedeutung, zumal die Behandlung ja immerhin Ihnen gelten soll. Dem exzessiven Gebrauch von Fachbegriffen lässt sich entgegensetzen: Alles, wirklich alles, das verstanden worden ist, lässt sich auch irgendwie in einfache Worte kleiden. Heißt, ein guter Arzt schafft das!

Wir als Patienten sollten uns aber gleichzeitig bewusst sein, dass das Vergütungssystem unserer Krankenkassen leider immer noch nicht das Arzt-Patienten-Gespräch ausreichend im Leistungskatalog berücksichtigt. Es gilt leider wie fast überall; Zeit ist Geld. Insbesondere in der zahnmedizinischen Funktionsdiagnostik und -therapie, also bei Craniomandibulärer Dysfunktion, geht es gar nicht ohne eine sorgfältige Betrachtung der individuellen Krankengeschichte. Bei der gründlichen Anamnese, also dem Gespräch mit dem Arzt, dürfen selbstverständlich auch Instrumente und Geräte zum Einsatz kommen. Beschwerden werden eingegrenzt und auf Ursachen hin geprüft. Korrelationen und kausale Verbindungen im ganzen Körper werden gesucht. Symptome können so viele Ursachen haben. Um diese wirklich zu finden, sind intensive Patienten-Arzt-Gespräche oft unumgänglich.

Abschließend gesagt; warum muss es *entweder oder* sein? Am besten ist es für den Patienten in den meisten Fällen, die Vorzüge der „Apparatemedizin" mit denen der „Sprechenden Medizin" zu verknüpfen. Denn wir Menschen in unserer ganzen Komplexität funktionieren zum Glück nicht wie Maschinen. Und nicht alles lässt sich bloß mit verständnisvollen, salbungsvollen Worten heilen. Schon in der griechischen Mythologie verbindet man mit dem Gott der Heilkunst, Äskulap, folgenden medizinischen Leitspruch: „Zuerst heile mit dem Wort, dann mit der Arznei und dann mit dem Messer". Ergänzen wir es heutzutage einfach noch um die Apparate.

WANN IST EINE ZAHNZUSATZVERSICHERUNG SINNVOLL?

Das gesetzlich geregelte Festzuschuss-System der Krankenkassen hat sicher den Vorteil, dass jedes Zahn-Problem in einem sinnvollen Kosten-Nutzen-Rahmen behandelt werden kann. Kritisch hinterfragen sollten wir trotzdem, ob die geltenden Standards für Regelversorgung einer modernen und nachhaltigen Zahnmedizin gerecht werden. Jährlich gibt es neue zahnmedizinische Erkenntnisse und Fortschritte. Implantate aus haltbarer ästhetischer und biologisch verträglicher Keramik waren bis vor einigen Jahren einfach noch kein Thema, mittlerweile haben sie sich bewährt und weisen einige Vorteile gegenüber den klassischen Materialien und Behandlungsformen bei einer Zahnlücke auf.

Für Kassenpatienten, die ohne belastende Kosten eine über die Regelversorgung hinausgehende zahnärztliche Behandlung wünschen, gibt es private Zahnzusatzversicherungen. Je nach Versicherung lässt sich dadurch der Eigenanteil deutlich reduzieren. Zahnzusatzversicherungen werden übrigens auch für Menschen angeboten, die privat versichert sind. Wie sinnvoll eine Zusatzversicherung für einem Menschen ist, kann nur sehr individuell beurteilt werden. Wer mit 30 Jahren noch keine Füllung in einem Zahn hat oder bei dem noch nie der Zahnstein entfernt werden musste, kann eventuell gut auch ohne eine weitere Versicherung auskommen. Sicherheit gibt es nicht, denn wenn einem plötzlich bei einem Unfall das Gebiss stark beschädigt wird, sieht die Sache ganz anders aus. Mit dieser Angst lässt sich natürlich versicherungstechnisch gut arbeiten. Ihre Entscheidung, die kann Ihnen kein Versicherungsmakler und auch kein Zahnarzt abnehmen.

GESUNDHEITS- ODER KRANKHEITSSYSTEM?

Krankenhaus, Krankengymnastik – das sind bei uns Begriffe, die für Gesundheit stehen. Paradox, oder? Hier mal ein kleines Gedankenspiel; alle Menschen sind gesund oder können sich selber heilen. Dann sind logischerweise alle Ärzte und entsprechende Institutionen wie Krankenhäuser überflüssig. Das Geld wird also mit der Krankheit verdient und nicht damit, dass Menschen gesund sind, die sind nämlich dann unrentabel. Krankenhäuser sind heutzutage Wirtschaftsunternehmen, sie haben üblicherweise neben einer medizinischen eine kaufmännische Leitung, es muss Gewinn erwirtschaftet werden. Jede ärztliche Praxis kann nur existieren, wenn die Menschen krank sind und zur Behandlung kommen. Wichtig für unser Gesundheitssystem in Deutschland ist es, Profit zu erwirtschaften, sobald es medizinische Hilfe leistet. Ist unser Gesundheitssystem vielleicht eher ein Krankheitssystem?

Es wird ja gerne von dem selbstlosen Helfen der Menschen in medizinischen und Pflege-Berufen gesprochen. Und ich nehme an, dass es viele Menschen mit dieser Einstellung gibt. Aber im Hintergrund geht es eben immer auch um Profit. Das zeigt auch die Entwicklung in Deutschland: 1950 war das Gesundheitswesen ein Zweimillionen-Geschäft, mittlerweile beläuft es sich auf eine Summe von über 350 Milliarden Euro. Fast jeder sechste Arbeitsplatz hängt davon ab.

Um es zynisch auszudrücken; je höher die Kosten im Krankheitssystem – pardon, ich meinte natürlich, im Gesundheitssystem – um so schöner für das Bruttoinlandsprodukt. Zunehmende Gesundheit wäre für diesen Wirtschaftssektor also eher ungünstig. Unser System, wie es ist, begünstigt leider die Zunahme an Krankheit, nicht die an Gesundheit, welche sich schließlich nach der Logik des Profits als geschäftsschädigend erweist. Solche Aussagen mögen jetzt manch einem Leser zu pauschal klingen; doch ich schreibe dies nur, damit Sie sich bei Interesse selber genauer anschauen können, welche Interessen wirklich bedient werden. Immerhin ziehen sonst „wir" als Patienten, unter diesen Umständen, häufig den Kürzeren. Überlegen Sie also: würden Sie der Autoindustrie glauben, wenn diese vorgeben würde, die Anzahl der Straßen verringern oder abzuschaffen zu wollen? Eben! In Deutschland bietet unser Gesundheitssystem jedem Bürger Zugang zu medizinischer Versorgung. Und das in sehr hoher Qualität, wenn wir es mit dem Angebot in vielen anderen Ländern vergleichen.

In den USA existiert das Privatversicherungsmodell, jeder kann selbst entscheiden, ob und wie er sich krankenversichert. In Ländern wie Großbritannien, Dänemark oder Portugal gibt es den Nationalen Gesundheitsdienst, der über Steuermittel finanziert wird. Das Sozialversicherungsmodell mit der gesetzlichen Pflichtversicherung wie in Deutschland (bei uns zum Einen staatlich, zum Anderen privat organisiert) haben auch die Beneluxstaaten und Frankreich. Wer in Deutschland über kein Geld verfügt, wird kostenlos behandelt. Das ist fantastisch in unserer „Solidargemeinschaft", keine Frage, aber eben auch teuer: Die Gesundheitsausgaben wuchsen in den letzten Jahren mehr als doppelt so schnell wie das Bruttoinlandsprodukt. Auch bei schwerwiegenden Erkrankungen sorgt unser Gesundheitssystem dafür, dass kranke Patienten weit länger leben können als mit einer unzureichenden medizinischen Versorgung. Deshalb lassen sich die Systeme zur medizinischen Versorgung der einzelnen Länder auch nicht vergleichen. Denn in einem Land, wo keine gute ärztliche Betreuung vorhanden ist, sterben kranke Menschen nunmal schneller. Das bedeutet dann, sie fallen aus der Krankenstatistik heraus. Gibt es in einem Land viele Kranke, muss allerdings die Frage erlaubt sein, ob nicht zu viel an Symptomen „herumgedoktert" wird, anstatt die Ursachen zu beseitigen.

Um Eines abschließend klar zu stellen: Ich will hier nicht Stimmung gegen Ärzte machen, doch ein kritisches Umdenken wäre zuweilen sicher hilfreich. Die Unvernunft vieler Menschen, ihre Faulheit oder Achtlosigkeit im Umgang mit dem eigenen Körper und hinsichtlich Lebensführung, Ernährung und Alter, beschert einem Arzt immer noch Patienten im Übermaß. Sogar für einen

Zahnarzt gibt es weitaus spannendere, die menschliche Gesundheit betreffende Themen als nur, Löcher in Zähnen zu stopfen. Und ein wirklich guter Zahnarzt hat auch unter finanziellen Gesichtspunkten kein Problem damit, die Gesamtgesundheit des Patienten als Ziel zu sehen; wenn es die Krankenkassen und der Staat mit ihren kontinuierlichen neuen Regelungen „zulassen". Für unsere Zähne und unser Gebiss gibt es präzise Vorgaben, was von der gesetzlichen Krankenkasse bezahlt wird und was nicht. Das ist nicht immer nachvollziehbar und auch nicht der Gesundheit auf Dauer zuträglich. Der Zahnarzt hat gemäß einem Punktesystem nur ein bestimmtes finanzielles Kontingent, was er pro Monat und Patient mit der Krankenkasse abrechnen kann. Alles darüber hinaus muss die Praxis selbst kostenmäßig tragen, wenn es nicht von dem Patienten privat bezahlt wird. Welche Auswirkungen das auf die eigene Behandlung hat, ist vermutlich von der Einstellung des Arztes abhängig und davon, was für ihn unter wirtschaftlichen Gesichtspunkten möglich ist.

Zum Abschluss bleibt mir, etwas provokativ die Frage in den Raum zu stellen, ob es für uns nicht viel besser wäre, wenn wir einen Arzt bezahlen würden, solange wir gesund sind? Wenn wir dann krank würden, hätte der Arzt – auch finanziell – ein Interesse, uns ernstlich gesund zu pflegen. Nachhaltig wären die prophylaktischen Möglichkeiten der Medizin weitaus besser, mit der Motivation, die Menschen gesund zu halten. Über die alte Medizin Chinas heißt es, in ihrem holistischen Ansatz mit Blick auf den Menschen habe sie sich nur ausbilden können, weil Ärzte in China eben auf diese Weise bezahlt wurden und ihr Ansehen sicherstellten. Eventuell steht dem Konzept hierzulande noch der Einfluss unserer Pharma-Lobby entgegen. Aber sind nicht Gedankenspiele und kleine Utopien wie diese immer wieder die Keimzellen für echten Wandel im Sinne der Menschen gewesen?

Begriffserklärungen

Abstrich: Zwecks Analyse von am Infektionsort gewonnenen Bakterien und Viren.

Adipositas: Fettleibigkeit, BMI über 30

Adrenalin: Das sogenannte Stresshormon. Aufgrund von gefäßverengenden Eigenschaften kann es bei der Lokalanästhesie die Betäubung verlängern.

Aligner: Transparente herausnehmbare Zahnspange oder Kunststoffschiene zur kieferorthopädischen Behandlung von Zahnfehlstellungen.

Allergie: Fehlleistung vom körpereigenen Immunsystem, die sich durch eine übertriebene Abwehrreaktion zeigt.

Amalgam: Sehr widerstandsfähige Legierung, bestehend aus Quecksilber, Silber, Kupfer und Zinn. Zahnmedizinisches Füllmaterial, was leicht zu verarbeiten und preiswert ist.

Amalgamausleitung: Rückstände von Quecksilber sollen dabei mit Hilfe von diversen Methoden und Präparaten über Leber, Darm und Nieren ausgeschieden werden.

Amelogenesis imperfecta: Genetisch bedingte Fehlbildung des Zahnschmelzes.

Anaerobe Bakterien: Sie existieren ohne Sauerstoff.

Anamnese: Systematische Befragung durch einen Arzt, um Fakten zur Krankheit und zur gesundheitlichen Vorgeschichte zu erfahren, um schließlich eine geeignete Diagnose stellen zu können.

Andersartige Zusatzleistung: Komplett abweichende Behandlung von der Regelversorgung.

Anodontie: Es ist genetisch überhaupt kein Gebiss angelegt.

Antagonist: Jedes Organ im Körper hat seinen Gegenspieler, also Antagonisten, entsprechend sind das hier die Zähne, die sich im Kiefer gegenüber liegen.

Apparatemedizin: Auf Maschinen basierende Diagnose und Therapie. Wird oft als patientenferne Medizin dargestellt.

Aromatogramm: Damit wird die Wirksamkeit bestimmter ätherischer Öle gegen isolierte Krankheitskeime geprüft. Mit der aus dem Abstrich gewonnenen Probe vom Infektionsherd wird im Labor das wirksamste Öl zur Heilung ermittelt.

Aspartam: Künstlicher chemischer Süßstoff, der vorwiegend in Diätprodukten verwendet wird, die dann als zuckerfrei bezeichnet werden. Er hat eine sehr viel höhere Süßkraft als Zucker.

Atlas: Erste Wirbel der Wirbelsäule. Dieses im Wesentlichen durch Bänder stabilisierte Kopfgelenk stellt die Verbindung zwischen dem Schädel und dem restlichen Körper her. Starke Bewegungen lassen den Wirbel herausspringen.

Axis: Zweiter Wirbel nach dem Atlas, er trägt gemeinsam mit diesem zur Beweglichkeit des Kopfes bei. Dadurch werden Drehung und Neigung möglich.

Ayurvedische Lehre: Weit mehr als 5000 Jahre alte ganzheitliche Wissenschaft, bei der Geist, Seele, Psyche und Körper als Einheit gesehen werden. Basis ist gesundes Leben und der Anspruch, sanft zu heilen.

Bandscheibe: Auch Diskus genannte Gelenkzwischenscheibe, die wie ein Stoßdämpfer zwischen je zwei Wirbeln wirkt.

Bandscheibenvorfall: Verrutschter innerer Gallertkern der Bandscheibe

Barodontalgie: Höhenzahnschmerz, wie er im Flugzeug oder in den Bergen auftritt. Er beruht immer auf Luftdruckänderungen.

Batterie: Galvanische Zelle(n), häufig aus einem unedlen Alkalimetall und dem edleren Metall Mangan, die gespeicherte chemische Energie in elektrische Energie umwandelt.

Beißschiene: Auch Aufbiss-Schiene genannt, entlastet den Kiefer und mildert die Auswirkungen von Zähneknirschen ab.

Biomechanik: Schnittmenge zwischen biologisch-medizinischen und physikalisch-technischen Aspekten, dabei werden Bewegungsabläufe und Funktionen des Bewegungsapparates untersucht.

Bissanomalie (Okklusionsanomalie): Abweichung vom Normalbiss.

Bissflügelaufnahme: Abbildung des Zahnkronenbereichs mit den danebenliegenden Zahnhälsen, aber ohne Wurzelspitzen.

BMI: Der Body-Mass-Index beschreibt das Verhältnis von Körpergewicht zu Körpergröße. Formel: Körpergewicht in Kilogramm / Körpergröße x Körpergröße in Meter. Der BMI ist auch altersabhängig, ein höherer mit steigendem Alter wirkt sich positiv auf Gesundheit und Lebenserwartung aus.

Bohr-Effekt: Verantwortlich für den Gasaustausch in Organen und Gewebe, ist er gekennzeichnet durch den Grad der Bindungsfähigkeit von Hämoglobin und Sauerstoff, und zwar in Abhängigkeit vom PH-Wert und dem Kohlendioxid-Partialdruck.

Botulinumtoxin: Umgangssprachlich Botox ist ein Protein, das aus dem Bakterium Clostridium botulinum gewonnen wird.

Bronchien: Zentrale Komponente der Lunge, die von der Luftröhre bis in die letzten Verästelungen der Lunge reicht, wo der Gasaustausch über die Lungenbläschen stattfindet. Charakteristisch sind die wechselnden Gewebearten wie Schleimhäute, Flimmerepithele, Kollagen-Bindegewebe, knorpelige Gewebsspangen und Muskulatur. Aufgaben sind die Weiterleitung und Reinigung der eingeatmeten Luft sowie die gleichmäßige Verteilung auf alle Lungenlappen.

Bulimie: Bei dieser Essstörung wechseln sich Fressattacken mit anschließendem mutwilligem Erbrechen ab.

Chorda tympani: Der Nervenstrang ist Teil des siebten Hirnnervs und geht durch das Mittelohr hindurch. Er ist verantwortlich für einen Teil der sensorischen Geschmacksreize der Zunge, die Sekretion der unteren Speicheldrüsen sowie der Zungendrüsen.

CMD (Craniomandibuläre Dysfunktion): Das Zusammenspiel, also das Kausystem von Ober- und Unterkiefer ist gestört. Betroffen sind davon auch weitere Körperregionen wie der Rücken und das Becken. Das lateinische Wort Cranium bedeutet Schädel, mandibulär bedeutet „zum Unterkiefer gehörend".

Computertomographie (CT): Entspricht dem Röntgenverfahren, zeigt aber den zu untersuchenden Bereich dreidimensional. Die Vermessung erfolgt in einer „Röhre". Speziell Weichgewebe lassen sich mit CT besser darstellen als mit DVT.

Dentalwerkstoffe: Materialien, die in einer Zahnarztpraxis zum Einsatz kommen.

Dentine Hypersensitivität: Plötzlich auftretende Schmerzen an den Zähnen, wenn die mit Kaltem, Warmem, Süßem oder Saurem in Kontakt kommen.

Diamantbohrkopf: Kern aus rostfreiem Stahl, der mit Diamantkörnern belegt ist. Besonders für die Bearbeitung des Zahnschmelzes geeignet.

Digitale Volumentomographie (DVT): Röntgendiagnostik in 3D

3D Röntgen: Dreidimensionales Röntgenverfahren, auch digitale Volumentomographie (DVT) genannt, mit vergleichsweise geringer Strahlenbelastung. Eingesetzt wird dieses Verfahren bislang nur im Kopfbereich und ist besonders gut geeignet, knöcherne Strukturen darzustellen.

Dr. House: US-Amerikanische TV-Serie über einen Arzt für Diagnostik, die 2006 in Deutschland startete.

Dysgnathie: Genetisch verursachte Fehlentwicklung des Kiefers in Form und Lage.

Dyskinesien: Muskuläre Fehlfunktionen im Mund- und Kieferbereich.

Elastische Polierer: Auch Gummipolierer genannt, mit ihnen lassen sich die natürlichen Zähne und auch alle zahnärztlich genutzten Materialien glätten beziehungsweise polieren.

Elektroakupunktur (EAV): Messung des energetischen Status an verschiedenen Punkten (Meridiane) am Körper. Basis sind Komponenten aus der Homöopathie und der Akupunktur.

Elektronegativität: Abgekürzt EN, ist ein relatives Maß. Sie zeigt auf, wie stark ein Atom Bindungselektronen zu sich zieht. Jedes

Atom hat eine andere EN, was zu Spannungen zwischen verschiedenen Elementen führt. Auf Grundlage dieser Gesetzmäßigkeit funktionieren Batterien.

Entzündung: Abwehrreaktion des Körpers bei einer Schädigung, auf die mit vermehrter Durchblutung reagiert wird.

Epigenetik: Bindeglied zwischen Umwelteinflüssen und Genen. Durch sie erfolgt eine Genregulation, das heißt, unter welchen Umständen ein bestimmtes Gen an- oder ausgeschaltet wird.

Epithel: Ein- oder mehrschichtiges Deck- und Drüsengewebe, das innere und äußere Körperoberflächen bedeckt. Es ist eines der vier Grundgewebearten (neben Binde-, Muskel-, Nervengewebe).

Eugnathie: Auch Orthognathie genannt. Neutrale Stellung der Zahnreihe und der Kieferbogenform.

Faszien: Kollagenhaltige, elastische Bindegewebsstrukturen, die wie ein Netz unseren ganzen Körper verbinden, umhüllen und stabilisieren. Die Organe bekommen den notwendigen Halt, die muskuläre Arbeit wird unterstützt. Stress oder Bewegungsmangel lassen sie verkleben und verhärten, was Schmerzen verursacht.

Festzuschuss: Fester Betrag für einen definierten zahnärztlichen Befund. Der Zuschuss ist unabhängig von den tatsächlichen Kosten des Zahnersatzes und deckt in den meisten Fällen etwa 50 % der tatsächlichen Kosten ab.

Flüchtige Schwefelverbindungen: Chemische Verbindungen mit einem organischen Teil und Schwefel, die nach Verwesung oder fauligen Eiern riechen. Infolge eines niedrigen Siedepunkts (60-250 Grad Celsius) verdampfen beziehungsweise verflüchtigen sie sich schnell. Sie entstehen beim Abbau von Proteinen mit schwefelhaltigen Aminosäuren.

Fluorose: weiß Flecken im Zahnschmelz, verursacht durch eine Überversorgung von Fluorid im Kleinkindalter.

Frequenz: Die Anzahl, in der eine Welle pro Sekunde schwingt.

Fußreflexzonen: gemäß dieser alternativen Lehre sind alle Organe unseres Körpers über Nervenbahnen mit den Füßen verbunden. Eine Schmerzempfindung, die durch einen auf eine Fußzone ausgeübten Druck hervorgerufen wird, weist auf Probleme am korrelierenden Körperorgan hin.

Galvanischer Strom: Metalle und Legierungen verschiedener Metalle erzeugen, ähnlich einer Batterie, sogenannte galvanische, also elektrische Ströme.

Ganzheitsmedizin: Auch als Ganzheitliche Medizin bezeichnet, bei der erkrankte Mensch als Ganzes gesehen wird und nicht auf die Betrachtung von einzelnen erkrankten Organen reduziert wird. Das Individuum wird in seiner Einzigartigkeit und Komplexität gesehen. Damit verliert die einem bestimmten Symptom zugeordnete Therapie ihren Automatismus.

Gaumenmandeln: Die eigentlichen Mandeln, die sich beidseitig im Rachen zwischen vorderem und hinterem Gaumenbogen befinden. Sie sind für die Immunabwehr des Körpers zuständig. Die Entfernung ist die zweithäufigste OP im Kindesalter.

Gesundheitssystem: Es hat mit allen Regelungen, Einrichtungen und Personen die Aufgabe, Gesundheit zu fördern und zu erhalten, also sowohl Gesunderhaltung als auch Krankenversorgung.

Gewürznelke: Ursprünglich von den Molluken stammende Blütenknospe des Gewürznelkenbaums, die getrocknet verwendet wird.

Gleichartige Zusatzleistung: Eine der Regelversorgung entsprechende Behandlung, aber mit einer ergänzenden Leistung.

Goldener Schnitt: 1 zu 1,618 ist mathematisch die ideale harmonische Proportion, damit etwas als schön empfunden wird. Entsprechend sind im Idealfall die oberen beiden Schneidezähne 1,6-mal so lang wie breit.

Hämatologie: Als Teilgebiet der inneren Medizin geht es in diesem Fachgebiet um Blutkrankheiten und Erkrankungen der blutbildenden Organe.

Hämophilie: Sogenannte Bluterkrankheit, eine über das männliche Y– Chromosom genetisch vererbte Gerinnungsstörung. Eher selten vorkommend, aber schwer verlaufend.

Hämoglobin: Roter Blutfarbstoff.

Hämostase: Blutgerinnung, sie kann zu niedrig aber auch zu hoch sein.

Hartmetallbohrkopf: Hochverdichtetes Feinkorn-Hartmetall. Härter als Stahlbohrer mit entsprechend längerer Lebensdauer. Wie Stahlbohrer einsetzbar, sind zudem aber auch für die Entfernung von Metallfüllungen und -kronen nutzbar.

Haushaltszucker: Saccharose, ein Zweifachzucker und Kohlenhydrat, bestehend aus einem Molekül Glucose und einem Molekül Fructose. Gewonnen wird Saccharose vorwiegend aus Zuckerrüben und Zuckerrohr.

HbA1c-Wert: Langzeitzuckerwert, häufig die Basis von Diabetes-Therapien. Er wird durch einen Test ermittelt. Maßeinheit für die Stoffwechselkontrolle.

Heil- und Kostenplan: Dokumentation einer notwendigen Zahnbehandlung, in ihm sind die voraussichtlichen Kosten und der Eigenanteil für den Patienten aufgelistet. 1.*Teil:* Zahnschema, Befund, Regelversorgung, geplante Versorgung. 2.*Teil:* Befunde im Detail, um die Zuschüsse ausrechnen zu können. Wichtig bei Abweichungen von der gesetzlich festgelegten Regelversorgung. 3. *Teil:* Behandlungskosten, bestehend aus Honorar sowie Labor- und Materialkosten. 4. *Teil:* Zuschüsse der Krankenkasse. 5. *Teil:* Die nach Abschluss der Behandlung tatsächlich angefallenen Kosten. Die Bezuschussten übernimmt die Krankenkasse, für den Eigenanteil erhält der Patient eine Rechnung.

Hemispastik: Lähmung von Arm und Bein der linken oder rechten Körperhälfte.

Herzinfarkt: Das Herz beziehungsweise Teile des Herzens werden durch Arterienverschluss (Herzkranzgefäße) nicht mehr richtig durchblutet. Dadurch kommt es zu einem Sauerstoffmangel mit der Folge, dass Teile des Herzmuskels irreparabel absterben.

Hippokrates-Handgriff: Er wird bei einer Verrenkung des Unterkiefers (Kiefersperre) angewendet. Dabei wird von hinten mit beiden Daumen auf die Kaufläche des Unterkiefers gegriffen (auch seitlich ist möglich), und dieser leicht nach vorne gezogen. Dann wird der Unterkiefer gerade ausgerichtet und in die natürliche Position gebracht, wodurch der Gelenkkopf wieder in die Gelenkpfanne rutschen kann.

Hyaluronsäure: Im menschlichen Körper, vorwiegend im Bindegewebe vorkommender Stoff. Feuchtigkeitsbindend regt er die körpereigene Produktion elastischer und kollagener Fasern an.

Hyperglykämie: Überzuckerung

Hyperdontie: Es sind zu viele Zähne, also mehr als 32, vorhanden.

Hypnose: Trance-ähnlicher Zustand, bei dem die Körperfunktionen in Ruhemodus laufen, abgesenkter Blutdruck, langsamer Puls, entspannte Muskulatur, Ruhiger Atem. Ängste verlieren an Bedeutung. Der Patient wird dadurch nicht willenlos.

Hypodontie: Es fehlt ein einzelner oder mehrere Zähne. Tritt öfters gemeinsam mit Krankheiten wie Trisomie 21 oder einer Lippen-Kiefer-Gaumenspalte auf.

Hypoglykämie: Unterzuckerung

Implantat: Zahnersatz mit künstlicher Zahnwurzel, die im Kieferknochen direkt verankert wird. Es besteht aus dem Implantatkörper, dem Implantataufbau und der Implantatkrone.

Initialkaries: Frühstadium der Karies.

Infantiles Schluckmuster: Es entspricht dem frühkindlichen, also noch zahnlosen, Schluckreflex. Die Mundhöhle eines Säuglings ist voll von der Zunge ausgefüllt und kann sich nur vor- und zurückbewegen.

Infektion: Sie ist per Definition grundsätzlich symptomlos aufgrund der körpereigenen Immunabwehr.

Infektionskrankheit: Sichtbare Krankheitszeichen sind sichtbar. Sie ist abhängig von der Menge, den Eigenschaften, der örtlichen Ansiedlung und natürlich der Abwehrfähigkeit des Körpers.

Inkubationszeit: Die bei Infektionskrankheiten typische Zeitspanne, in der sich Erreger in einem Körper ohne Krankheitssymptome vermehren.

Insulin: In der Bauchspeicheldrüse gebildetes körpereigenes Hormon, dass dafür verantwortlich ist, dass Glukose aus dem Blut in die Körperzellen gelangen kann. Das Hormon ist unverzichtbar für unseren Stoffwechsel.

Ionisierende Strahlung: Elektromagnetische Strahlung oder Teilchenstrahlung, die aus Atomen oder Molekülen Elektronen zu entfernen vermag und diese damit zu positiv geladenen Teilchen macht.

Isotonische Kochsalzlösung: Lösung aus Wasser und Kochsalz (NaCl), wobei die Konzentration 0,9 Prozent beträgt. Diese Konzentration entspricht Blut, es ergibt dieselbe Osmolarität wie Blutplasma.

Karbamidperoxid ist in Bleichmitteln enthalten. Das geschmacksneutrale und transparente Trägergel ist das Karbamid. Das Wasserstoffperoxid sorgt für die Zahnaufhellung. Kommt das Bleichmittel auf den Zahn, dringt der Wirkstoff in den Zahnschmelz ein und setzt reaktionsfreudige Sauerstoffradikale frei. Diese brechen die Ringstruktur der vorhandenen Pigmente chemisch auf und zersetzen sie. Dieser den Zahn aufhellende Vorgang wird Oxidation genannt.

Karies: Die Zerstörung der Zahnsubstanz infolge von Entkalkung beziehungsweise Demineralisierung. Diese ansteckende Erkrankung wird durch Säuren ausgelöst. Sie entstehen durch Mikroorganismen, also Bakterien im Mundraum, welche Zucker in Säure umwandeln. Erste sichtbare Zeichen sind helle fast durchscheinende Flecken am Zahn, die dann bräunlich werden. Kariesbakterien hat jeder Mensch in mehr oder weniger hoher Konzentration im Speichel.

Karzinom: Vom Haut- oder Schleimhautepithel, also sehr teilungsaktivem Gewebe ausgehender bösartiger Tumor. Bei diesen

Zellteilungen kann es zu fehlerhaften Zellwucherungen kommen, den Krebs- oder Tumorzellen.

Keramische Schleifkörper: Kern aus gehärtetem Stahl, der mit Silicium Carbid-Körnern belegt ist. Sie eignen sich für die Bearbeitung von Metallen.

Keratinisierung: Verhornung, die Umbildung von lebenden Epithelzellen zu toten Hornzellen. Der Körper erhöht damit die mechanische Stabilität der Oberfläche.

Keton Geruch bei Diabetikern: Geruch wie bei überreifen fauligen Äpfeln oder bei Nagellack. Der Geruch ist Zeichen einer Über- oder auch Unterzuckerung.

Kiefergelenkarthrose: Verschleiß der aus Knorpel bestehenden Gelenkflächen im Kiefergelenk. Diese kann genetisch und /oder altersbedingt sein.

Kieferklemme: Der Mund lässt sich nicht richtig öffnen. Ursache können unter anderem die Kiefernerven, das Kiefergelenk oder die Muskulatur sein.

Kiefersperre: Mund kann nicht mehr geschlossen werden. Der Kiefer kann auch nur einseitig betroffen sein.

Klassische Massage: Massage im Bereich der Körperregion, wo Beschwerden vorliegen.

Kofferdam: Ein elastischer Spanngummi, auch Gummizelt genannt, welches den zu behandelnden Zahnbereich vom Umfeld isoliert. Der Zufluss von Speichel wird verhindert. Zudem kann dadurch kein Fremdkörper verschluckt oder eingeatmet werden. Üblicherweise aus Latex hergestellt gibt es für Allergiker latexfreies Material. Eher ungeeignet ist er bei Patienten mit Epilepsie, Asthma, erschwerter Nasenatmung und Atemwegserkrankungen.

Kollagen: Die sehr zugfesten Kollagenfasern sind ein Protein des Bindegewebes. Es kommt in der Haut, in Sehnen, Knorpeln, Zähnen und Knochen vor.

Komposit: Umgangssprachlich Kunststofffüllung. Ein plastisches Füll- und Aufbaumaterial, das optisch gut an die Zahnfarbe angepasst ist. Es wird auch für Veneers verwendet. Das gut formbare Verbundmaterial besteht aus etwa 20% Kunststoff und 80% Glas-, Keramik- sowie Quarzpartikeln.

Craniosakrale Osteopathie: Berücksichtigung der eigenständig pulsierenden Bewegung der Gehirn-Rückenmarks-Flüssigkeit, die losgelöst von Puls und Atmung ist, insbesondere im Bereich des Schädels und am Steißbein.

Kreide: Gestein, dass im Wesentlichen aus Calciumcarbonat besteht und zu den Kalksteinen gehört.

„Kreide fressen": Redewendung, die ursprünglich für Zurückhaltung und Diplomatie, aber auch für vorgegaukelte Gutmütigkeit (wie im Märchen vom Wolf und den sieben Geißlein) steht.

Kreuzbiss: Ober-und Unterkiefer sind seitlich verschoben.

Lachgas: Distickstoffmonoxid (N_2O), ein süßlich riechendes Gas, dass bei Zahnbehandlungen als Lachgas-Sauerstoffgemisch verwendet wird. Es wirkt entspannend, schmerzstillend und angstlösend, indem es die Funktionen des zentralen Nervensystems dämpft. Das Zeitgefühl geht verloren. Ältestes dentales Sedierungsverfahren, was bereits im 19. Jahrhundert genutzt wurde.

Legierung: Mischung aus verschiedenen Materialien, zum Beispiel aus Metallen.

Leichengift: Tote Eiweißreste, also hochgiftige Zerfallsprodukte.

Leitungsanästhesie: Unterkiefernerv wird vor dem Eintritt in Unterkieferknochen betäubt. Davon betroffen ist die komplette Unterkieferseite bis zum Kinn.

Leukoplakie: Eine Keratinisierungsstörung, bei der die Schleimhaut einen glatten weißen nicht abwischbaren Oberflächenbelag hat. Varianten haben warzige Oberflächen oder rote Areale.

Lokalanästhetikum: Auch Infiltrationsanästhesie genannt, bei der die Nerven eines für die Zahnbehandlung zu betäubenden Bereiches durch eine Injektion deaktiviert werden.

Lupenbrille: Brille mit zwei bis dreifachem Vergrößerungsfaktor und integriertem LED-Licht.

Lupus (erythematodes): Chronisch entzündliche Autoimmunerkrankung, zur Gruppe der rheumatischen Erkrankungen zählend mit ungeklärter Ursache.

Manuelle Therapie: Üblicherweise von Physiotherapeuten durchgeführte Behandlung bei funktionalen Störungen des Bewegungsapparates. Passive und aktive Übungen und Einwirkungen für die Gelenke, die Muskulatur und die Wirbelsäule. Verspannungen und Blockaden mit den daraus häufig resultierenden Schmerzen lassen sich damit beheben. Kiefergelenksbeschwerden mit dem großen Feld an Ursachen und Folgen für den ganzen Körper werden unter der Bezeichnung CMD zusammengefasst.

Marionettenfalten: Falten der Unterlippe zum Kinn

Masseter: Er ist einer der Kaumuskeln. Schmerzen entstehen durch ihn manchmal am Kiefer, am Ohr und am Kopf.

Matrize: Hilfsmittel, um eine Zahnfüllung einzusetzen.

Menschliches Genom: Gesamtheit aller Erbanlagen beziehungsweise der drei Milliarden Basenpaare (etwa 25.000 Gene) in der DNS (DNA). Einzelne Gene als Teil des Genoms sind für die Proteinsynthese verantwortlich.

Mikrobiom des Menschen: Besiedlung des menschlichen Körpers mit Bakterien, Viren und Pilzen. Im Mundraum besteht das Ziel, eine gesunde Mundflora aus Bakterien zu erhalten und nicht zu beseitigen. Nur krankmachende Keime, wie sie im Plaque vorkommen, sind zu entfernen.

Millisievert (mSv): Benannt nach dem schwedischen Physiker und Mediziner Rolf Sievert. Die Zahl dient im Strahlenschutz der Quantifizierung hinsichtlich Risiken bei ionisierender Strahlung.

Molare-Inzisive-Hypomineralisation (MIH): Sogenannte Kreidezähne, bei der die Zahnschmelzstruktur so stark geschädigt ist, dass die Zähne bei Nichtbehandlung regelrecht zerbröseln. Sie sind fleckig, porös, sehr temperaturempfindlich und kariesanfällig. Diese Mineralisationsstörung erfolgt vor der Geburt oder in den ersten Lebensjahren. Ursachen sind nicht eindeutig geklärt, haben aber mittlerweile ein Drittel aller Kinder.

Morbus Behcet: Autoimmunerkrankung der Blutgefäße mit unklarer Ursache. Häufig tritt die Erkrankung in Verbindung mit Aphten auf. Die Bezeichnung „Türkische Krankheit" liegt an der häufigen Verbreitung entlang der Seidenstraße im Nahen und Mittleren Osten.

Mundflora: Die Mikroorganismen, die sich in der Mundhöhle befinden, also Bakterien, Viren, Pilze.

Mutans-Streptokokken: Bedeutendster Keim für Karies.

Muzine: Strukturgebende Bestandteile (Glycoproteine, Verbindungen aus Eiweiß und Mehrfachzucker) des Schleims, die beim Menschen vor allem den Schutz von Schleimhäuten unterstützen.

Myofunktionelle Störung: Die Bewegungs- und Koordinationsabläufe der Muskeln im Mund- und Gesichtsbereich, insbesondere beim Schlucken, sind gestört.

Nasennebenhöhle: Umgangssprachliche Bezeichnung für insgesamt 6 mit Luft gefüllte Hohlräume im menschlichen Schädel. Kiefern-, Stirn-, Keilbein-, Tränenbein- und Gaumenhöhle sowie die Siebbeinzellen. In ihnen wird die Atemluft erwärmt, befeuchtet und sie fangen krankmachende Erreger ab. Außerdem dienen sie als Resonanzkörper für unsere Stimme.

Nasenpolypen: Umgangssprachlich auch einfach Polypen genannt, wobei es sich aber hierbei um Wucherungen in der Nasenhöhle handelt.

Natron: Natriumhydrogencarbonat ($NaHCO3$), kommt als natürliches Mineral Nahcolith meist fein verteilt in Ölschiefer vor. Hauptsächlich bekannt ist es als Backtriebmittel in Backpulver, aber es ist auch ein wirksames Heilmittel.

Nelkenöl: Essenz der Gewürznelke.

NEM-Legierung: In der Zahnmedizin verwendete Nicht-Edelmetall-Legierung, die unter anderem Kobalt, Chrom, Molybdän, Mangan, Silizium, Wolfram, Nickel oder Eisen enthalten kann. Sehr kostengünstiger Zahnersatz.

Neutralbiss (Regelbiss): Beide Kiefer in gerader Stellung, die Zähne senkrecht den Kiefer belastend bei gleichmäßiger Verteilung der Kaukraft.

Ölziehen: traditionelle Entgiftungsform aus der ganzheitlichen Therapie. Dabei werden bestimmte Öle eine Zeit lang im Mundraum hin und her bewegt.

Offener Biss: Hier gibt es verschiedene Möglichkeiten; Ober- und Unterkiefer haben eine unterschiedliche Breite. Oder nicht alle Zähne haben Kontakt mit ihrem Gegenspieler im Gebiss, eventuell haben ganze Zahnreihen nicht die richtige Höhe.

Oligodontie: Es fehlen Zahngruppen.

Osteopathie: Manuelle Therapieform, die neben dem Bewegungsapparat den gesamten Organismus, auch die inneren Organe in die Untersuchung und Behandlung mit einbezieht. Osteopath ist in Deutschland keine geschützte Berufsbezeichnung. Die Ausbildung kann in Deutschland von Ärzten, Zahnärzten und Physiotherapeuten gemacht werden und dauert etwa sechs Jahre.

Osteoporose: Unzureichende Knochenbildung in jungen Jahren oder beschleunigter Knochenschwund mit zunehmendem Alter, was zur Veränderung der Körperhaltung und daraus resultierenden Schmerzen führen kann. Im Alter wird mehr Knochensubstanz- und -struktur ab-, als aufgebaut. Die Knochen werden aufgrund des niedrigeren Mineralsalzgehaltes poröser und damit anfälliger für Brüche. Muskelaufbauende Bewegung und ausreichend Calciumzufuhr regen die Knochensubstanzbildung an.

Parese: Unvollständige Lähmung, verringerte Kraft und Bewegungseinschränkungen.

Parkinson: Eine Krankheit, bei der Nervenzellen im Gehirn absterben. Häufige Symptome sind Steifigkeit, verlangsamte Bewegungen, Zittern der Extremitäten, eingeschränkte kognitive Fähigkeiten bis hin zur Demenz.

Parodontalsonde: Diese spezielle Sonde ist ein zahnärztliches Instrument mit kugelförmigem Ende zur Messung der Sondierungs- oder Taschentiefe.

Parodontitis: Umgangssprachlich fälschlicherweise Parodontose genannt, ist eine Entzündung des Zahnhalteapparates. Unterschieden werden zwei Ausprägungen: Bei der einen beginnt die Entzündung am Zahnfleischsaum, bei der anderen an der Wurzelspitze.

Parodontose: Selten auftretender, fortschreitender, nicht entzündlicher Rückgang des Zahnhalteapparats.

Pathogenität: Eigenschaft eines Erregers, eine Krankheit auszulösen. Pathogen bedeutet entsprechend krankmachend.

Pathologie: Lehre von krankhaften Veränderungen am Körper.

Pathophysiologie: Lehre von krankhaften Veränderungen und der Funktionsweise des Körpers.

Phantomschmerz: Durch Schädigung von einem sensiblen Nerv entstehender reizunabhängiger Schmerz. Allgemein geht man bei der Bezeichnung von einem nicht mehr vorhandenen Körperteil aus.

pH-Wert: Er gibt an, wie sauer oder basisch eine Lösung ist. Je niedriger der Wert ist (unter 7), desto saurer, ab einem Wert über 7 wird es immer basischer oder alkalischer. So liegt der pH-Wert des Blutes bei einem gesunden Menschen bei 7,4.

Plaque: Allgemeine Bezeichnung für Zahnbelag, bestehend aus bakteriellen Mikroorganismen und den zersetzen Speiseresten. Diese gliedern sich in mehrere Schichten Kohlenhydrate, Eiweiß, Phosphate und Mikroorganismen. Plaque kann weich oder hart sein. Harten Zahnbelag wird als Zahnstein bezeichnet und entsteht mit den Mineralstoffen vom Speichel aus dem weichen Zahnbelag. Er hat eine raue Oberfläche, was die Ansiedlung von Bakterien begünstigt. Zahnstein kann nur bei einer professionellen Zahnreinigung entfernt werden.

Plisseefalten: senkrechte Fältchen der Oberlippe, die bis zur Nase gehen können.

Prämolar: Ein Vorbackenzahn beim Menschen. Diese kleineren Backenzähne liegen direkt hinter den Eckzähnen.

Primäre Kiefergelenkserkrankung: Bakterielle Entzündung (Arthritis), Rheuma, Tumor, Verletzung, Entwicklungsstörung.

Private Krankenversicherung: Gemäß dem Individualprinzip dienen die eigenen Beiträge ausschließlich der Absicherung der eigenen Kosten. Wer entsprechend in einem Jahr kaum Kosten verursacht hat, bekommt je nach Vertrag Beiträge sogar erstattet.

Prophylaxe: Vorbeugende Maßnahme, um Krankheiten zu vermeiden.

Provisorium (in der Zahnmedizin): Ein vorübergehender Zahnersatz. Dieser wird im Kiefer eingesetzt, bis die notwendige Krone, Brücke oder das Implantat im Zahnlabor hergestellt wurde.

Pseudotasche: Erhöhte Taschentiefe, ohne dass eine Parodontitis vorliegt, also der Knochen sich zurückbildet.

Pulpa: In der Zahnmedizin wird so das weiche Zahnmark bezeichnet, welches das Innere des Zahns von der Zahnkrone bis zur Zahnwurzel ausfüllt. Umgeben wird es von Bindegewebe, von Nervenfasern sowie feinen Lymph- und Blutgefäßen. Im Zahnmark ist der Zahnnerv eingebettet.

Putzkörper: Silikate oder Kalk in Zahnpasta, die Beläge von den Zähnen beim Zähneputzen abrubbeln.

Rachenmandeln: Umgangssprachlich Polypen, die am Übergang vom Rachen zur Nasenhöhle liegen. Dient der körpereigenen Immunabwehr.

Reflux-Krankheit: Der Schließmuskel zum Verdauungstrakt schließt nicht richtig und lässt sauren Mageninhalt bis in Mundraum zurückfließen.

Regelversorgung: Von den Krankenkassen festgelegte medizinisch ausreichende (also Schulnote 4), zweckmäßige und wirtschaftliche zahnärztliche und zahntechnische Leistung. Der Festzuschuss einer Krankenkasse deckt üblicherweise 60-75 % der Kosten für eine Standardtherapie ab. Bei Füllungen werden bis zu 100 % bezahlt. Alle Kosten über die Regelversorgung hinaus trägt der Patient selber.

Resonanz: Das Mitschwingen eines schwingungsfähigen Systems, welches durch ein schwingendes System verursacht wird.

Retainer: Herausnehmbarer oder fest im Mund verankerter Stabilisator, der im Rahmen einer kieferorthopädischen Behandlung eingesetzt wird.

Retiniert: Ein nicht altersgerechter Durchbruch eines Zahnes.

Röntgen: Bildgebendes Verfahren, bei dem Körperbereiche kurzzeitig mit elektromagnetischen Wellen durchleuchtet werden. Röntgenstrahlen, also ionisierende Strahlen, werden auch von radioaktiven Stoffen ausgesendet.

Röntgenstrahlung: Hochenergetische elektromagnetische technisch erzeugte Wellen, die beim Auftreffen eines Elektronenstrahls auf feste Materie entstehen. Materie kann dabei durch Ionisierung verändert werden, es können Schäden an Zellen entstehen. Die Strahlung wurde 1895 von dem Physiker Wilhelm Conrad Röntgen entdeckt.

Rosenbohrer: Abgewinkeltes Präparationsinstrument, das elektrisch mit einem Motor betrieben wird. Wellen übertragen die Kraft auf den Bohrkopf. Der Stahlbohraufsatz ist Rosenförmig. Er erzeugt heftige Vibrationen, ist gleichzeig aber gewebeschonender als Turbinen.

Rückbiss: Die Zähne des Oberkiefers stehen zu weit vor.

Saccharose: Umgangssprachlich Haushaltszucker, setzt sich aus Glucose (Traubenzucker) und Fructose (Fruchtzucker) zusammen.

Die **Säftelehre** ist eine antike medizinische Theorie. Demnach entstehen Krankheiten, wenn die Körpersäfte aus dem Gleichgewicht geraten. Die 4 Körpersäfte sind Blut, gelbe Galle, schwarze Galle und Schleim.

Säuren in Nahrungsmitteln: Stark säurebildend sind unter anderem Fleisch- und Wurstwaren, Meeresfrüchte, Käse, Eier, Weißmehlprodukte, Reis.

Saugreflex bei Babys: Angeborener Reflex, der durch Berühren der Lippen und der Zunge ausgelöst wird. Ein Baby fängt „automatisch" an zu nuckeln.

Schilddrüse: Schmetterlingsförmiges Organ im vorderen Bereich des Halses. Sie produziert Hormone, welche für viele Stoffwechselfunktionen im Körper verantwortlich sind.

Schlafapnoe: Atmungsstörung im Schlaf, oft mit Schnarchen verbunden. Bei der obstruktiven Schlafapnoe können Atemaussetzer zwischen 10 Sekunden und 2 Minuten liegen und bis zu 100-mal pro Nacht auftreten, ausgelöst durch erschlaffenden Gaumen und Zunge, die den Luftstrom behindern. Die zentrale Schlafapnoe ist eine Störung im zentralen Nervensystem. Dabei bleiben die oberen Atemwege offen, aber die Brust- und Zwerchfellmuskeln bewegen sich unzureichend.

Schlaganfall: Durchblutungsstörung im Gehirn, wodurch die Sauerstoffversorgung gestört ist und Gehirnzellen der betroffenen Areale absterben.

Schlämmkreide: Calciumcarbonat; es wird aus Kalkgestein gewonnen und in Zahncreme zum mechanischen Entfernen von Zahnbelägen verwendet.

Schluckreflex: Der Kehlkopfdeckel verschließt den Kehlkopf und die Stimmlippen. Der Kehlkopf bewegt sich aufwärts in Richtung Schlund, wodurch sich der Speiseröhrenschließmuskel öffnet. Die Nahrung kann durch die Speiseröhre gleiten, der Schluckakt wird beendet.

Sedierung: Ein durch Medikamente hervorgerufener schlafähnlicher Zustand, ein sogenannter Dämmerschlaf. Der Patient ist aber im Vergleich mit einer Vollnarkose, bei der die Atemfunktion überwacht werden muss und der Patient nicht ansprechbar ist, noch wach. Die Körperfunktionen bleiben normal verfügbar. Schmerzlose und kostengünstige Alternative für die meisten Angstpatienten.

Sekundäre Kiefergelenkserkrankung: Entsteht infolge einer Funktionsstörung beziehungsweise Fehlstellung der Zähne oder Kiefer.

Silikate: Salze und Ester der Kieselsäure, also Verbindungen aus Silicium und Sauerstoff mit zum Teil mehreren gebundenen Metallen oder Hydroxid-Ionen.

Skoliose: Verkrümmung der Wirbelsäule, seitliche Abweichung und Verdrehung von der Längsachse bis hin zur Verformung der Wirbelkörper.

Sodbrennen (Reflux-Krankheit): Brennendes Gefühl in der Brustbeingegend, meistens nach Mahlzeiten oder im Liegen, oft verbunden mit dem Aufstoßen von saurem Magensaft.

Sonde: Zahnmedizinisches Instrument aus rostfreiem Medizinstahl zur Untersuchung von Zähnen und Zahnfleisch.

Sondierungs- oder Taschentiefe: Maß für die Entzündungsaktivität. Abstand von Zahnfleischrand bis zum Taschenboden beziehungsweise dem Knochenbeginn.

Sorbit: In industriell gefertigten Lebensmitteln häufig verwendeter Zuckeralkohol, der anstatt Zucker genutzt wird. Er ist weniger süß als Saccharose (Haushaltszucker). In der Natur kommt er in Kernobst vor.

Spastische Lähmung: Auch nur Spastik genannt, Symptom für eine Erkrankung des zentralen Nervensystems. Dabei sind Gehirn oder Rückenmark geschädigt, die Eigenspannung der Skelettmuskulatur ist erhöht. Infolge der krampfhaften Versteifung von Muskeln kommt es zu unkontrollierbaren Bewegungen.

Speichel: Er ist das Sekret der Speicheldrüsen, wo er gebildet wird. Über die im Mundraum verteilten Drüsen wird er abgegeben und schützt die Schleimhäute vor dem Austrocknen. Er besteht hauptsächlich aus Wasser, Elektrolyten, Proteinen und Enzymen. Das pH-neutrale bis leicht basische Sekret ist geruchs-, farb- und geschmacklos und unterstützt die Remineralisation von Zahnschmelz. Zu 99% besteht es aus Wasser. Speichel schützt vor Krankheitserregern und spaltet Stärke und Proteine in der Nahrung. Die antimikrobiellen Bestandteile im Speichel wirken remineralisierend auf die Zahnsubstanz. Bei einem gesunden Menschen wird bis zu 1500 ml Speichel pro Tag produziert, etwa 1 ml in der Minute.

Speicheldrüsen: Es gibt große und kleine Speicheldrüsen im

Mundraum. Die paarweise vorhandenen drei großen Speichel-drüsen produzieren 90 % des menschlichen Speichels. Etwa 1000 kleinere einzelne Drüsen sind in der Schleimhaut der Mund-höhle. Die Speichelmenge wird über das vegetative Nervensystem gesteuert.

Speichelsteine: Sie bilden sich aus Salzen im Speichel, unter an-derem bei Dehydrierung des Körpers oder durch die Speichelpro-duktion hemmende Arzneimittel. Die Steine blockieren im Spei-chelgang den Speichelfluss. Dadurch kommt es zu Schmerzen, Schwellungen bis hin zu bakteriellen Infektionen.

Sprechende Medizin: Die Kommunikation in all seinen Ausprä-gungen zwischen dem Patienten und dem Arzt. Diese wird der Apparatemedizin gegenübergestellt.

Spurenelement: Chemische Elemente, die nur in sehr geringen Konzentrationen vorkommen.

Stahlbohrkopf: Wolfram-Vanadium-Legierung. Sehr scharf, nutzt sich aber schnell ab. Wird zum Ausbohren von Karies aus dem Dentin verwendet.

Stickstoffmonoxid: Unser Körper bildet etwa ein Viertel davon in den Nasennebenhöhlen mit Hilfe spezieller Enzyme. Stickstoff-monoxid unterstützt die gleichmäßige Sauerstoffverteilung im Körper und erhöht neben einigen weiteren relevanten Aufgaben die arterielle Sauerstoffsättigung und reduziert den Blutdruck. Für die Freisetzung in den Nebenhöhlen ist Nasenatmung notwendig.

Stiftzahn: Auch Stiftkrone, Zahnkrone und Jacketkrone genannt, ist in der natürlichen Zahnwurzel verankert, was durch einen einzementierten Stift gewährleistet wird. Er besteht aus dem Stift beziehungsweise Stiftaufbau und der darauf aufgesetzten Krone.

Synapse: Neuronale Verbindung von einer Nervenzelle zu einer anderen Zelle (z.b. Nerven-, Muskeln-, Drüsen-, Sinneszelle), die wie eine Relaisstation funktioniert. Informationen werden gefiltert, sie können abgeschwächt oder verstärkt werden.

Tinnitus: Zumeist plötzlich auftretende Ohrgeräusche mit unterschiedlichsten Ursachen. Ungefährlich, aber häufig auch psychisch belastend und nicht immer leicht medizinisch zu behandeln.

Titandioxid: Ein weißes beziehungsweise durchscheinendes Pigment, welches als Zusatzstoff in Lebensmitteln, Kosmetika und Arzneimitteln verwendet wird.

Topisches Anästhetikum: Oberflächlich betäubendes Gel, das mit einem Wattestäbchen auf Schleimhaut oder Zahnfleisch aufgetragen wird. Die Nerven werden davon nicht erreicht.

Triggerpunkte: Tastbare Muskelverhärtungen und -verkrampfungen im Körper, die aber keine klassischen Verspannungen sind. Die Größe dieser Knubbel variiert zwischen 1 mm und Walnussgröße. Sie können auch in Sehnen, Bändern, in der Knochenhaut und im Bindegewebe der Haut vorkommen. Sie begünstigen die Entstehung chronischer Schmerzen. Die Existenz, Bedeutung und Behandlung werden in der Wissenschaft kontrovers diskutiert.

Tuben: Auch Eustachische Röhren genannt, die links und rechts vom Nasen-Rachenraum kommend das Mittelohr belüften.

Veneers: Dünne, geklebte Verblendschalen insbesondere im Frontzahnbereich aus lichtdurchlässiger Keramik oder aus Kunststoff, auch Lumineers oder Laminates genannt. Sie sind biologisch gut verträglich. Zahnverfärbungen, Zahnlücken und Zahnfehlstellungen können damit optisch korrigiert werden.

Viszerales Schlucken: Die Zunge liegt beim Schlucken vorne oder/ und seitlich zwischen den Zahnreihen beziehungsweise zwischen den Kiefern. Dies verursacht einen frontal offenen Biss.

Viszerale Osteopathie: Behandlung der inneren Organe.

Virulenz: Die Stärke eines Erregers hinsichtlich seiner krankmachenden Eigenschaften.

Von-Willebrand-Syndrom: Die häufigste erbliche Gerinnungsstörung, tritt bei Männern und Frauen gleichermaßen auf.

Vorbiss: Die Zähne des Oberkiefers stehen hinter denen des Unterkiefers.

Weisheitszähne: Sogenannte Achter im Gebissquadranten, ausgehend gezählt von der Mitte der jeweiligen Zahnreihe. Sie liegen auf jeder Seite im Unter- und Oberkiefer hinter den zwei Mahlzähnen.

Xylit: Auch Birkenzucker genannt, ist in vielen Pflanzen enthalten, insbesondere in Bäumen und in kleinen Mengen zum Beispiel in Erdbeeren und Himbeeren. Es handelt sich um einen Zuckeralkohol, der als Zuckerersatz Verwendung findet. Die Lebensmittelzusatz-Bezeichnung ist E 967.

Zahnabdruck: Abformung mit Silikon oder Alginat, um eine Negativform von den Zähnen und von Teilen des Kiefers zu bekommen. Sie dient als Vorlage für einen Gipsabdruck.

Zahnärztliche Turbine: Vibrationsarmes Präparationsinstrument mit sehr hoher Rotationsgeschwindigkeit, an das Bohr- und Schleifwerkzeuge angesetzt werden können. Die Druckluft des Turbinenrades erreicht 150.000 bis 500.000 Drehzahlen pro Minute.

Zahnfleisch-Papille: Zahnfleischdreiecke zwischen den Zähnen. Ursache für „dunkle Löcher" zwischen den Zähnen ist im Allgemeinen ein Knochenverlust bei einer Parodontitis. Dadurch vergrößert sich der Raum, den die Papille (Zahnfleisch) zwischen den Zähnen irgendwann nicht mehr ausfüllen kann.

Zahnfluorose: Verkalkungs- oder Mineralisationsstörung des Zahnschmelzes, die durch weiße bis bräunliche Flecken sichtbar wird. Ursache sind eine zu hohe Zufuhr von Fluoriden während der Zahnentwicklung. Die Kariesbildung wird dadurch begünstigt.

Zahnherde: Zähne lösen an entfernten Stellen im Körper durch Bakterien Beschwerden aus.

Zahn-Organ-Theorie: Jedem Organ wird ein ganz spezieller Zahn zugeordnet. Ein bestimmter Zahn ist demnach dafür verantwortlich, wenn in anderen Körperregionen gesundheitliche Beschwerden auftreten.

Zahnmedizinische Prophylaxe: Vorbeugende Maßnahme zur Verhinderung von Krankheiten an den Zähnen oder am Zahnhalteapparat.

Zahnpulpa: Zahnmark, umgangssprachlich auch als Nerv bezeichnet, enthält Blut- und Lymphgefäße, Dentin bildende Zellen und Nervenfasern. Umhüllt wird es von Dentin und sichtbar von Zahnschmelz auf der Zahnoberfläche.

Zahnschmelz: Zu 98% aus anorganischem Material, härteste, millimeterdicke Substanz im menschlichen Körper. Nicht regenerierbar. Durch Fluoridierung lässt sich der Härtegrad noch steigern. Trotzdem kann der Zahnschmelz schädlichen Bakterien nicht zwingend standhalten und sie abwehren.

Zahnspange: Kieferorthopädische Apparatur, um Kiefer- und Zahnfehlstellungen zu korrigieren.

Zahnstein: Krankheitserreger werden mit „Kalk", welcher aus dem Speichel gebildet wird, gebunden. Dessen raue Oberfläche ist gut geeignet für die Ansiedlung von Bakterien.

Zahnzwischenraum: Auch Interdentalbereich genannt, ist der Bereich zwischen zwei nebeneinanderstehenden Zähnen.

Zapfenzahn: fehlgebildeter, seitlicher Schneidezahn, der zu klein ist und eine Zapfenform hat.

Zirkon Keramik: Zirkonium Dioxid (Zro2) ist ein sehr formstabiler, bruchsicherer, lichtdurchlässiger, reizarmer und metallfreier Werkstoff für Zahnersatz und Zahnimplantate, biokompatibel und gut für Allergiker geeignet.

Quellen (medizinische Kästen)

1. Beus C, Safavi K, Stratton J, Kaufman B. Comparison of the Effect of Two Endodontic Irrigation Protocols on the Elimination of Bacteria from Root Canal System: A Prospective, Randomized Clinical Trial. J Endod. 1. November 2012;38(11):1479–83.

2. Estrela C, Estrela CRA, Decurcio DA, Hollanda ACB, Silva JA. Antimicrobial efficacy of ozonated water, gaseous ozone, sodium hypochlorite and chlorhexidine in infected human root canals. Int Endod J. Februar 2007;40(2):85–93.

3. Ozdemir HO, Buzoglu HD, Çalt S, Çehreli ZC, Varol E, Temel A. Chemical and Ultramorphologic Effects of Ethylenediaminetetraacetic Acid and Sodium Hypochlorite in Young and Old Root Canal Dentin. J Endod. 1. Februar 2012;38(2):204–8.

4. Paiva SSM, Siqueira JF, Rôças IN, Carmo FL, Ferreira DC, Curvelo JAR, u. a.

Supplementing the Antimicrobial Effects of Chemomechanical Debridement with Either Passive Ultrasonic Irrigation or a Final Rinse with Chlorhexidine: A Clinical Study. J Endod. 1. September 2012;38(9):1202–6.

5. Noites R, Pina-Vaz C, Rocha R, Carvalho MF, Gonçalves A, Pina-Vaz I. Synergistic antimicrobial action of chlorhexidine and ozone in endodontic treatment. BioMed Res Int. 2014;2014.

6. Reddy S, Reddy N, Dinapadu S, Reddy M, Pasari S. Role of ozone therapy in minimal intervention dentistry and endodontics-a review. J Int Oral Health JIOH. 2013;5(3):102.

7. Üreyen Kaya B, Kececi AD, Güldaş HE, Çetin ES, Öztürk T, Öksuz L, u. a. Efficacy of endodontic applications of ozone and low-temperature atmospheric pressure plasma on root canals infected with E nterococcus faecalis. Lett Appl Microbiol. 2014;58(1):8–15.

8. Willershausen B, Kasaj A, Willershausen I, Zahorka D, Briseño B, Blettner M, u. a. Association between Chronic Dental Infection and Acute Myocardial Infarction. J Endod. Mai 2009;35(5):626–30.

9. Caplan DJ, Chasen JB, Krall EA, Cai J, Kang S, Garcia RI, u. a. Lesions of Endodontic Origin and Risk of Coronary Heart Disease. J Dent Res. 1. November 2006;85(11):996–1000.

10. Lechner J. Mehrdimensionale Systemdiagnose des wurzelgefüllten Zahnes. ZWR - Dtsch Zahnärztebl. 3. Januar 2013;121(12):640–4.

11. Lechner J, Baehr V von. Impact of Endodontically Treated Teeth on Systemic Diseases. Dentistry [Internet]. 2018 [zitiert 1. November 2021];08(03). Verfügbar unter: https://www.omicsonline.org/open-access/impact-of-endodontically-treated-teeth-on-systemic-diseases-2161-1122-1000476-100079.html

12. DEUTSCHE ARBEITSGEMEINSCHAFT FUR JUGENDZAHNPFLEGE e.V, DEUTSCHE ARBEITSGEMEINSCHAFT FUR JUGENDZAHNPFLEGE e.V. Epidemiologische Begleituntersuchungen zur Gruppenprophylaxe 2016. 2017.

13. Bauch J. 11. Zahnmedizinische Soziologie. In: Medizinsoziologie [Internet]. De Gruyter Oldenbourg; 2016 [zitiert 14. November 2021]. S. 235–47. Verfügbar unter: https://www.degruyter.com/document/doi/10.1515/9783486794946-012/html

14. Kocher T, Holtfreter B, Pitchika V, Kuhr K, Jordan RA. Entwicklung der Zahn- und Mundgesundheit in Deutschland von 1997 bis 2014. Bundesgesundheitsblatt - Gesundheitsforschung - Gesundheitsschutz. 1. Juli 2021;64(7): 782–92.

15. Suckert R. Okklusions-Konzepte. Verlag Neuer Merkur GmbH; 1992. 296 S.

16. Wroe S, Huber DR, Lowry M, McHenry C, Moreno K, Clausen P, u. a. Three-dimensional computer analysis of white shark jaw mechanics: how hard can a great white bite? J Zool. Dezember 2008;276(4): 336–42.

17. Siddiqi A, Payne AGT, De Silva RK, Duncan WJ. Titanium allergy: could it affect dental implant integration? Clin Oral Implants Res. 2011;22(7): 673–80.

18. Hosoki M, Nishigawa K, Tajima T, Ueda M, Matsuka Y. Cross-sectional observational study exploring clinical risk of titanium allergy caused by dental implants. J Prosthodont Res. 1. Oktober 2018;62(4): 426–31.

19. Mombelli A, Hashim D, Cionca N. What is the impact of titanium particles and biocorrosion on implant survival and complications? A critical review. Clin Oral Implants Res. Oktober 2018;29: 37–53.

20. Krifka S, Petzel C, Hiller K-A, Frank E-M, Bosl C, Spagnuolo G, u. a. Resin monomer-induced differential activation of MAP kinases and apoptosis in mouse macrophages and human pulp cells. Biomaterials. 1. April 2010;31(11): 2964–75.

21. Sanz M, Marco del Castillo A, Jepsen S, Gonzalez Juanatey JR, D'Aiuto F, Bouchard P, u. a. Periodontitis and cardiovascular diseases: Consensus report. J Clin Periodontol. März 2020;47(3): 268–88.

22. Kebschull M, Demmer RT, Papapanou PN. " Gum Bug, Leave My Heart Alone !"—Epidemiologic and Mechanistic Evidence Linking Periodontal Infections and Atherosclerosis. J Dent Res. September 2010;89(9): 879–902.

23. Franke J, Hauch S. Fluoride und Knochen — Dosisabhängige Effekte. In: Reiser M, Heuck A, Münzenberg KJ, Kummer B, Herausgeber. Osteologie aktuell VIII [Internet]. Berlin, Heidelberg: Springer Berlin Heidelberg; 1994 [zitiert 22. November 2021]: 305–9. Verfügbar unter: http://link.springer.com/10.1007/978-3-642-78676-1_60

24. Antonini LG, Luder HU. Discoloration of teeth from tetracyclines - even today? 2011 [zitiert 27. November 2021]. Verfügbar unter: https://www.zora.uzh.ch/id/eprint/48887

25. Meyer R. Zur Wirksamkeit der echtzeitnavigierten Botulinumtoxininjektion in den Musculus pterygoideus lateralis bei Kiefergelenkmyopathie [PhD Thesis]. 2021.

26. Ahn J, Horn C, Blitzer A. Botulinum toxin for masseter reduction in Asian patients. Arch Facial Plast Surg. 2004.

27. Imfeld T. Kohlenhydrate und Zahnkaries; 2009: 5.

28. Staat RH, Langley SD, Doyle RJ. Streptococcus mutans Adherence: Presumptive Evidence for Protein-Mediated Attachment Followed by Glucan-Dependent Cellular Accumulation. Infect Immun. 1. Februar 1980;27(2):675–81.

29. Heikenwälder H, Heikenwälder M. Zucker, Fette und Übergewicht. In: Krebs-Lifestyle und Umweltfaktoren als Risiko. Springer; 2019. S. 39–58.

30. Teuscher A. sozialen kosten des Zuckerkonsums: gesundheitliche Folgen und Auswirkungen auf das Gesundheitswesen. Zucker Bedurfnis Zwang Oder

Sucht Stell Zuckers Ernahrung. 1981.

31. Della Torre SB, Ernährungsberaterin AH, Chaparro CJ. Grundlagenpapier Zucker.

32. Öffentlichkeit haben seit mehreren Jahren. Zuckerkonsum, Übergewicht, Typ-2-Diabetes: Die Beweise für eine kausale Beziehung sind erdrückend! Dtsch Gesundheitsbericht:54.

33. Halepas S, Lee KC, Myers A, Yoon RK, Chung W, Peters SM. Oral manifestations of COVID-2019–related multisystem inflammatory syndrome in children: a review of 47 pediatric patients. J Am Dent Assoc. März 2021;152(3): 202–8.

34. Bechthold A. Ernährung – eine Säule der Kariesprävention: 4.

35. NDR. Die größten Irrtümer über Zucker [Internet]. [zitiert 28. November 2021]. Verfügbar unter: https://www.ndr.de/ratgeber/verbraucher/Die-groessten-Irrtuemer-ueber-Zucker,zucker125.html

36. NDR. Wie gesund ist Soja wirklich? [Internet]. [zitiert 28. November 2021]. Verfügbar unter: https://www.ndr.de/ratgeber/gesundheit/Wie-gesund-ist-Soja-wirklich,soja120.html

37. Liu Y, Hilakivi-Clarke L, Zhang Y, Wang X, Pan Y-X, Xuan J, u. a. Isoflavones in soy flour diet have different effects on whole-genome expression patterns than purified isoflavone mix in human MCF-7 breast tumors in ovariectomized athymic nude mice. Mol Nutr Food Res. August 2015;59(8): 1419–30.

38. Zheng W, Dai Q, Custer LJ, Shu XO, Wen WQ, Jin F, u. a. Urinary excretion of isoflavonoids and the risk of breast cancer. Cancer Epidemiol Biomark Prev Publ Am Assoc Cancer Res Cosponsored Am Soc Prev Oncol. Januar 1999;8(1): 35–40.

39. Gomez-Andre S-A, Deschildre A, Bienvenu F, Just J. Un allergène émergent : le soja. Rev Fr Allergol. Oktober 2012;52(6): 448–53.

40. Bernstein AM, Willett WC. Trends in 24-h urinary sodium excretion in the United States, 1957–2003: a systematic review. Am J Clin Nutr. 1. November 2010;92(5): 1172–80.

41. Ghanaati S, Choukroun J, Volz U, Hueber R, Mourão C de AB, Sader R, u. a. One hundred years after Vitamin D discovery: Is there clinical evidence for supplementation doses? Int J Growth Factors Stem Cells Dent. 2020;3(1): 3.

42. Franzkowiak P, Franke A. Stress und Stressbewältigung. Leitbegriffe Gesundheitsförderung Prävent Gloss Zu Konzepten. 2018;Strategien und Methoden.

43. Mastragelopulos N, Rogge S, Kielbassa AM, Haraszthy VI, Zambon JJ, Brunkwall J, u. a. Bakterielle Besiedlung der atheromatösen Plaques. Gefässchirurgie. 2004;9(4): 332–8.

44. Büchsenschütz-Göbeler A. Parodontitis und kardiovaskuläre Erkrankungen–Einfluss der Veränderung des subgingivalen Mikrobioms nach systematischer Parodontaltherapie auf Parameter der arteriellen Gefäßsteifigkeit [PhD Thesis]. Universität Würzburg; 2017.

45. Persson GR, Imfeld T. Parodontitis und Herz-Kreislaufkrankheiten. Ther Umsch. 2008;65(2): 121–6.

46. Jockel-Schneider Y, Heß J, Schlagenhauf U. Was Parodontitis und Herz-Kreislauf-Erkrankungen verbindet. Wissen Kompakt. 2016;10(3): 95–102.

47. Sigusch BW, Sigusch HH. Parodontitis-ein möglicher Risikofaktor für Allgemeinerkrankungen? ZWR- Dtsch Zahnärztebl. 2006;115(10): 436–42.

48. Xu H, Zhong L, Deng J, Peng J, Dan H, Zeng X, u. a. High expression of ACE2 receptor of 2019-nCoV on the epithelial cells of oral mucosa. Int J Oral Sci. Dezember 2020;12(1): 8.

49. Marouf N, Cai W, Said KN, Daas H, Diab H, Chinta VR, u. a. Association between periodontitis and severity of COVID 19 infection: A case–control study. J Clin Periodontol. April 2021;48(4): 483–91.

50. Lee K-M, Park SK, Hamajima N, Tajima K, Yoo K-Y, Shin A, u. a. Genetic polymorphisms of TGF-?1 & TNF-? and breast cancer risk. Breast Cancer Res Treat. März 2005;90(2): 149–55.

51. Gil Á, Plaza-Diaz J, Mesa MD. Vitamin D: Classic and Novel Actions. Ann Nutr Metab. 2018;72(2): 87–95.

52. Hintzpeter B, Mensink GBM, Thierfelder W, Müller MJ, Scheidt-Nave C. Vitamin D status and health correlates among German adults. Eur J Clin Nutr. September 2008;62(9): 1079–89.

53. Jagelavičienė E, Vaitkevičienė I, Šilingaitė D, Šinkūnaitė E, Daugėlaitė G. The Relationship between Vitamin D and Periodontal Pathology. Med Kaunas Lith. 12. Juni 2018;54(3): E45.

54. Beard JA, Bearden A, Striker R. Vitamin D and the anti-viral state. J Clin Virol. 1. März 2011;50(3): 194–200.

55. Garten H, Verlag f??r kybernetische Medizin (VKM). Mit Erfolg gesund! 3 in 1: Ihr (etwas anderer) Gesundheitskompass. 2020.

56. Cortese S, Faraone SV, Konofal E, Lecendreux M. Sleep in children with attention-deficit/hyperactivity disorder: meta-analysis of subjective and objective studies. J Am Acad Child Adolesc Psychiatry. September 2009;48(9): 894–908.

57. Gruber R. Sleep Characteristics of Children and Adolescents with Attention Deficit-Hyperactivity Disorder. Child Adolesc Psychiatr Clin N Am. Oktober 2009;18(4): 863–76.

58. Hvolby A. Associations of sleep disturbance with ADHD: implications for

treatment. ADHD Atten Deficit Hyperact Disord. März 2015;7(1): 1–18.

59. Boisserée W, Schupp W. Kraniomandibuläres und Muskuloskelettales System: funktionelle Konzepte in der Zahnmedizin, Kieferorthopädie und Manualmedizine. Berlin: Quintessenz Verl; 2012. 418 S.

60. Gillemot B. Kindliche Regulationsstörungen: Schrei-, Ess- und Schlafstörungen. Osteopat Med. Juli 2008;9(3): 4–11.

61. Pfützner A, Forst T, März W, Jacob S. Evidenzbasierte Medizin. Internist. 1. April 2007;48(4): 426–35.

62. Ladenthin V. ›Evidenzbasiert‹. Vierteljahrsschr Für Wiss Pädagog. 4. Juli 2012;88(3): 557–9.

63. Kern M. Vollkeramischer Zahnersatz: erfolgreicher Einsatz von Adhäsivbrücken in der Praxis. Wissen Kompakt. 2021; 1–10.

64. Jacobi A. Sofortversorgung eines seitlichen Schneidezahns 22 nach Extraktion. Implant J. 2014;18(5): 40–4.

Über die Autoren

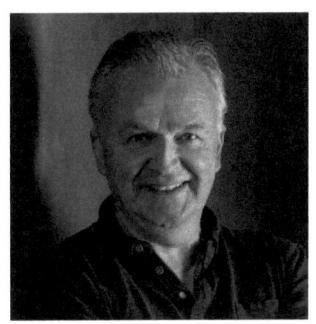

MICHAEL RIEDEL * 1961 in München

1981 -1986	Studium Zahnmedizin an der Eberhard-Karls-Universität Tübingen
1984 - 1986	Mitarbeit im Sonderforschungsbereich der Bundesregierung für dentale Implantologie
1985 und 1998	Studienaufenthalte Harvard University School of Dental Medicine
1986 - 1988	Wehrpflicht bei der Bundeswehr als Stabsarzt
1988-1991	Arbeit als Assistenzarzt
1990	Aufenthalt University of Southern California (Herman Ostrow School of Dentistry)
1990 - 1992	Ausbildung in Prothetik und Funktionslehre nach Prof. Gutowski
Seit 1992	kontinuierlich Knochenaufbaumethoden, Implantologie und Parodontologie
1992 - 2000	Eigene Zahnarzt-Praxis in Leinfelden-Echterdingen sowie in Stuttgart
1994	Akupunktur und Komplementärmedizin
Seit 1995	Kontinuierlich dentale Cad/Cam-Techniken
1996 - 1997	Fortbildung Bioesthetic Dentistry bei Robert L. Lee

1996, 2000, 2007, 2011, 2017	Endodontologie
1996 - 1997	Klinische Funktionsanalyse und Manuelle Strukturanalyse bei Prof. Axel Bumann
1997	Dozent für das Herstellungsverfahren vollkeramischer, metallfreier Zahnrekonstruktionen
1999	Physiotherapie, Fitness und Korrelationen Craniomandibuläres System
1995 - 2000	Entwicklung eigener Therapiemethode zur Behandlung von Funktionsstörungen im Kausystem
Seit 2000	Zahnarzt-Praxis in München
2002	Applied Kinesiology
2003 - 2011	Dozent für das Thema Funktionsstörungen und zahnmedizinische Schienentherapie
2006 - 2007	Curriculum Zahnärztliche Hypnose
2007	Neurolinguistisches Programmieren, NLP-Practitionier
2006 - 2008	Mitentwicklung schraubenloses Implantatsystem IQ-Nect
2009, 2014, 2019	Ausbildung Radiologie dreidimensionale Röntgentechniken
2009	Erste 3D-schablonengeführte Implantatoperation
2010 - 2013	Osteopathie im craniomandibulären System
2013	Psychologie in der Zahnmedizin
Seit 2015	Zahnärztliche Behandlungen unter Lachgas
2016 - 2018	Kieferorthopädische Behandlungen mit Alignern
2018	Biologische Grundlagen der Geweberegeneration im Mund
2018 - 2019	Tissue Master Concept
2018 - 2019	Curriculum Schlafmedizin
2019	Allgemeine Orthopädie, Physiotherapie und Zusammenhänge mit dem Kausystem
2019 - 2021	Masterstudium der Craniomandibulären und muskuloskelettalen Medizin

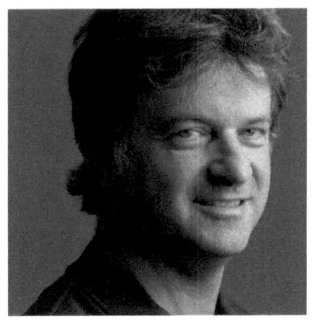

ULRICH PFEIFFER * 1960 in Hannover

1981-1983	Studium *Fotodesign*, Stuttgart
1984-1989	Studium an der Hochschule der Medien, Stuttgart
Seit 1985	Studio für Fotodesign, Leinfelden-Echterdingen
1989 – 1996	Arbeit in Werbeagenturen in Stuttgart und Düsseldorf
1996-2001	Mitgründer und geschäftsführender Gesellschafter der *BUG-Werbeagentur*, Stuttgart und Bodensee
2000 – 2013	Dozent für Gestaltung an der *Lazi-Akademie* Esslingen
2002	Gründung der *SIAGO Werbeagentur*, Leinfelden-Echterdingen
Seit 2006	Mitgründer der Unternehmensberatung *besensed*, Düsseldorf
2019	Autor des Buches „Ich bin 'ne tolle Frau, aber... - Ein Frauen-fotograf erzählt" (*August von Goethe Literaturverlag*)

Von Ulrich Pfeiffer bisher erschienen:

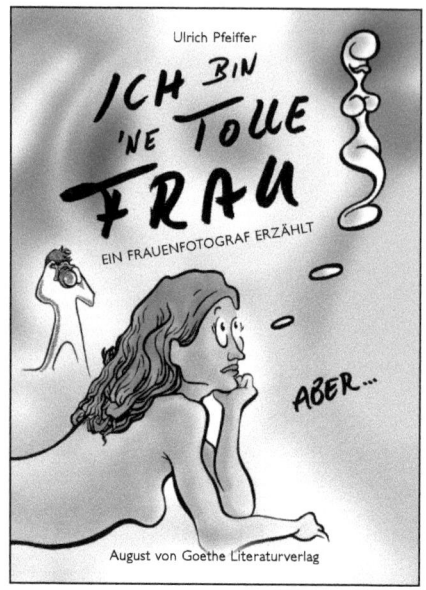

„Ich bin 'ne tolle Frau, aber...
Ein Frauenfotograf erzählt"

Frankfurter Literaturverlag

Auflage 1, 2019

Broschierte Ausgabe, 178 Seiten

ISBN 978-3-8372-2259-3

Bin ich schön? Bin ich sehens- und bemerkenswert?
Wie finden mich die anderen?

Solche und ähnliche Gedanken gehen wohl den meisten Frauen durch den Kopf. Da spielt es keine Rolle ob jung, alt, verheiratet oder ledig... Von eben diesen weiblichen Unsicherheiten berichtet der People-Fotograf Ulrich Pfeiffer gekonnt und mit dem nötigen Witz. Ihm gelingt eine beeindruckende Balance zwischen dem beobachtenden Blick des Fotografen – eines Mannes – und einer Sensibilität, die auf das weibliche Selbstwertgefühl abzielt.

Dieses Buch möchte alle Frauen dazu animieren, selbstüberzeugter, stolzer zu sein, sich in ihrer jeweiligen Einzigartigkeit zu akzeptieren und sich jenseits von Schönheits- und Optimierungswahn auszuleben.

Dieses Buch ist auch für alle Männer, die Frauen besser verstehen wollen und wer, wenn nicht ein Mann, kann ihnen das am besten veranschaulichen.